赵绍琴亲传医学全集

赵文魁 御医脉案

赵绍琴◎编著

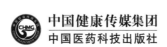

中国健康传媒集团

中国医药科技出版社

内 容 提 要

　　本书由赵绍琴先生整理收录其先父赵文魁的脉法遗稿以及脉案实录若干之脉法要籍。全书分为文魁脉学和御医脉案两部分。其中文魁脉学部分将 27 种脉分为表、里、寒、热、虚、实、气、血八类，列举临床中常见的相兼脉象 186 种，分列为 700 余条，重在阐明多个相兼脉象所主病机及其治法，名之曰"文魁脉学脉诊八纲"。御医脉案主要选录赵文魁先生的脉案若干，包括宫廷外部脉案和宫廷内部脉案，每一脉案后由赵绍琴先生本人按语注释，以表案中精义之所在，帮助读者理解脉案之理。本书可供中医初学者及临床医家参考阅读。

图书在版编目（CIP）数据

　　赵文魁御医脉案 / 赵绍琴编著 . — 北京：中国医药科技出版社，2018.12
　（赵绍琴亲传医学全集）
　　ISBN 978-7-5214-0524-8

　　Ⅰ.①赵… Ⅱ.①赵… Ⅲ.①脉诊—中医临床—经验—中国—现代
Ⅳ.① R241.2

　　中国版本图书馆 CIP 数据核字（2018）第 239514 号

美术编辑　　陈君杞
版式设计　也　　在

出版　**中国健康传媒集团** | 中国医药科技出版社
地址　北京市海淀区文慧园北路甲 22 号
邮编　100082
电话　发行：010 - 62227427　　邮购：010 - 62236938
网址　www.cmstp.com
规格　710 × 1000mm $\frac{1}{16}$
印张　16 $\frac{1}{2}$
字数　248 千字
版次　2018 年 12 月第 1 版
印次　2024 年 6 月第 4 次印刷
印刷　河北环京美印刷有限公司
经销　全国各地新华书店
书号　ISBN 978-7-5214-0524-8
定价　**49.00 元**

获取新书信息、投稿、为图书纠错，请扫码联系我们。

编写说明

余侨居海外三十载，仍遵先父所嘱，承祖训，推中医，惠天下百姓。怨余偏居一隅，未能逐一复习先父遗作，更无暇审视，以致先父遗作出版近二十年来，各种版本混杂不明，读者竟无所依。余愧对先父和读者多矣。

感谢中国医药科技出版社中医药编辑中心，首次对先父遗作进行了系统、准确和全面的重新校正和编辑，名为《赵绍琴亲传医学全集》，我颇感欣慰。本丛书共6册，包括《赵文魁御医脉案》《赵绍琴浅谈温病》《赵绍琴温病论》《赵绍琴临证400法》《赵绍琴内科学》《赵绍琴临床经验辑要》。现作一简要说明。

《赵文魁御医脉案》一书由《文魁脉学》和《赵文魁医案选》汇编而成，分为"文魁脉学""御医脉案"及"附"三部分。《文魁脉学》和《赵文魁医案选》两书中原有的两个爱新觉罗·溥杰所作的序和先父的自序皆保留，不作修改。另外，在保持内容完整性的基础上，对两书的内容做了以下改动：①将《文魁脉学》原书之"文魁脉学概述""文魁脉学脉诊八纲"列入"文魁脉学"部分；②将《文魁脉学》之"文魁脉案选要"和《赵文魁医案选》之所有医案合并列入"御医脉案"部分；③"御医脉案"部分根据所记载脉案的特点，对相关脉案进行了重新排列组合，分列为"宫廷外部脉案"及"宫廷内部脉案"，删去了原来两书中重复的医案；④将《赵文魁医案选》之"先父赵文魁学术思想简介""附：清代太医院考"列入《赵文魁御医脉案》之"附"。

《赵绍琴浅谈温病》是由《温病浅谈》删掉"温病治验提要"而成书。另外，《赵绍琴浅谈温病》先父写的前言、《赵绍琴临证400法》及《赵绍琴临床经验辑要》先父的自序、《赵绍琴内科学》吕炳奎先生的序和先父的自序皆保留不作修改。

《赵绍琴温病论》由《温病浅谈》中的"温病治验提要"和《赵绍琴温病讲座》汇编而成，分为"温病治验提要"和"温病讲座"两部分。"温病讲座"从第三讲开始，附有二维码，可以扫描观看先父讲授温病的视频。这些视频是由北京中医药大学电教中心于1986年春录制的。遗憾的是，录像是从第三讲开始录制，缺少第一、二讲的视频。庆幸的是，录制了从第三讲到第十一讲共计九讲的授课现场视频，约近20小时，难能可贵。在此，向北京中医药大学表示衷心的感谢。

先父作古后，所出先父遗作，均未经家人审定，谬误遗漏难免。众所周知，先高祖父赵永宽乃晚清太医院御医，先祖父赵文魁为清末太医院使（院长）。故谢天恩，先父幼承家训，继从祖父三位门人：即20世纪30年代的北京四大名医之一汪逢春、太医院御医（恩粮）韩一斋和太医院御医（八品吏目）瞿文楼三位师兄名家临床研习，乃成一代中医巨匠！一生诊治救人至善，授业后学诚心。

有私下揣测者疑：既从学汪、韩、瞿三老，先父必是三老学生，此惑谬矣。盖此误源于不详国医、国术、国画、戏剧、曲艺等中国传统技艺的传授方式并非仅师授徒一种，尚有"代师收徒""弟从兄学"等其他授业形式。

先父遵祖父命，分从同门同师的汪、韩、瞿三位师兄临床研习，正是"弟从兄学"授业矣。在先父遗作中，除仓促成书而致个别字误外，先父从未称三老为师而代以先生，示心中恭敬感激。先父且尚存汪逢春先生的两份称"绍琴师弟"手书原迹及其余老的手迹和证词，足证在祖父面前，汪、韩、瞿三老与先父为同师同辈师兄弟也。

有异议者谓"绍琴师弟"称呼，有出于谦恭礼貌而称兄道弟的可能。此谓大谬！谦恭礼貌称弟为兄者，仅限同辈平辈，绝不可越辈分而为！倘称叔侄为兄弟者，属僭越辈分的无知无礼，忤逆无道！终究"君君、臣臣、父父、子子、夫夫、妇妇"之序不可乱纲常伦理也。

汪、韩、瞿三老乃深通纲常伦理之礼仪雅士，不会误称侄为弟，违史实而贻笑众人。

余借此次出版机会，代表赵绍琴家族全体，在此申明先父的师承源流。

赵民华

2018年写于意大利

序

(《文魁脉学》)

忆昔弱龄之年，清宫宗室，每请文魁翁诊疾处方。翁时为太医院御医，后任院使（院长），主管太医院，兼管御药房、御药库事务，并被授予头品顶戴花翎，其取重宫室，盖可见矣。

先生医术精湛，疗疾卓著，于奇难急重之疾，凭脉论病，辨证究理，处方用药辄有奇效。举国盛名，终始不衰。

绍琴兄每随其尊翁出入府邸，相识于早年。幼承庭训，克绍家声，后复蒙御医瞿文楼、韩一斋以及汪逢春（北京四大名医之一）诸名家指点，采集众长，渐成独诣。今将文魁翁脉学手稿爰加整理，结合自身五十年临证经验，编成《文魁脉学》一书，行将问世。此诚为继承发扬祖国医学有益贡献。聊缀数语以兹祝贺。

爱新觉罗·溥杰

1983 年 9 月 3 日

自 序

(《文魁脉学》)

先父赵文魁，字友琴（1873~1934），祖籍浙江绍兴。自幼从先祖父赵永宽学医（永宽公，清·光绪初年任清太医院医士、御医等职）。清·光绪十五年（1890）入太医院，先后任肄业生、恩粮、医士、吏目、御医等职，光绪末年升任太医院院使，兼管御药房，御药库事物，受赐头品顶戴花翎。

先父幼承庭训，少年时代即在祖父指导下颂读《内经》《难经》《伤寒》《金匮》等中医经典著作。先父以聪敏之资，复以勤奋之学，于经典之文，多通篇成颂。一生耽嗜读书，三更不辍，穷研医理，务求精通。尤为可贵的是，先父为人谦和，虚心好学，不耻下问，善于博采众长。

清宫太医院乃全国名医云集之所，先父在太医院先后从师二十余人，凡御医、院判（副院长）、院使（院长）前往八宫请脉（为八宫皇族看病诊脉谓之请脉），先父每自随同，并代录方登簿，十数年如一日，遂淹众家之长，尤擅内科、温病。每临大证，多能应手取效，是以驰名宫庭而获头品顶戴花翎之赐。

昔日皇宫森严，诊病焉得草率，况所诊者常为帝王后妃，察色尚且不易，请问奚敢为之！故多以脉诊论病定夺。先父身为御医，出入宫内，诊脉论疾，以脉取胜者多矣。故于脉学一道，致力最深，渐成独诣。尝谓：临证之要，务求其本，审证求因，察舌观色，重在脉象，病状万千，终当以脉定夺。审脉之要，分为八纲，以定表、里、寒、热、虚、实、气、血之分；诊脉之法，分为四部，从浮、中、按、沉以定卫、气、营、血；各部兼脉，最宜详审，以辨邪正盛衰，标本缓急，而定先治后治，权衡法则。

绍琴幼承庭训，弱冠即承父业而悬壶京师，迄今五十年矣。临证悉遵先父脉法，每能切中病机而获良效。凡诊脉，以浮、中知其功能及表象，按、沉探其营血及本质。此历验而不爽者也。虽然，不敢公诸世者久矣，深恐说理不明，反见笑于同道，贻误后学也。今为振兴中医计，爰将先父脉法遗稿重加整理列为本书上篇，将二十七种脉分为表、里、寒、热、虚、实、气、血八类，例举临床常见的相兼脉象 186 种，分列 715 条，重在阐明多个相兼脉象所主病机及其治法，名之曰"文魁脉学脉诊八纲"；选录先父脉案若干（其中照录先父诊治宣统皇帝脉案一则和端康皇贵妃脉案数则），每案之后由绍琴略加按语，以表案中精义所在，列为本书下篇，名之曰"文魁脉案选要"。此外，绍琴将个人学习及临床所得理为"文魁脉学概述"，作为本书的"导论"，以便于读者了解中医脉学渊源和家父脉法的特点。

书成而颇病其繁，然揆之病机之繁，则此书又不其为繁矣。惟其间有不同于世说者，非为炫奇，实非敢所得而私者也，孰是孰非，读是书者正之。

赵绍琴

乙丑季夏于北京

序

(《赵文魁医案选》)

文翁老人为医林钜公，逊清末造，任职太医院院使，出入宫掖，深为慈禧太后、家兄溥仪及端康贵妃等所倚重。余始髫龀，即得识于禁垣，每有小恙，辄施治，病去为响，宫府诸人，咸以杏林圣手目之。岁月骎寻，忽忽七十余载，老人墓木早拱，而余亦支离衰病，追忆昔时游处，不胜感慨系之。今友琴翁（文魁之号）哲嗣绍琴教授以老人手泽《赵文魁医案选》相示，索序于余。医为生民司命，所系实大，而老人脉案，尤为此道精华，今得付梓板行，岂非盛世之乐事、斯民之福音乎！而绍琴弟不坠世绪，克绍箕裘，有功医道，亦可谓难能可贵者矣。

戊辰冬日溥杰于北京

文魁脉学

御医脉案

第四章 宫廷内部脉案 ………………………………………… 145

目 录

附

文魁脉学

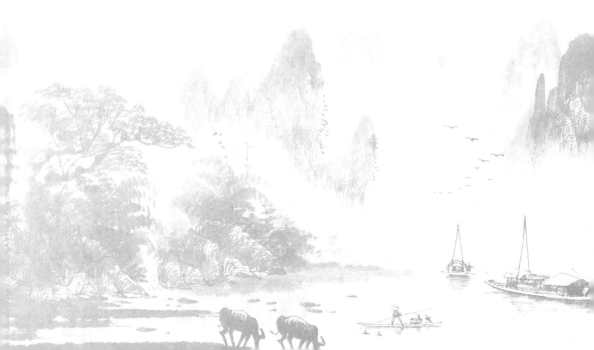

第一章　文魁脉学概述

一、脉学的沿革

脉诊是中医的重要诊断方法之一，长期以来有效地应用于临床，在民间也广为流传，是群众所承认并享有很高信誉的诊断方法。中医学理论认为：临床辨证必须对望、闻、问、切所得到的资料进行全面分析，作为诊断的客观依据，再从这些客观依据中查清病因、病机，分别出虚、实、寒、热、表、里、气、血，归纳出三阴三阳，卫、气、营、血，甚至五脏六腑的具体病证，才能决定治法与方药。脉诊就是切诊的主要内容，也是中医学独具特色的一种诊断方法。

在我国比较早的医学著作《黄帝内经》中就记载着丰富的脉学资料，如《素问·三部九候论》说："故人有三部，部有三候，以决死生，以处百病，以调虚实，而除邪疾……上部天，两额之动脉；上部地，两颊之动脉；上部人，耳前之动脉。中部天，手太阴也；中部地，手阳明也；中部人，手少阴也。下部天，足厥阴也；下部地，足少阴也；下部人，足太阴也。故下部之天以候肝，地以候肾，人以候脾胃之气。中部天以候肺，地以候胸中之气，人以候心。上部天以候头角之气，地以候口齿之气，人以候耳目之气。"说明人全身有九处动脉，都可以诊断疾病。现在临床最常用的"寸口"，仅是其中之一（手太阴）。

单独取寸口诊脉，也是很早就沿用的方法，如《素问·平人气象论》曰："寸口脉中手长者，曰足胫痛。寸口脉中手促上击者，曰肩背痛。寸口脉沉而坚者，曰病在中。寸口脉浮而盛者，曰病在外。寸口脉沉而弱，曰寒热及疝瘕少腹痛……"明确地指出了寸口脉象与主病。

《黄帝内经》成书于先秦时期，它所记载的脉学理论应该是战国以前的脉学理论的总结。这说明远在两千多年以前的战国时期，脉诊已经发展到了很高的水平。这一结论有据可查，战国时期的名医秦越人（即扁鹊）就以脉诊而闻名于天下。《史记》为扁鹊作传说："今天下言脉者，由扁鹊也。"可见扁鹊确实是一位精于脉诊的大医学家。据传《难经》即为扁鹊所著，此虽未必属实，然

《难经》对脉理的探讨确实是很精深的。

西汉初年有名医淳于意，又名太仓公，精于脉诊，他的老师公乘阳庆传授给他"黄帝扁鹊之脉书"，他曾说："意（淳于意自称）治病人，必先切其脉，乃治之。"《史记·扁鹊仓公列传》记载了淳于意的诊籍（即病案）二十五例，多诊脉以决死生，以定可治，今举例如下：

"齐侍御史成自言病头痛，臣意诊其脉，告曰：'君之病恶，不可言也。'即出，独告成弟昌曰：'此病疽也，内发于肠胃之间，后五日当臃肿，后八日呕脓死。'成之病得之饮酒且内。成即如期死。所以知成之病者，臣意切其脉，得肝气。肝气浊而静，此内关之病也。脉法曰：脉长而弦，不得代四时者，其病主在于肝。和即经主病也，代则络脉有过。经主病和者，其病得之筋髓里。其代绝而脉贲者，病得之酒且内。所以知其后五日而臃肿，八日呕脓死者，切其脉时，少阳初代。代者经病，病去过人，人则去。络脉主病，当其时，少阳初关一分，故中热而脓未发也，及五分，则至少阳之界，及八日则呕脓死，故上二分而脓发，至界而臃肿，尽泄而死。热上则熏阳明，烂流络，流络动则脉结发，脉结发则烂解，故络交。热气已上行，至头而动，故头痛。"详细分析了病的发展，并从脉象上得以验证。

"齐王中子诸婴儿小子病，召臣意诊切其脉，告曰：'气鬲病。'……所以知小子之病者，诊其脉，心气也，浊躁而经也，此络阳病也。《脉法》曰：'脉来数疾去难而不一者，病主在心。'"

"齐郎中令循病……臣意诊之，曰：涌疝也，令人不得前后溲。……所以知循病者，切其脉时，右气口急，脉无五脏气，右口脉大而数。数者，中下热而涌，左为下，右为上，皆无五脏应，故曰涌疝。中热，故溺赤也。

"齐中尉潘满如病少腹痛，臣意诊其脉，曰：'遗积瘕也。'……所以知潘满如病者，臣意切其脉深小弱，其卒然合，合也，是脾气也。右脉口气至紧小，见瘕气也。"

"阳虚侯相赵章病，召臣意。众医皆以为寒中，臣意诊其脉曰：'迥风。'（迥，音同窘，远也）……所以知赵章之病者，臣意切其脉，脉来滑，是内风气也。"

"齐北王侍者韩女病背痛、寒热，众医皆以为寒热也。臣意诊脉，曰：'内寒，月事不下也。'……所以知韩女之病者，诊其脉时，切之，肾脉也，啬而不属。啬而不属者，其来难、坚，故曰月不下。肝脉弦，出左口，故曰欲男子不可得也。"

从以上所举仓公诊籍中，可以看出仓公诊脉之精。考其二十五例诊籍中，以脉断病者共二十一例，在断为不治之证的八例死证中，诊脉以决者七例。再考其诊籍中所述病脉脉象有大、小、滑、涩、躁、急、难、坚、浊、弦、弱、深、浮、实、数、并阴、顺清、番阴、番阳等二十余种，还提出了肝气、心气、肺气、脾气、肾气等五脏分部脉象主病。在其诊籍中还引证古《脉法》原文七条。如《脉法》曰：脉来数疾去难而不一者，病主在心"，"《脉法》曰：沉之而大坚，浮之而大紧者，病主在肾"。这些不但说明仓公脉诊的高超，还说明当时已有专门的脉学著作流传于世。正如《黄帝内经》所说："微妙在脉，不可不察。"脉诊自古以来就是医生的重要的诊断手段，而且是实践证明有效的诊断方法。

两千年过去了，独取寸口的诊脉方法至今仍然沿用着，长期以来，经过无数医家在实践中不断补充和发展，使得脉诊学理论得到很大发展，它不仅能区分八纲、六经，而且能分辨卫、气、营、血及三焦。实际上，脉诊的要求是很高的，微妙的脉形需要分辨清楚，务求详细，能将真实的病机、病位，脏腑经络的虚、实、寒、热、表、里、气、血弄清楚，这不是简单的一点经验。如果能利用现代的仪器表现出来，精确地分辨出各种不同的脉象以作为诊断的依据，对于分析病机，掌握八纲辨证，提高疗效和促进中医学现代化，无疑是具有重要意义的。

汉末著名医家张仲景精于医，后世尊称为医圣，所著《伤寒杂病论》十六卷，首列"辨脉法""平脉法"二篇，总论诊脉之大要法则，对各类病脉的形象、形成机制和主病论述甚精，如"辨脉法"之："脉瞥瞥如羹上肥者，阳气微也；脉萦萦如蜘蛛丝者，阳气衰也"；"脉来缓，时一止复来者，名曰结；脉来数，时一止复来者名曰促；阳盛则促，阴盛则结"。"脉浮而紧，名曰弦也，弦者状如弓弦，按之不移也，脉紧者如转索无常也"。仲景的诊脉法为后世脉学发展奠定了坚实的基础。其《伤寒杂病论》一书，由后人收集整理分作讨论伤寒的《伤寒论》和讨论杂病的《金匮要略》二书，此二书各篇均以"某某病脉证并治"为题，说明仲景论病皆以脉、证为据。《伤寒论》正文首条以"太阳之为病，脉浮，头项强痛而恶寒"作为太阳病提纲，把脉浮作为辨别太阳病的主要依据之一。《金匮要略》中很多篇里就是以脉象作为判断疾病性质和决定治法的主要根据。如《疟病脉证并治》说："疟脉自弦，弦数者多热，弦迟者多寒，弦小紧者下之差，弦迟者可温之，弦紧者可发汗针灸也，浮大者可吐之，弦数者风发也，以饮食消息止之。"《腹满寒疝宿食病脉证并治》指出："脉数而滑者，实也，此有宿食，下之愈，宜大承气汤。"这些都说明脉诊在张仲景的医学理论体系中占据重要地位。

汉代医家张仲景，虽以诊寸口脉为主，但并不是以单独取寸口为依据，在《伤寒论》序言中就记载着："按寸不及尺，握手不及足，人迎、趺阳、三部不参，动数发息，不满五十，短期未知决诊，九候曾无仿佛……"这是张仲景批评那些诊脉不精细的医生，也说明当时诊脉除寸口外还要兼诊人迎、趺阳之脉。他又说："省疾问病，务在口给，相对斯须，便处汤药。"这说明张仲景不满意当时的医生诊病不精，理论不深，只停留在"口给"上，便处方开药。他非常强调临证诊脉是必不可少的。

晋太医令王叔和所著的《脉经》，是我国现存最早的脉学专著。其序曰："脉理精微，其体难辨，弦紧浮芤，展转相类，在心易了，指下难明，谓沉为伏，则方治永乖，以缓为迟，则危殆立至，况有数候同见，异病同脉者乎？"说明微妙在脉，体察尤难，若指下有误，必致贻误患者。又由于当时流传的上古脉书多深奥难懂，且散佚不全，于是叔和广集前贤脉论，撰集岐伯以来，逮于华佗，经论要诀，合为十卷，百病根源，各以类例相从，声色证候，靡不该备，其王、阮、傅、吴、葛、吕、张，所传异同，咸悉载录。可见《脉经》一书实是集晋以前之脉学大成者，所载脉象有浮、芤、洪、滑、数、促、弦、紧、沉、伏、革、实、微、涩、细、软（即濡）、弱、虚、散、缓、迟、结、代、动共二十四种，其所叙形态真切，俾学者易于体认，为后世研究脉学奠定了基础。

明·李时珍的《濒湖脉学》是一部较好的脉学著作，它总结了明代以前的脉学理论，并结合临床实践有所发挥，因其能指导临床，所以称它是三百多年来论述切脉的专书。李时珍在原序中批判了《脉诀》的错误。文中说："宋有俗子，杜撰脉诀，鄙陋纰谬，医学习诵以为权舆，逮臻颂白，脉理竟昧，戴同父常刊其误。"又说："先考月池翁著《四诊发明》八卷，皆精诣奥室，浅学未能窥造，珍因撮粹撷华，僭撰此书。"李时珍结合自己多年的临床经验，并用诗歌体裁，分为"主病诗""相类诗"等，文字清秀，形象整齐押韵，便于朗诵和记忆，为初学者所喜爱。虽然《濒湖脉学》言简意赅，提纲挈领，朗朗上口，记忆容易，应用方便，给后辈学习脉学的人提供了方便，但其内容尚有不足之处。其所论二十七部脉里究竟如何分类？差别多少？如何运用于八纲辨证、脏腑辨证、六经辨证、卫气营血辨证及三焦辨证？如何区别主脉与兼脉？主兼脉之间，又当如何有机地联系？如何分出功能与实质的关系？何者为标？何者为本？标本取舍又当如何而定？均有待于进一步研究。

诊断疾病的重要依据，是脉、舌、色、证。先父常说："离开了脉、舌、色、证则不足以言诊断，"所以我们必须深入研究脉、舌、色、证的客观数据。这是中医学的精髓，离开了它，何以言依据？何以为辨证的客观数据？辨证不能全凭患者简单的自述症状，必须从客观的依据出发判断。症状、主诉减轻，客观数据仍在，并不能算作"好转"或"痊愈"。

几千年的实践证明，中医学是一门具有自己特点的科学，它很需要用现代科学的方法和手段探求其深奥的道理，揭示其内在本质，用科学的数据来代替人们的直观印象、经验和判断，才能促使其进一步地发展，使中医学更好地造福于人类。

二、独取寸口的意义

为什么独取寸口诊病呢？《素问·五脏别论》中说："气口何以独为五脏主？岐伯曰：胃者水谷之海，六腑之大源也，五味入口，藏于胃，以养五脏气，气口亦太阴也。是以五脏六腑之气味，皆出于胃，变见于气口。"《难经》对此作了注释。《难经·第一难》曰："十二经皆有动脉，独取寸口……何谓也？然寸口者，脉之大会，手太阴之动脉也。"以后很多医学文献都记载有"肺朝百脉""脉皆上会于太渊"的论述。中医学认为：肺主气，气帅血行，血随气运，所以气可以直接影响到脉。人体是一个统一的有机整体，其经络相通，气血相贯，脏腑之间相互影响，所以脏腑的病变，必将影响气血的运行，而肺朝百脉，手太阴之脉属肺而经过气口（寸口），所以人体的病变可以从气口的脉象中反映出来。

我们的祖先发现从"寸口"（桡骨动脉）检查疾病，既方便又反映循环变化，且灵敏度高，几千年来对于诊"寸口"之脉积累了大量文献资料和临床经验。脉诊是中医学的独特诊断方法，它是以客观脉象为依据，通过医家的感觉和经验加以总结判断，能清楚地从异常脉象中区别出所属脏腑的病变和性质，如虚实、寒热、表里、气血；三焦的病位及卫、气、营、血的阶段，以及各个阶段病变的部位、性质和错综复杂的关系。若能配合舌苔、面色、症状等确定辨证的科学数据，对揭示脉象的实质和变化均有重要的意义。

三、脉象分类及诊脉方法

"诊脉"，是一种科学的诊断疾病的方法，很多因素都能影响脉象的变化，如自然界的变化与脉象的改变有着密切关系。古代有春弦、夏洪、秋毛、冬石的论述。《素问·玉机真脏论》说："春脉如弦……夏脉如钩……秋脉如浮……冬脉如营，"形象地记载了正常脉象随季节变化的规律。

此外，精神因素也能使脉象很快发生改变；体质的阴阳、性格的急慢、饮食的嗜好、工作的种类、周围的环境等因素，也在影响着脉象。因此，我们在临床诊脉时，必须对这些因素加以了解，引起注意，才能做到正确地切脉。

古人对脉象的认识经历了一个很长的过程，在不同时期，人们对脉象的看法也因之而异。《黄帝内经》《难经》《脉经》等文献中采取了不同的分类方法。后世张璐提出脉的种类较多。明·张景岳提出的较少，只十六种脉。李时珍的《濒湖脉学》是对后人影响较大的脉学专著，受到后人的推崇，列出有二十七种脉象。

先父赵文魁对脉象的分类与前人有所不同，现将其分类方法和诊脉方法简介如下。

（一）从诊脉八纲来分析研究脉学并指导临床应用

诊脉八纲是以表里、寒热、虚实、气血来诊断疾病部位、浅深和性质，它与辨证八纲不得混用，是属于中医基础理论范畴。在临床辨证中，不论是三焦辨证、六经辨证，还是卫气营血辨证、脏腑辨证，都可以用诊脉八纲辨证来加以分析和概括。虽然辨证是一个比较复杂的过程，但仍然可以用诊脉八纲进行综合分类，这种分类方法既清楚也便于记忆，能更好地应用于临床，进行疾病的诊断。

因患者体质各异，疾病千变万化，所以临床见证往往比较复杂。表证、里证、某一脏或某一腑，常常是兼一、兼二、兼三，或是合病，或是并病，或是虚实兼见，或是表里同病。有时因病程长，再加上失治、误治，会出现各种各样的问题。尽管出现的问题错综复杂，但千变万化的疾病都可以从脉象上反映出来。对于疾病中孰急、孰缓、孰标、孰本，必须细致地分析清楚，才能根据急则治标、缓则治本的原则，系统地分别论治，选择用药。为了把这一复杂的问题有层次地分析清楚，就必须找出其客观指标，那就要通过四诊，特别是以脉象作为依据。当然，整个诊断、治疗过程都是在中医基础理论指导下，在辨证论治的理论指导下，根据四诊指标进行八纲辨证，根据正邪比重多少选择用药。只有这样才能在治疗上得到比较满意的疗效。

先父提出的诊脉八纲及诊脉八纲所附属的脉象如下：

1. 表脉——浮。
2. 里脉——沉、牢。
3. 寒脉——迟、缓、结、紧。
4. 热脉——数、动、疾、促。
5. 虚脉——虚、弱、微、散、革、短、代。
6. 实脉——实、长、滑。
7. 气脉——洪、濡。
8. 血脉——细、弦、涩、芤。

（二）强调诊脉的体位与环境

先父说："医生为了切脉准确、精详、细致，必须注意切脉的时间、环境、患者体位，掌握切脉的方法。"《素问·脉要精微论》说："诊法常以平旦，阴气未动，阳气未散，饮食未进，经脉未盛，络脉调匀，气血未乱，故乃可诊有过之脉。"其具体时间，当选早晨起床之后为佳，因为这时无内外因素的干扰，心情平和，环境安静，其脉象最能反映患者内部脏器和气血的真实情况，更有利于临床诊断。

诊脉的环境，必须安静、温和，排除各方面噪音干扰，室内温度以 18~20℃为宜。接受诊脉的患者应端坐，手臂放平，高低与心脏位置持平。若患者体弱，或病情严重，不能坐正，在查病时应令患者仰卧，将患者手放平，尽量不要侧卧，防止部分血管被压挤，妨碍周身气血的正常进行，以致影响诊脉的准确性。

我们在临床实际工作中，诊脉常常不能满足上述条件，但我们仍然可以根据具体情况进行诊脉，并结合望、闻、问诊进行综合分析而得出正确的诊断。

先父说："诊脉完全依赖医生指端的感觉灵敏度，因之要掌握切脉技术，除有经验的老师指导外，还必须经常作切脉锻炼。"经过长时期临床实践，反复体会，细心研究，才能指下清楚，逐步做到心中有数，判断准确真实。对多种脉形要认真分辨并加以鉴别无误，不可模棱两可，模糊不清。临床诊脉先要定位，以患者掌后高骨而定关位，然后根据患者的身高、年龄、肥瘦及臂的长短，再行定出尺位和寸位。以关上近鱼际为寸，从关下近尺泽为尺，如人高、臂长则指下当疏（指可开散一些）。如人矮、臂短则指下当密（指可靠近一些）。这样就定出了寸、关、尺的位置。

前人对脉的学问论述很多，见解虽各有不同，但大致接近，如：以桡骨动脉的搏动和、软、调、匀为吉。以脉来有弹性而不硬，偏于柔软有精神为好，不然则差。一息四至，即一般以每分钟七十跳左右为正常。儿童脉搏较快。凡体质阴虚血少者脉搏略快一些；体质肥胖，或偏于阳不足者脉搏略慢。妇女妊娠期、月经期脉搏较快；劳动后脉搏较快。经常做体育锻炼的人，如运动员、拳师等脉搏较慢。

先父常讲："诊脉必须五十动以上，才能诊出有病之脉。"《灵枢·根结》里也记载："持其脉口，数其至也，五十动而不一代者，五脏皆受气。"张仲景在《伤寒论》序言中说："动数发息，不满五十，短期未知决诊，九候曾无仿佛。"都说明诊脉需要五十动的时间，细诊脉象，辨清主脉兼脉，才能发现问题，诊清病情，不可匆忙作出诊断，这是我们临床医生必须遵守的原则。

（三）诊脉必须测定浮、中、按、沉四部

一般诊脉皆以浮、中、沉三部来定病在表或半表半里或里。先父根据他的经验认为：诊脉定位应以浮、中、按、沉四部来分，这样能更好地定表、里，定功能与实质。浮以定表分，中以定偏里，按是属里，沉则为极里（深层）；也可以说浮脉主表、沉脉主里，中与按皆主半表半里。温病的卫、气、营、血四个阶段，可以用浮、中、按、沉来划分。总之，浮、中可测定功能方面的疾病，按、沉可测定实质性的本病。再如新病与久病，气病与血病，外感与内伤等，都可用浮、中、按、沉四部辨别清楚。今将浮、中、按、沉四部取脉方法及主病情况分述于后：

1. 浮部的取脉法：医生用指轻轻地按在患者皮肤之上。浮部取脉一般表示病机在表分，如伤寒病初起病在太阳为表，温病则为病在卫分亦为表，或为在肺与皮毛。当然，浮只表示病在表位，要想全面了解病因病机，还要看兼脉的情况。如浮滑主风痰，浮数主风热等。若想进一步测虚实、寒热、表里、气血，或停痰、停饮、郁热、血瘀等，就必须检查其他兼脉，否则难以详细确诊病位与病机。

2. 中部的取脉法：中部的取脉方法，是从浮部加小力，诊于皮肤之下。如浮部用三菽之力（菽，豆也），中部即是六菽之力。中部取脉一般表示病在气分，或病在肌肉，或在胃。如伤寒病是标志邪从表入里，主胃，主阳明；温病则明显属气分，在一般杂病中，即广泛称它为在肺胃之间。总之，凡脉来明显在"浮"与"中"部者，多主功能性疾病，属阳，属气分。若病脉需再加力入"按"（九菽之力）、入"沉"（十二菽之力）两部而得，说明邪已入营、入血。

3. 按部的取脉法：医生切脉，从中部加重力量（九菽之力），按在肌肉部分为按部的取脉法。按部取脉一般反映在里之病，如伤寒病的太阴证，温病的营分证等，杂病反映肝、肌肉及筋膜之间的病变。凡病脉在按部出现，说明病已入里，主营分、主阴。

4. 沉部的取脉法：从按部加重力量（十二菽之力）向下切脉，按至筋骨为沉部的取脉法。沉部取脉一般表示病已深入，主下焦、主肾、主命门。如伤寒病的少阴证、厥阴证，少阴证以沉细为代表脉，而厥阴证多以沉弦为代表脉。在温病则表示入血分。在杂病中说明病延日久，邪已深入，当细致审证治疗。

根据绍琴多年体会，尤其是近二十年来的实践，认为：看脉不可简单、机械，必须分清浮、中、按、沉四部。上面的浮、中两部反映功能方面的疾患，下面的按、沉两部才反映疾病实质的病变。正像舌苔与舌质的关系一样，虽然舌苔变化多端，但归根结底是反映功能方面的问题，舌质的变化虽较少，但万变不离其宗，都说明本质的情况。所谓功能方面的病变，是指病在表位、浅层、卫分、气分阶段，如气郁不舒、木土不和、肝郁气滞、停痰、停饮、水停心下、胃肠消化欠佳等所导致的疾病，用疏调、解郁等法即可治疗这些功能性病变。所谓本质性病变，是指本质阳虚、命门火衰或阴虚阳亢等，或病在营分、血分，以及陈痰久郁阻于经络、癥瘕积聚、肿瘤等一类疾病；另外，病久邪气深入于肝肾、下元久虚、慢性消耗性疾病，需要用滋补、培元等方法者，皆可以认为是本质性病变。

临床诊脉所见，浮、中与按、沉所得脉象往往有迥然不同者。一般来说，浮、中见其标象，按、沉得其本质，若诊脉能辨别浮、中与按、沉之异，则病之表里、寒热、虚实，纵其错综复杂亦必无遁矣。古之名医亦多重视沉取至骨以察其真，如朱丹溪《涩脉论》云："涩之见固多虚寒，亦有痼热为病者，医于指下见有不足之气象，便以为虚，或认为寒，孟浪与药，无非热补，轻病为重，重病为死者多矣，何者？人之所藉以为生者，血与气也，或因忧郁，或因厚味，或因过汗，或因补腻，气腾血沸，清化为浊，老痰宿饮，胶固杂糅，脉道阻塞，不能自行，亦见涩状。若重取至骨，来似有力，且带数，以意参之于证，验之形气，但有热证，当作痼热可也。""涩缘血少或伤精"，虚寒者固多，然若按之至骨反有力且数，以此而知其断非虚寒可比，此乃老痰瘀血，阻塞脉道使然，郁久化热，深伏于里，故曰痼热，言其深且久也。若不沉取至骨，何以辨此痼热之证哉？此前贤诊脉之精髓所在也。"

绍琴幼承庭训，及长，历随名家临诊，每叹诸老诊脉之精湛，潜心研讨五十年余，悟得诊脉必分浮、中、按、沉四部，浮、中为标，按、沉主本，若二部之脉象不同，则必合参舌、色、证，以辨其真假、主次、缓急，以定其何者宜先治，何者当后疗，何时需兼顾，何时可独行。脉象一明，治则随之，有如成竹在胸，定可稳操胜券矣。

（四）诊脉须测定寸、关、尺及内侧与外侧

脉诊主要是通过切寸、关、尺三部来判断脏腑经络的疾病。一般认为：左寸、关、尺分别主心、肝、肾，右寸、关、尺分别主肺、脾、命门。自古以来，文献记载及近代著述对此虽有分歧，但均大同小异。

绍琴认为：寸部以候上焦之疾，以心肺为代表。关部以候中焦之疾，以脾胃为代表。尺部以候下焦之疾，以肾、命门、大小肠、膀胱为代表。但诊脉断病仍需在脉形及脉象上下功夫，脉形是指脉搏本身的形状，脉象是说明脉来的相貌。如言人形体是肥胖，相貌是清秀一样，并结合部位以获得整个脉的概念。

根据古代文献记载，有内以候脏，外以候腑之论，先父也有此论述，自己对此也有体会。所谓内侧，是指脉搏近尺骨的部分，反之即为外侧，个人临床上所获得的内侧及外侧的脉形及脉象，确实有助于临床辨证。如内侧是弦细，为血虚肝郁，而外侧又见濡滑，则为痰湿中阻，内外合参则可断为血虚肝郁是本，且有痰湿中阻之标，二者互为影响，给确诊提供了详细的根据。所以说，脉诊具有严格的科学性，我们应当努力钻研并加以提高。

（五）切诊时如何运用举、按、寻的手法

举、按、寻是切诊时的手法，如欲将脉诊准，必须用举、按、寻的方法进行诊脉，很多著名医家都对此有所论述，我们在临床上也经常应用。诊脉时可先用三指平按，或三指垂直下按，或略斜、略侧，但以指下感觉灵敏度最强为好，以能检查清楚脉形为准。如时间较长而仍不能诊清脉形时，必须停1~2分钟之后再行切诊，否则指下感觉失灵，反映不准，可导致错误诊断。必要时，可休息片刻，再行切诊，反复多次，以诊清为度。

绍琴认为：切脉首先应将手轻轻放在患者的桡骨动脉的皮肤上，从无力逐渐加压，以三菽、六菽、九菽、十二菽定浮、中、按、沉四部位。先从浮位加压至中、至按、至沉，再从沉位轻举上提至按、至中、至浮。根据从上至下，再从下反上，观察脉形变化，并注意各阶段的脉搏力量。

所说"举",是在按之后,手指轻轻抬起时所触到的指下脉形。如浮脉之"按之不足""举之有余"等,在举与按的往返变化中,记录各阶段的脉形变化,以得出主脉与兼脉。

关于"寻",是在举、按结束后,再从内侧或外侧寻求有无其他的脉形,把寻出的脉形与举、按所见脉形相互参合,得出结论。只有这样,才能得出真实的脉象,才能体会出主脉与兼脉,才能分清主、兼脉的关系,从而分析病机,按诊脉八纲进行归纳,分清标本,定其有余与不足,再根据舌、色、证的客观依据进行辨证、立法、处方与用药。

四、脉象、舌形(包括苔)与病机关系

同一疾病在患者身上的不同表现形式,具有相对的同一性。脉象、舌苔、望色等是八纲、六经、三焦及卫、气、营、血辨证的最有力的根据。先父说:"人体脏腑、气血、经络的功能病变多反映为苔的变化。诊功能性疾病的脉,多在浮与中之部位。舌质的变化是反映疾病的本质。诊脉时也是按、沉部位反映实质的病变。但是还必须再结合客观的面色、症状,才能进行辨证论治。"

一般说来,临床所见患者的脉、舌、色、证是一致的,如脉浮紧,舌必白腻,甚则滑润,症状即出现寒热、头痛、体痛则为外感风寒;凡风热犯卫,则脉必浮数,虽有寒热,但热重而寒轻,舌红口干,咽红咳嗽,甚则溲赤便干。这就明显看出外感风寒与风热外袭证的根本不同。内伤疾患多是虚实夹杂,有时偏于气虚,有时偏于血虚,究竟是以血为主,还是以气为主,就需要根据脉、舌、色、证的整体情况来分析确定。凡血虚多阴伤,脉必细,阴伤则阳亢,亢则化火,火热上炎,脉必为细数。血少肝阴不足,肝阳偏亢,故易发怒,怒伤肝,脉必变弦。若脉细弦,当然是血虚肝郁,郁热化火。根据火热的轻重、正虚与邪实来决定滋水以制火或苦泄以折热。所以说辨证不是一句空话,是中医治疗疾病的关键,也是中医学理论的精髓。

在血虚的阶段是否气就不虚?或气虚的时候血就不少?这是临床必须考虑的问题,也是能否辨证准确、提高疗效的实质问题。患者在血少的基础上有时因病程日久,中阳消耗,气分也虚,脉象就从细弦的基础上明显转化为中取细弦而按之软弱或沉取力弱而微,再参考舌、证等,就可定出补血与益气的配伍应用。又如伤寒病的阳明证或温热病的气分证,均可见到以热为主的白虎汤证;

可是运用白虎汤时，随着病情的发展，可见到因热耗气而出现白虎加人参汤证。这些辨证的关键在于从脉象上找根据。白虎汤证以热盛则脉洪，若气伤过度则脉必见来盛之洪但力已较弱，去衰之无力明显，甚则沉取濡弱无力，且伴有汗出、乏力、四肢不温，舌胖苔滑润而液多，面色淡白或灰黄，两目无神等。所以说，外感病、内伤病、虚病、实病、热病、寒病等，全要凭脉、舌、色、证来辨证，再确定治疗原则，这是毫无疑义的，是科学的。

脉象、舌诊反映病机，而病机的变化也必然从脉象、舌诊上表现出来。如太阳伤寒，脉必浮紧，舌必白腻滑润；阳明病，脉必洪大，证必口渴，舌红且干；病在少阳时，必出现胁痛、口苦、脉弦；若入三阴，脉必入里而现沉象。温邪伤人，病从口鼻而入，病在卫分，影响到肺的宣降和开合功能，病因是温，故脉数，舌红口渴；入气分，邪盛而正气不衰，正邪交争，热伤津液，故口渴脉洪数。若入营则营热阴伤，脉必下沉入里，在按位诊出，或按之细小数。入于血分则耗血动血，脉再下移而沉象出现。这是用浮、中、按、沉的方法来诊察卫、气、营、血的病变。这些不同的脉象会反映出不同的病机用以指导临床治疗。

先父说："温病新感之时，邪在肺卫，脉以浮为主，数次之。若为新感引动伏邪，即以数为主，浮次之。若伏邪从内发者，邪在里，则必见沉为主，数次之。伏邪若在营血就必见沉细数之脉。"温病的卫、气、营、血各阶段及伤寒的表里阶段，都可以凭脉来审病机，看舌象以定气血。这种根据虽然是非常客观的，但目前缺乏用现代科学方法测定出准确的数据作为诊断的依据，故还需进一步研究。

在错综复杂的慢性病中，祛邪与扶正，治标与治本，都可根据脉象的演变来确定。在施治过程中，或扶正兼寓祛邪，或祛邪酌寓扶正，这也是通过详审辨证来决定的。所以说，脉、舌是辨证的主要依据，必须深入研究达到精细准确。

脉象、舌苔、色泽、眼神及周身症状是一致的，而病机、病变、病情及病状也是不可分割的。脏腑功能与实质的协调，都是互相依存、互相矛盾、互相为用的结果。因人体处在升降出入的动态平衡之中，阳动阴静，阳生阴长，阳化气、阴成形，寒极似热，热极似寒，寒伤形而热伤气，气伤痛而形伤肿。有余者邪之所盛，脉来有力；不足者正气之衰，脉必虚弱。先父说："血虚脉必细弦，气虚脉必虚弱"，"血虚极，脉反上浮而成革；气虚极，脉必下沉而成散。"只有掌握和运用这些规律，才能在临床上做出正确诊断。

五、疑难重证的脉诊

一般说来，久病尤其是疑难重病患者，病因千头万绪，脉象错综复杂，故辨证较难。由于长期治疗而疗效不明显，或病重而用药难以定夺，医生、患者失去信心。在这种情况下，更要详审细查，甚至反复多次，深入检查患者的脉、舌、色、证，通过详审细查，才能确定诊断，提出比较正确的治疗方案。

如肝硬变腹水的患者，因久病而患者面色黧黑，形体消瘦，腹大如鼓，正气明显虚衰，加之患者心情抑郁，烦躁不能入睡，心阴受损，虚热上炎，或血少肝失涵养，故舌瘦而质红，甚则干咳带血，久病正虚，气分不足，故动则气喘，腹大难忍，求其胀减溲畅，然用药罔效。医生虽详审细参，用药如石投水。病者腹水日重而心情烦躁，愁虑病情，阴伤虚热告急，脉必弦细小数为主，明显阴伤化火。此时，当先泄其虚热，以求暂安。若脉细弦小数之外，还有虚弱阳衰之象，或舌形从瘦转胖，舌质从红转淡，甚则滑润液多，就应当考虑阳气不足方面。先父说："凡标热为主时，先治标热，若本虚为主时，首拟益气。"这都说明脉诊在辨证中的重要意义，决不可自恃己见，或盲目治疗。

又如治疗慢性肾炎，不知从谁开始，专一补肾，用药不外六味、八味、左归、右归……思想中就是补下元、温命门，究竟这种方法能否解决肾脏的炎症？一般总认为久病数年，阳气必虚，又有浮肿不退，故用益气补中，填补下元。故重用参芪桂附，再则二仙汤等。绍琴每诊此证，脉多细小弦数，或细数有力，舌瘦唇红，苔干质绛，口干心烦，急躁夜寐不安，大便干结。明明阴伤热郁，何以舍脉而从补下元、温命火？临床凡遇此等脉证者，每用甘寒育阴，少佐活血祛瘀通络等法，收效甚捷。这说明总以印象出发，就难以做到辨证论治。久病虽有阳虚一面，在临床用药时必须以脉、舌、色、证这些客观表现为依据，切不可凭想象从事。

再如患有肺结核的患者，经常咳血，本有低热，今复感新凉，寒热头痛，遍体酸楚，脉象沉细数而略浮紧，按之虚弱无力，患者身无汗而舌瘦质红苔白腻，此阴虚为本，外寒是标。本当辛温解表，然素体阴虚而肺热，热迫血分故咳血。若顾阴止血则表寒不解，若辛温发汗则热势必增，咳血大作矣。必须先用辛微温以解其外，然用药必须药味少而用量小，俟略得小汗表解即止。早备甘寒折热之药，继之服下则阴不复伤，虚热也不能增。

又如夏季暑热蕴郁，身热面赤，心烦口渴，脉洪大而阵阵汗出。又因热贪凉，过服冷饮，暑与寒凉互阻下迫，腹痛泄泻将作，暑热外迫，寒凉伤中，腹中绞痛，脉象必洪大而沉紧带弦，因腹痛而面色乍白。此时必须芳香以解其暑，温阳以缓腹痛，如藿香正气汤送服周氏回生丹二丸，且外用温熨方法，俟汗出暑解而寒邪亦化，一药而皆愈。此证之病机，乃暑热与寒凉两伤，而皆在脉象上反映出来。浮取洪大，示其暑热外迫，故身热面赤、汗出、心烦、口渴；按之沉紧带弦，则知其为寒凉伤中，故腹中阵阵绞痛，而欲作泄也。如此脉证相合，故能立法有据，药之即效矣。

第一章 文魁脉学概述

015

第二章 文魁脉学脉诊八纲

一、表脉

表脉是指主病在表位或温病卫分。取表脉用手指轻取即得。根据具体脉象，讨论病机及治法如下。

浮　脉

〔定义与形象〕

浮脉，是当手指轻轻地按在寸口时，即觉出脉搏的跳动。辨认浮脉的关键是"按之不足，举之有余"。切脉时先浮取，即把手轻轻放在寸口皮肤上即得，然后加力中取，脉搏的力量明显减轻，再加力按取时则指下感觉模糊不清，然后将手指压力减小，由按取恢复到中取，脉搏力量略增，再由中取改为浮取，将手指轻轻按在寸口，则脉搏的力量就明显加增，好像是"水漂木"的样子，即把木块放在水里，浮在水面，随水漂流，可是只要你的手稍用力一按，则沉没于水中，若手指压力渐减，则水中之木就逐渐显露，木块的浮力有上顶之感，减其手指压力，木块就明显浮出水面，这就形象地描绘了浮脉的举之有余与按之不足。浮脉是表病的代表性脉象，但还必须根据兼脉的形象再定疾病的种类。

〔近似脉鉴别〕

濡脉：系柔软而轻的一种脉象，其绵软无力，浮取指下轻软，宽若带状，与细脉之线状相反。

洪脉：系指下感觉粗大，脉形宽大，来势充盛，去时却缓弱柔软的一种脉象。

芤脉：本脉濡软而中空，发于暴然失血之时。

〔文献选录〕

《伤寒论·辨太阳病脉证并治上》："太阳之为病，脉浮、头项强痛而恶寒。"

这是说明伤寒太阳病邪在表，故出现脉浮、头痛、项强、恶寒。有表证表脉，治疗应当解表。

《伤寒论·辨太阳病脉证并治中》："脉浮者病在表，可发汗，宜麻黄汤。"

这是说明伤寒未经发汗与泄下，邪在表，且表气尚实，故用麻黄汤解表，使汗出表解则愈。

《金匮要略·血痹虚劳病脉证并治》："男子面色薄者，主渴及亡血，卒喘悸，脉浮者，里虚也。"

这是说明在虚劳不足之患者，如见浮脉，是阴损及阳，为恶候。阴血实质虚损至极，阳气外越，故脉反呈浮象，面色㿠白无华，肾虚气不归元，虚阳浮越于上，所以说浮脉又主里虚。《濒湖脉学》记载："浮散劳极"，就是这个意思。这说明只注意主脉还不能进行准确的辨证，还必须注意兼脉和证。

〔浮脉主病〕

浮脉主表，凡属外邪侵袭肌表，脉象一般总要出现或多或少的浮象，再挟有其他原因，则出现兼脉。因人体卫气有捍卫肌表的功能，邪犯肌表，正邪相争于肌表，所以脉搏的反应是浮象。浮而有力，说明表实，浮而无力是为表虚，必须印证临床见证。表实多有发热、恶寒、头痛等症。若属体虚的患者，血虚已极或气虚太甚，虽有浮象，但脉多无力，必须仔细查清。

〔浮脉兼脉〕

1. 浮兼迟

（1）浮迟是按之不足，举之有余，其至数只三至者。这多为表气受寒邪所侵袭，若没有其他的脉象，多是表气为寒凉而伤所导致的疾病。可以用辛温疏表的药物进行温寒疏散以解表邪。

（2）浮迟沉取弦滑者。在浮迟的基础上，再加上一个兼脉，那就不一定是表寒证了。如浮迟而中取或沉取有弦滑之象，这就不能说是单纯表寒，很可能热郁于内，表气不疏，肺气受阻，气机不调，三焦不利。治疗可考虑先治内部郁热，俟郁热解，肺气开，三焦利，脉象即可由浮迟而恢复为正常脉象。

（3）浮迟而沉取虚弱无力者。若舌胖滑润液多，这说明中气多虚，阳本不足，又有表寒外侵，面色㿠白略浮，当以甘温补益中气兼温散寒邪为主，并佐以辛温疏解方法。

（4）浮迟而按之结滞，沉取弦滑有力者。此属痰滞气机，郁热闭遏于内，或为痰热交阻于经络，绝非表寒，实为里热，切不可用温中解表，也不可用甘温益气。结合舌、色、证等，当从解郁、化痰、破结、导滞、通络，兼折其热入手，待郁解痰化则脉搏正常。

2. 浮兼洪

《金匮要略·水气病脉证并治》："脉浮而洪，浮则为风，洪则主气，风气相搏，风强则为隐疹，身体作痒，痒为泄风，久为痂癞；气强则为水，难以俯仰，风气相击，身体洪肿，汗出乃愈。"

李时珍在《濒湖脉学》中说："浮洪虚热。"

（1）浮兼洪是按之不足，举之有余，并来盛去衰者。这是假热真虚象征。暑热伤气，气短汗多，津气两衰，势将虚脱，若两目无神，汗出且凉，急以参附汤抢救，特当注意。

（2）浮兼洪按之较有力者。这是内热尚重，由热迫汗，正气初衰，既有实火内热，而又有不足的另一面。若两目有神，口干渴饮，仍当先清气热，酌用甘寒益气方法。

（3）浮洪而按之无力，汗出面垢，两目无神，气促且短者。此暑伤元气，气津大伤，心慌头晕，汗出如油，气促喘满，势将虚脱，急当益气固脱，以防不测。

3. 浮兼数

李时珍在《濒湖脉学》中说："浮数风热。"

（1）浮数表现为在表的部位有热，早期多在卫分，晚期就要入于营血。若是风热入营血，皮肤多红、痒，或有隐疹，或生荨麻疹、斑丘疹等。治之当从清风热入手。

（2）浮数按之濡软，沉取力弱者。此为风热在表，内有不足，或风热在表，湿蕴于内，二者鉴别，当验之于舌，气虚者舌必胖、嫩、滑润而质淡；内蕴湿邪者，则舌白滑腻，中脘堵满。治疗时，风热在表，当疏散风热；湿阻中焦时，宜化湿和胃。若确为中阳不足，下肢浮肿，必宜益气补中为本，兼有风湿时，可酌情佐用清化风湿之法。

（3）若在浮数的基础上，中取或沉取兼有弦滑小细数者。弦则为郁，细为血虚，滑脉主痰，小乃阴伤，数为阴虚内热。此为风热在表，血虚阴伤，阴虚肝热，且有痰热郁结，必须先清肝热而化痰浊，和阴分，以养血为本。风热在表时，酌加散风热之品，务求肝热减，阴分和，则风热之邪易去也。

（4）浮数之脉是属风热在表，若中取或沉取弦实且有力，舌苔老黄垢厚者。此确是里热，积滞食火互阻不化，当以泄化积滞为主，佐用清风热方法。

4. 浮兼紧

《濒湖脉学》记载："浮紧风寒。"

《伤寒论·辨太阳病脉证并治中》："太阳中风，脉浮紧，发热恶寒，身疼痛，不汗出而烦躁者，大青龙汤主之。"

这说明浮紧脉是表气受风寒外束的脉象，如有内热挟杂，就必有烦躁等热证兼见，脉必按之有力。治疗就要既解风寒，又兼散热。

（1）浮取紧象，按之或中取或沉取则滑而有力，舌质红、口干，甚则烦躁者。这时还要看是以热郁为主，还是以表闭为主。若属因表闭而热郁者，先用辛温解表以开表闭。俟表解热郁减轻，再行清里热，或用河间两解方法。若是热郁为主可先治热郁。一定得诊断清楚，表闭与热郁孰多孰少，以何者为主，不可诊错，否则疗效不好。除看准脉象外，必须参考舌、色、证，力求辨证准确。

（2）浮紧之脉，按之两关弦滑有力者。此为表闭而内有痰滞，若舌苔黄厚，舌质偏红，则病以内有食滞蕴热为主，在热郁食滞的基础上又感风寒，必须解风寒、清滞热，两法同用。

（3）浮紧而按之虚弱者。此中阳不足为本，表受风寒是标，虽身疼痛、恶寒，但面色苍白、四肢逆冷、舌白淡润，治疗必须益气补中，温阳祛寒，先治其本。俟气益寒散，再用辛温以解除表邪，不可以单一解表，也不可专事益气也。

（4）浮紧而两尺沉弱无力者。此属素体下元不足，或久泄脾肾阳虚，下元虚冷，又感新凉外束，必须先以甘辛温，既外解风寒又温经助阳，或佐用益气温补命门之法。方如麻黄附子细辛汤之类。

5. 浮兼缓

《濒湖脉学》记载："浮缓风虚。"

这说明正气不足，表气受邪，是风虚证。

（1）浮缓而濡软按之无力者。此属表气不足，正气又虚。若有风邪中人，必有微恶风等症，当以桂枝汤辛温解肌方法以调和营卫。如中阳不足，气分又虚，舌必胖而气短，可用益气补中方法。

（2）浮缓而濡，且沉取有弱结之象者。这种脉是按之不足，举之有余并缓和濡软，近似常脉，此确为偏不足之脉，然真虚真实仍需看兼脉兼症。今脉形按之弱有结止，这是属于正气不足，心阳衰微之象，必兼见舌胖嫩、滑腻而液多，就要从扶正入手。

（3）浮缓而沉取弦细略有力者。此乃在表气不足、风邪外受的基础上，又有血虚阴伤，从"略有力"来看，说明阴不足而阳偏有余，甚则或有热象，如舌瘦舌红且干，在症状上明显口渴，则应从偏热方面考虑治疗。

（4）浮缓而沉取弦细滑有力，两关明显者。这种脉象当属风邪留恋，表气又虚，血虚阴伤，已渐化热，如舌苔黄略厚，为又有食滞不去，此时当用消导方法。

6. 浮兼虚

《濒湖脉学》记载："浮虚主伤暑"。

浮虚是表气不足，阳气又虚，伤暑是符合这种脉象的。凡气分大虚，表阳不足时也能出现此脉。

（1）浮虚而带弦细者。这种脉与革脉接近，也可以说是革脉的早期。因为浮虚在阳位，浮取即见，说明病在气分。弦乃肝经之脉，主郁，又主血虚，本来血分病其脉当在沉位出现，如弦脉出现在阳位（浮），就说明血虚已极。当在阴位（沉取所得），今反现于阳位（浮取所得），主病势加重，此为血虚已极，气分又衰。当结合舌、证详细辨认为妥。决不可单纯地认为是气虚证。

（2）浮虚而沉取弦细者。此以气分不足为本，血虚肝郁是标，若沉取弦细而有力，可为肝郁又已化热，当先考虑泄其热，后议养血，再行益气。决不可单用或过用苦寒、泄化、攻瘀而忘记浮虚脉是阳不足。

（3）浮虚而沉取弦细滑略数者。此为表阳不足，血虚阴伤，寒热化火，或血失涵养，肝经郁热。根据有力与无力，再考虑以养血育阴为主，还是以和阴泄热为主。一定要参考舌、色、证等其他情况。

（4）浮虚而按之中空似芤形者。此乃暴然失血之后气分大衰，面色苍白，或可能暴脱在即，当以大剂益气止血之剂为主。如参附汤、独参汤等。

7. 浮兼芤

《濒湖脉学》认为："浮芤主失血。"

浮芤之象是芤脉见于浮位。芤脉主暴失血，因血液暴然从血管外出，血管突然空虚所致。芤脉一般多见于中取，若气虚极时，则芤形且濡软而逐渐转为浮位。这说明失血早期为热迫而后期即为气分渐虚。

（1）浮芤而按之滑数者。芤脉多见于中取，若气虚重时成为浮芤，若血热挟有痰火，脉象在沉取时即见滑数，此时可能热多，或以火热为主，与出血偏多时在浮位即见到芤脉者不同。治疗时当以清血热、泄痰火为主，俟虚象露再逐渐转为补正。

（2）浮芤而按之虚软无力者。此多是大失血后气分过虚。若舌淡苔白滑润者可用益气固本为主，防其脱变，方如参附汤，独参汤，或人参汤送三七粉。也可用鲜田三七三两打汁，人参汤送下，若舌红口干心烦时，改用西洋参汤（或粉）送三七粉。

（3）浮芤而按之洪滑数沉取有力者。此热迫血液妄行，初期暴吐血，正气未衰，热郁于内，舌红口干，溲黄便结，当以先清血热为主，俟热清血止再议补正。可用鲜茅根二两、鲜石斛二两、鲜梨一两、鲜藕二两、鲜荸荠一两、鲜生地二两、鲜沙参一两、鲜麦门冬六钱共洗净打汁，兑入西洋参粉一钱至三钱，徐徐饮之。或加用三七粉三厘、醋大黄粉三厘研细末，分三次冲服或送下。

（4）浮芤而按之细小滑数者。此系热郁化火，阴分早伤，舌瘦干红，津液不足，尖部红刺甚多，此属火热妄行，迫血外溢，急当用降逆凉营止血方法。如：苏子三钱、生地黄一两半、丹皮三钱、白芍四钱半、沙参四钱半、犀角粉三厘（或用广角粉六厘、醋大黄粉三厘），分两次冲服。

8. 浮兼细

《伤寒论·辨太阳病脉证并治》云："太阳病十日已去，脉浮细而嗜卧者，外已解也。设胸胁痛者，与小柴胡汤；脉但浮者与麻黄汤。"

李时珍说："浮而柔细方为濡（软）"，在此处所说的柔细，比较难解。柔与软濡近似，均属气虚、湿郁、阳气不足，或因湿阻气机，阳气不畅。夫细为阴伤血少之脉，既为细则决不可濡，细为线状，濡属片形，不可不知。李时珍所说之细乃形容无力之意，非细如线之脉也。

浮是指部位，轻手即得，病在表分；细为阴伤血少，是血虚阴分不足之象。浮细的解释是在表位，而血虚阴分又伤也。所谓之柔细是阴伤而力量不足，不是柔细并见，而是以柔细来形容力量不足也。

（1）浮细而按之虚软无力者。这是说明素体气血俱虚，又有表邪不解，阴分大伤，可用疏表而不伤阴的方法。若舌胖腻而中气大虚时，必喘满汗出，心慌悸动，治疗当以益气补中方法。

（2）浮细而带有弦象，脉形似革者。此血虚已极，阴伤而肝失涵养。血分证本应在沉位取脉，今细弦之象出在浮位，确为血虚阴伤已极，故脉象从沉位而变为浮位。治疗必须仍以养血育阴为主。若阳虚较重时，可用甘温益气之品。辨证根据以舌、色、证为主，若舌形偏胖，舌质偏淡，舌体偏嫩，有津液，甚则滑润，则说明病已偏于阳不足。

（3）浮细而按之濡软无力者，说明阴伤已极，阳气也衰。细脉当见沉位，今反见浮位，是阴伤已极；濡软当见浮位，今反见沉位，为阳气也衰，仍当参考舌、色、证等，再行细辨。

9. 浮兼涩

李时珍说："涩缘血少或伤精，反胃亡阳汗雨淋，寒湿入营为血痹，女人非孕即无经。"

浮涩之脉，出现在浮位，也就是阳位。此为血少寒凝，络脉失养的脉象，这种脉象的出现，说明血虚气分滞涩，是阳气不得通畅的结果。

（1）浮涩而按之弦细无力者。血虚络脉失养，经络不通，涩脉本当见于沉位，今沉取弦细是血虚失养之脉，若血虚逐渐伤阳致阳气不足，即为气虚为主，脉象即浮涩而沉取弦细无力，当益气养血并进。

（2）浮涩而按之细小弦数者。涩为血少精伤之脉，本当见于中取或沉取，今反见浮涩，是血虚已重，气分也衰。按之细小弦数，是血虚阴伤，虚热较重，当以养血育阴为主，兼泄虚热。

（3）浮涩而按之虚濡且弱者。阳虚气弱，血少络脉失养，故见浮涩之脉，今按之虚濡且弱，是为气虚阳也不足，当以益气补阳为务，若舌胖润滑腻嫩，可用芪、附、参、术，以益气升阳。

（4）浮涩而按之迟缓力弱者。浮涩是血虚精少，阳虚气衰。按之迟缓力弱，尺部尤甚，这说明本质虚寒命火不足。治疗必用参、附、芪、桂，甚则加用鹿茸、鹿角、乌头之类。

10. 浮兼滑

李时珍认为："浮滑风痰。"

浮滑的脉象，一般认为是风痰之类疾患所致。浮脉主表，滑则主痰，在表之邪未解，则痰阻不化，治之当用祛风化痰方法。

（1）浮滑而濡缓按之力弱者。在浮位见滑象，确属风痰；中取濡软而缓慢，又近湿郁之征，舌苔必白滑腻。脉沉取力弱，说明阳气不足，若舌胖嫩，确是气虚阳衰，可用益气助阳之品。

（2）浮滑按之弦实有力者。风痰之脉，必见浮滑，若按之弦实有力，说明痰热挟滞内阻，舌苔必厚黄且干，大便秘结，治宜清风痰化积滞，兼泄痰火。

（3）浮滑而沉取弦滑数有力者。浮滑为风痰之象，沉取弦滑数有力，说明内有痰火郁热。上条是实为主，本条乃热为主。上条在治疗时，当以泄化通腑，本条以泄痰火为主。上条舌必黄厚，本条舌绛红且干，临证以此分辨之。

（4）浮滑而按之虚弱，尺部尤甚者。这种脉说明阳虚气弱，下元不足，外有风痰。治疗时，当以本虚为主，参考舌、色、证进行辨证治疗。用药以温命火、益中气、填补下元为主，稍佐祛风痰之品。

11. 浮兼弱

浮脉主表，弱乃软之沉者，寸弱阳虚，尺弱阴虚，关弱胃虚。浮与弱脉并见，说明阳虚气弱并有表邪，故张仲景主张用桂枝汤之辛温解肌方法。

（1）浮弱而重手按之似无者。浮位而见弱脉，说明阳气微弱，肺气早虚，且有表邪；然重手按之似无，乃气虚已极，中阳又弱，可用甘温解肌益气为治。

（2）浮弱而中取迟缓者。此中阳不足，气分早虚，阳虚则寒，表气又衰。当以益气为主，俟中气复，表气足，再行温阳益气，补其不足。

（3）浮弱而沉取弦细小数者。此表气不足，肺气又虚，风邪未解；然素体血虚阴伤，甚则内有郁热，观舌象如舌瘦质红且干时，当以先顾其阴，再折其热，少佐益气。

（4）浮弱而两关小滑者。此为肺气不足，风邪留恋，表证尚在，然胃中停滞，运化欠佳。若舌白腻厚而胖嫩者，当以辛温解肌，甘温益气，少佐消导，以桂枝汤加枳术丸化裁。

12. 浮兼散

李时珍认为："浮散劳极。"

浮是指脉在浮位，散是称脉象搏动极不整齐，虚大无伦（是指心脏搏动没有规律，多为循环即将衰亡的前期）。所说的劳极，是指虚劳损伤等一类疾病，或极度衰微的阶段。这种脉平时是见不到的，久虚患者，如见到此脉，当即刻抢救以免虚脱衰亡也。可用独参汤、参附汤、生脉饮之类。

（1）浮兼散，按之虚大无伦，沉取若无者。此是气虚已极，阳气衰竭，急以益气抢救。

（2）浮兼散，按之细弦，沉取弦细如丝者。此是阴虚已极，阳气将亡也。亦当急予抢救。

13. 浮兼大

浮在阳位，大乃病进，说明阴精虚损，阳气不秘，浮越于外，故脉来浮大而按之无力，两足酸软，步履难艰，是虚劳已极，比较难治。

二、里脉

里脉代表里证，不论偏热偏寒，偏有余及不足等，只要是里证，必然能出现以下脉象。

沉　脉

〔定义与形象〕

诊沉脉必须加重手指的力量，中取以下才能发现，所以说，推筋着骨乃得。古人称："如绵裹砂，内刚外柔。"沉脉如滑濡调匀，是冬季的正常脉。沉脉多主里病，一定要根据其他兼脉来确定疾病的情况。

〔近似脉鉴别〕

牢脉：牢脉比沉脉还沉，似沉似伏，实大而长，微弦。

〔文献选录〕

《伤寒论·辨太阳病脉证并治中》："病发热头痛，脉反沉，若不瘥，身体疼痛，当救其里，宜四逆汤。"

《伤寒论·辨少阴病脉证并治》："少阴病，始得之，反发热，脉沉者，麻黄附子细辛汤主之。"

〔沉脉主病〕

沉脉是主里病，主一般的里证，凡属有力者为里实，无力者为里虚。沉脉又主气脉，也是水邪蕴蓄之脉。如沉脉再加上迟脉，多主痼冷之类的疾病。沉数多为内热。沉与滑结合，要考虑痰食一类疾病。沉涩结合多为气郁。

〔沉脉兼脉〕

1. 沉兼迟

（1）沉迟兼小弱而微，尺部尤甚者。沉迟属痼冷虚寒，可是在兼脉里，它提示我们：小弱而微，是下元命火衰微的脉象，治疗当以温命火、益中气，治在下元。

（2）沉兼迟，按之濡软者。沉迟是里寒痼冷，今按之濡软，脉形偏大，力弱中虚无力，乃一派阳气不足、中阳大虚之象，舌必胖嫩，苔多滑润，甚则肾虚而二便不利，必须补益中气，兼治命火，如八味地黄丸加补中益气汤方法。

（3）沉迟而小滑有神者。从表面上看来，沉迟是主里寒，细诊兼有小滑有神，再结合舌、色、证，当考虑为热邪内郁，闭伏不出，当治以宣郁、开泄、疏调等方法。往往只看到沉迟而盲目称之为虚寒，没有注意小滑，也没有查清舌形、舌质及苔的变化，当然会错误施治。

（4）沉迟而按之略有急意者。脉象貌似里寒而实属实象，此乃郁热不解，或痰浊互阻气机。其舌瘦而干，甚则质红，症状为心烦急躁，梦多溲红，大便略干，五心灼热。此属热郁于内，痰火郁热，阻碍气机，故脉形沉迟，虽是迟脉，因按之略急，绝非虚寒，而是热郁。治之当开郁化痰，如《伤寒论》承气汤证，脉之沉迟，其理一也。

（5）《金匮·胸痹心痛短气病脉证并治条》云："胸痹之为病，喘息咳唾，胸背痛、短气，寸口脉沉而迟，关上小紧数，栝楼薤白白酒汤主之。"本条内谓"沉迟"脉，而关上"小紧数"似属难解，其实，迟脉与数脉不可能同时并存，当解为关上小滑，按之略有急意。这是说胸痹患者由于胸中闷满，肺气不开，热郁于内，故咳喘，胸背痛、短气，故寸口见沉迟，热郁胸中，所以关上小滑似急意，非真是数脉也。

2. 沉兼数

沉脉主里，数乃热象，沉数并见必是里热等疾患所致，必须再根据其他兼脉而确定病的情况。

（1）沉数脉按之弦小细有力者。弦为郁象，细小者阴分不足，舌必红绛，口干渴饮，心烦急躁。这说明阴虚化热，但也不是纯实证，先以折热为主，需用甘寒育阴，佐用少量泄热之品。

（2）沉兼数细弦而力弱者。这种里热是在血虚的基础上形成的。血虚而热自生，阴虚阳必亢。这种火不是实火，乃虚火热，可用甘寒育阴方法，以和阴则热自退，切不可纯用苦泄之品，防伤正气。

（3）沉数而按之濡软略滑者。在里热的病机中，又有湿阻络脉及正气衰弱等情况存在，必须察色观舌，细审证情，若属湿阻以化湿为主，如属正气衰，可考虑助正益气。

（4）沉兼数，中取濡滑而按之沉数者，多是中阳不足。若舌滑腻润，表现湿重，气机不畅时，当以治湿为主；若舌胖嫩而气虚明显时，就应当照顾气分之虚。

3. 沉兼滑

《金匮要略·水气病脉证并治》："寸口脉沉滑者，中有水气，面目肿大有热，名曰风水。"

李时珍说："沉滑痰食。"

沉脉主里，滑则为痰，是有余之脉，为阴中之阳，意思是属于阴类的有形之物。如痰饮、水邪留恋、孕妇孕育的胎儿等。因有胎儿，故曰阴中之阳。

（1）沉兼滑，按之弦数有力者。沉主里病，滑为痰湿，按之弦乃郁象；数脉为热，有力属邪气有余，这说明在内部有痰湿蕴郁，久则邪实化热。若舌苔厚腻者，当用清化痰湿，开解郁热等方法。

（2）沉兼滑，两关滑实有力者。沉主里病，滑乃有余之邪，两关者病在中焦，所以主胃肠积滞，为里实有余之证。主用攻消积滞方法，舌当黄厚。若舌苔水滑而润者，当从饮邪考虑。

（3）沉滑迟缓，按之微弱无力者。沉脉主里，滑则主痰，迟缓者正气不足，阳气衰微之象；按之微弱无力，明显说明正气大虚，元阳不足，气分虚弱，且有寒湿一类虚寒证，可能久病体弱，正气过虚，治之当从补正入手。

（4）沉滑濡软调匀者。从脉象来看是正气偏差，阴邪湿阻，或为痰浊不化；若在妇女停经之后，应当考虑妊娠。总之，这种脉是湿邪中阻，痰浊内蕴之象，当按治痰饮法治之。

4. 沉兼涩

李时珍说："沉涩气郁。"

沉则主里，涩主气滞，又主血少精伤。沉涩合见，多主气分郁滞，或恼怒之后，气分郁闭，又主伤血日久，或阴分不足等证。

（1）沉涩脉暴然而成者，多由恼怒之后，甚则面青肢厥，舌红口干，心烦唇焦，属气郁暴厥，必须用疏泄肝郁法以调气机。如四逆散之类。

（2）沉涩脉，按之细小弦数者。涩为血少或为气郁，都是血行不畅之过；细为血虚，小乃阴伤，弦脉主郁，数为热象，乃阴伤虚热化火。这是血虚阴分不足，虚热灼及阴分。治之宜和阴解郁以清虚热。

（3）沉涩脉，按之虚弱，两尺若无者。虚弱乃中气不足，两尺无力是下元久亏，本病乃下元虚，中气衰，气血难以运行，故脉见沉涩，按之虚弱，下元当填，中气宜补，气血令其运行，则脉形渐复也。

（4）沉涩脉，按之迟缓且短者。迟为不足，缓为中虚，短属不及，全是中气不足，正气衰微，虚寒之象。应用益气补中方法，佐以温寒治之。

5. 沉兼弱

李时珍说："沉弱寒热。"这是说明沉弱脉主虚损一类的疾病，因体质薄弱，营卫经常失调，所以有寒热往来的症状。

（1）沉弱而按之若有若无者。沉弱说明里虚，多为久病气血虚衰，按之若无，确属内虚，可用补法。

（2）沉弱中取濡滑，按之沉弱者。此乃湿邪阻碍气机，或中阳不足。确属中虚者，舌必胖嫩滑润，用益气通阳方法。若濡滑略数而舌红口干，病似暑湿蕴热，当从暑湿入手调治。

（3）沉弱按之略有弦细者。沉则主里，弱为阳虚，弦细属血虚阴伤，若观其舌白胖腻，则当从阳虚调治；若舌瘦且红时，就要按阴虚有热医治。

（4）沉弱按之弦细数者。从弦细数看为阴伤阳亢，除必须甘寒益阴之外，还应佐用泄热方法。所以沉弱不外素体阳虚，或湿阻气郁，但体胖气虚体质，也能常见沉弱脉形。

6. 沉兼缓

李时珍说："沉缓为寒湿。"

沉脉主里，缓为偏寒或湿阻，又主正气衰。若濡软缓弱是为偏虚偏寒；若缓滑有神乃正气偏足，为正常之脉。

（1）沉缓力弱，按之似迟者。沉缓为里不足，虚久多生寒，寒则脉行必慢，今脉沉迟缓俱在，正虚阳衰，为寒邪无疑，若舌多白润体胖，用温药和之即愈。

（2）沉缓滑匀，按之有神者。沉缓主里虚不足，或为湿邪阻遏，阳气不得通行。从按之有神，知正气尚足，故脉跳动滑匀而有神，这是正气充旺的现象，不可将本脉列属病脉。

（3）沉缓小滑，按之略弦者。沉则主里，缓主正衰，又属湿邪阻遏之象；从见略弦看，因弦乃郁象，又主血虚。此断为血虚肝郁，正气不充，阳气素虚，治之当先调肝郁，不可专事温养。

（4）沉缓小滑，按之弦带急意者。阳气不充，湿邪阻中，似属寒湿之病。按之弦急，弦则为郁，急是脉来似有急躁之意，非是数脉也。所说急意者，乃描写脉在有神的基础上，又有急躁不稳的现象，非脉五至、六至，这种脉可写为"急意"，并非数象也。按"急意"是躁动不安之象，非快也。治之当以散寒湿，养血育阴，酌以折热。

7. 沉兼紧

李时珍认为："沉紧冷痛。"

沉兼紧的脉象是表现人体内部有寒邪之疾；以沉则主里，紧为寒象，症状多为腹痛泄痢疝痛等内寒之病。舌多白滑润腻，治之当从温寒暖痛入手。

（1）沉紧而按之无力者。此乃寒邪中阻，中气不足，故腹痛阵阵，气坠疝痛，舌必白腻且滑，一般用温寒拈痛，芳香疏解之法，若寒邪较重，舌必白滑胖嫩，当温之以缓其痛。

（2）沉紧而两关独滑者。两关独滑是有形积滞阻于中焦，沉紧乃寒湿内闭，寒湿重则面必白，舌多胖滑润腻，治疗必以芳香升和，温寒拈痛，少佐消导。若化热则舌糙垢而苔黄厚，此绝不可用温寒方法，当以清化治之。

（3）沉紧而两关弦滑有力者。沉紧为里寒不解，两关弦滑乃肝脾不和，木土失调，故脘腹不舒，舌多白腻而质红，口干心烦，不可用温寒方法，必须泄肝热兼以扶脾，开郁结以缓疼痛。

（4）沉兼紧，中取濡软无力，按之沉紧，两尺尤甚者。此为中阳素虚，下元不足，里寒久痛，因为中虚已久，寒湿内郁，命火衰微，故宜温寒助火以缓寒痛。

8. 沉兼牢

李时珍说："沉牢冷积。"

沉牢是主里实的疾病。沉则为里，牢主冷痛。久虚之人，内蕴寒实，邪气实而正又虚，既虚且寒。这是指内部寒冷甚重，一般是比较少见的。治之当从温化寒积入手。

（1）沉牢而弦实有力者。此是寒湿积滞，聚积病深，故舌白质淡无华且胖，或糙白质紫有瘀斑，面色淡白或黑浊或有瘀滞花斑，一定要结合症状，运用温化寒湿，兼以祛瘀等方法。

（2）沉牢而按之滑软力弱者。这种脉既称为牢，就必然沉取弦大实长，今又见滑软力弱，是与实大相鉴别，前者以寒实久积为主，而后者属正虚气弱，当考虑补正。

（3）沉牢而细弱者。这种脉多见于脂肪丰盛者。肥胖之体，中气不足，脉象在沉牢的基础上有细弱的形象，这明显是里虚阳气不足，治疗当以益气温中为法，切不可认为脉沉牢就以攻、泄、消、导等法。必须考虑其还具有不足的另一方面。

9. 沉兼弦

沉则主里，又主水蓄。弦则为郁，弦又主痛。沉弦并见主腹中水蓄，或气郁恼怒之后，或属血虚气郁，或主疼痛一类的疾病。

（1）沉弦细小滑数者。沉则主里，弦乃郁象，又主疼痛，按之细小为血虚阴分不足，滑数为热。总之，是里有郁而疼痛，属血虚热生，阴分不足，虚热化火之象。宜育阴为主，少佐折其虚热之品。

（2）沉弦按之迟缓且弱者。沉弦主里痛，按之迟缓且弱，属虚且阳气不足，治疗当以温寒拈痛，少佐益气。

（3）沉弦且长，按之硬直有力者。沉弦长结合硬而有力，说明肝郁日久，阴分不足而阳又亢，多为老年血脉坚脆，或实邪所致之病症。以用育阴、养血、柔肝等方法为宜。

（4）沉弦且按之微弱无力者。弦细是血虚阴伤之脉，微弱属阳虚气分不足，沉脉主里病。这说明此脉主里虚气血不足之症，治之当用益气补虚等方法。

10. 沉兼微

沉脉主里，微为阳衰。沉微之脉见于阳虚气衰一类患者。

（1）沉微按之滑濡有神者。沉微是阳气不足，属于虚衰的阶段，若按之滑濡有神，说明是阳气衰微的开始，尚未至阳气已衰微，或致衰微欲竭的阶段。辨别此脉，对临床治疗有一定的意义。

（2）沉微而按之虚微若无者。这是虚脱在即，阴阳离决的脉象，急以参附汤或独参汤以固其未脱之残阳，尽全力挽回于万一也。

11. 沉兼细

沉脉主里，细为血虚，脉沉细为血虚阴伤，但仍需根据兼脉的形态确定具体情况，再研究用药及治疗方法。

（1）沉细按之弱微似无者。细为脏阴之亏，沉则主郁，又主水蓄，此属阴伤之脉，弱微乃阳衰气分不足，治疗重点在阳衰气分不足方面，但也要顾其阴分。

（2）沉细而按之弦滑小数者。沉细主里虚、血少阴伤，弦为郁又主痛，滑脉为痰浊有形积滞，数为热象，从弦滑小数看来是肝经郁热而发为疼痛，痰湿互阻不化，已渐成化热之证。此乃血虚阴伤，肝经郁热，痰浊食积互阻，治当清泄肝热兼以养血育阴。

（3）沉细按之小滑有神者。沉细脉属阴虚血少，阳气也衰。也有人由于禀赋殊异，其常脉即沉细脉。又有体丰之人，脉象素来沉细。如在沉细的基础上，小滑有神，这是正常的脉象。

（4）中取滑濡按之沉细者。滑濡是湿邪阻遏气机，属阳气不足，但按之沉细说明阴伤血分又虚，当从气阴不足着眼，不能只看一面而忽略其他方面。

12. 沉兼实

沉实的脉象是主里实之证，但也要和舌苔、面色、症状等配合诊断，老年血脉坚脆、肝阳亢盛，沉实的脉象是常见的。

（1）沉实而按之濡缓和匀者。沉脉主里，病实脉必实，一般认为是邪气盛实的疾病，可是细诊，按之濡缓和匀，是正气盛而邪气不多，若舌苔、面色、症状皆在正常范围，这就属于正常脉象。

（2）沉实而按之搏指不柔和者。沉主里病，实为邪气盛，按之搏指有力，属于阴衰而阳亢，似属无胃气。老年血脉坚脆、中风一类的疾病也多见此脉，在老年人更应特别注意。

（3）沉实而弦滑有力者。沉实主里实，弦滑为痰食邪热有余，有力者乃邪盛正未衰，若舌苔黄厚，面色赤红，脘腹胀满，或大便燥结，全是里实的明证。治之当以攻泄里实为主，但也不可过量，一定要参考患者的体质年龄而定。

牢 脉

〔定义与形象〕

牢脉，是比沉脉还需加压力重按才能取得的脉象，所以称它为似沉似伏，是说明牢脉的部位，称它为实大弦长，是说明牢脉的形体。

牢脉是在极沉的部位出现，它主沉寒里实的疾病，一般说是属于邪气有余的病症，肝气郁而寒邪盛，脾阳虚不能运化而成腹痛且寒，这时多能出现牢脉。

〔近似脉鉴别〕

沉脉：是一般性加重手指的力量，无需推筋着骨即得。

〔文献选录〕

《脉经》："似沉似伏，实大而长，微弦。"

《濒湖脉学》："弦长实大脉牢坚，牢位常居沉伏间。"

〔牢脉主病〕

寒邪郁久，积聚不化而成癥疝、癥瘕一类的痼疾，这种患者常可出现牢脉。

如虚人久病，反出现牢实的脉象，那是邪实正虚，脉证相反，非是佳兆。

〔牢脉兼脉〕

1. 牢兼数

（1）中取濡软，按之牢兼数者。濡软不外湿阻或正气大伤，症状出现气短、乏力，若正气大伤或病延日久，按之牢数，说明邪气有余，属正气不能胜邪。治之当先祛邪，俟邪祛再以补正。

（2）中取弦滑，按之牢数者。弦乃阴不足，又主郁主痛，滑脉多痰；牢数是内热实邪，舌必黄厚且干，此乃肝阴不足，痰浊蕴热互阻，用养肝阴、化痰浊、兼泄火导滞之法。

（3）两关滑实，按之牢数者。此胃肠积滞不消，按之牢数说明内实邪盛，必须攻克其邪兼以泄热。

（4）两手中取弦实，按之牢数者。若久病形体消瘦，面色青暗或黧黑，此正气不能胜邪，是真脏脉见，多是凶险。

2. 牢兼迟

（1）中取濡弱，按之牢兼迟者。此为中阳早虚，气分不足，由虚化寒，寒邪郁久，成为癥疝或癥瘕一类痼疾。这种牢、迟并见，属于虚寒痼冷，治之必须温寒、益气、通阳、活络，不可以攻泄。若舌胖质淡滑润者，当以桂附参芪并用，俟阳复气充再议攻化。

（2）中取弦硬，按之牢而兼迟者。弦则主郁主痛，为血虚失于濡养之过，硬则血少筋急，阴分不足，经络失于濡养，故按之牢而兼迟，此脉属于阴伤血少，筋脉失于濡养，久则化寒，凝滞脉络，治疗必从温化柔养入手，若体质强实，仍需温化，兼以攻泄祛瘀。

（3）中取弦滑，按之牢而兼迟者。滑则为痰，弦则为郁，不外痰火郁热。本当滑数，何以又见牢、迟？此为湿郁日久，痰湿互阻，气分滞涩，络脉不行，虽是痰、实、湿互为郁结，久则坚实，则脉象中取弦滑、沉取则见牢迟也。此时切切不可见牢迟即妄用温补，否则病必加重，反无愈期矣。

（4）中取滑实，按之牢兼实有力者。这种牢实脉象若见于中年，或体质强实之人，可能寒积已久，实滞不化，舌必糙老垢厚，可用攻化积滞之法，根据具体情况，以攻化为主，千万不可先补。

三、寒脉

寒脉，是指疾病有寒证时所表现出的脉象，当然也要根据兼脉再确定病机，从而拟定治疗方法。

迟　脉

〔定义与形象〕

诊迟脉是比较容易的，患者或健康人在平静时，其一呼一吸之中，诊得脉搏的跳动只有三至，就称为迟脉。

迟脉的搏动，每分钟只五十次左右。出现迟脉，说明是气血运行不畅，可能因阳气衰，寒邪阻，气机不畅所致；也可能是由于郁滞而成，如火郁、食郁、气郁、痰郁等。凡有形的物质滞留不行皆可造成迟脉。临床必须参考兼脉及其他根据才能比较准确地分析出疾病的机制。

〔近似脉鉴别〕

缓脉：缓脉比迟脉的至数略快一些，缓脉是舒缓而调匀的，有从容和缓之象。

结脉：结脉搏动往来缓慢，在缓慢之中并有停跳出现。

〔文献选录〕

《伤寒论·辨太阳病脉证并治中》："脉浮紧者，法当身疼痛，宜以汗解之，假令尺中迟者，不可发汗，何以知然？以营气不足，血少故也。"

《伤寒论·辨阳明病脉证并治》："阳明病，脉迟，虽汗出，不恶寒者，其身必重，短气，腹满而喘，有潮热者，此外欲解，可攻里也，手足濈然汗出者，此大便硬也，大承气汤主之。"

〔迟脉主病〕

迟脉表明气血流通不畅。李时珍说："有力而迟为冷痛，迟而无力定虚寒。"一般认为迟脉是由寒邪阻碍气机，气血运行不畅所致。其实，只要气机不畅，都可使脉来迟缓，如气血瘀滞、气郁、阳气不得通畅、阳明腑实、气机结滞等，都可出现迟脉。治疗时必须具体分析，阳不通者，通阳；腑实胃肠积滞者，祛其腑实，导其积滞，俟积滞去，阳气得通，迟脉才能渐变为滑濡；若因血瘀而现迟脉者，则应用活血化瘀等法为治。

〔迟脉兼脉〕

1. 迟兼滑

（1）迟兼滑实有力者。舌必老黄糙厚，虽属迟脉，亦为阳明腑实，热与糟粕结于胃肠，积滞郁热，阻碍气机，腑气不通，脘腹胀满，矢气频仍，大便数日未行，面红口干，心烦梦多，脉搏虽迟，然按之滑实有力，此为阳明腑实证，可用承气法下之。

（2）迟兼滑缓濡力弱者。湿邪阻碍气机，三焦气化难以运行，胸满闷而周身酸楚，甚则腰痛或带下绵绵，舌白滑润，大便溏稀，甚则下肢作肿，虽见迟脉亦非正虚，治疗可用风胜湿，苦温燥湿，淡渗利湿等方法。若舌胖嫩滑润液多，汗出乏力等，乃中气不足，方可以从虚的方面考虑。

（3）迟兼滑弦，沉取而有神者。迟是脉搏次数减少，弦则为郁，滑脉主痰，有神为邪热蕴阻。在这种情况下，脉搏虽迟，但绝非寒证，亦非虚象，乃痰热阻滞，气滞不通，必须用化痰通络、兼以导滞，才能变迟脉为常脉。

（4）迟兼滑，按之弱而力较差者。滑多为痰湿，弱为气衰，迟为寒象，若力较差，全是虚寒不足，阳气衰微之象。如舌胖苔白滑润时，可用益气补虚方法，或温阳补火，从根治之。

（5）迟兼滑弦细，按之搏指者。弦滑细乃血虚肝郁之象，郁久多痛，甚则化热。迟脉乃气血流行不畅，血脉因气分郁结故搏动缓慢。此处切不可专以寒、虚、痼冷解释。当以养血疏郁，流通气血为治。

2. 迟兼弦

（1）迟兼弦，按之滑而有力者。弦滑属于痰滞，按之有力乃偏于实火之象，舌苔多见垢厚或黄厚。本来痰热夹滞，脉多滑数，今因痰滞有形之物阻塞，气机不得宣通，脉象反迟，必须清痰浊、化积滞，以开阻塞，脉道自通矣。

（2）迟兼弦，沉取滑实有力者。此乃胃肠食滞互阻，阳明腑气不通，脉反见迟，舌苔老黄垢厚，大便秘结，小溲黄赤，治之必通腑泄热以畅气机，如《伤寒论》中阳明病脉迟而用承气汤方法。

（3）迟弦而沉取细滑者。弦则为郁，又主血虚，单弦多饮，全是血不足之脉象，血虚肝阴不足，络脉失养，肝阳多亢，故心烦梦多，此为血虚，当用养血方法。

（4）迟弦而沉小弱者。血虚阴伤，脉来多弦，细为血少，弱乃气衰，血虚筋脉失于濡养故主疼痛，血少络脉不充故脉多迟缓。见迟弦沉细小弱时，当以养血为主；若阳虚气衰偏多，可用甘温益气，但不可过量。

3. 迟兼弱

（1）迟弱而沉取带有弦细者。迟则为寒，弱为阳衰，沉取弦细为血虚阴分不足，治疗当以养血为本，甘温益气酌情配合，但量不可过，防其阴伤阳亢，刚药过多阴分反伤。

（2）迟弱而按之甚微者。微为阳微，弱乃气衰，迟脉主寒，一派阳虚气弱，尽为寒盛之征，以益气温养为宜；若舌瘦或干，当须兼顾及阴分。

（3）迟兼弱，沉取弦细者。弦细皆为阴分不足而内有郁象，弱属阳虚气衰，迟脉多为寒象，此血少阴伤为主，阳虚气衰是标，当阴阳两顾可也；如舌胖嫩滑润者，可重在补阳。

（4）迟兼弱而按之弦急者。迟弱是阳虚偏寒之脉，弦急主痛，又为阴伤，舌红且瘦略干，多为阴血不足，若舌胖嫩质淡液多，当以温阳益气，俟气充则疼痛自愈。

4. 迟兼细

（1）迟细而弦实，两尺无根者。细为脏阴之亏，迟乃沉寒痼冷，弦则为痛，实乃寒积；两尺无根，命火衰微之象。从全脉来看，此为沉寒痼冷，命火衰微，当以温命火，化寒积兼以调补气血。

（2）迟细而按之虚弱若无者。迟为阳虚寒冷，细主阴伤血少，沉取虚弱无力，全是阳虚不足、气血皆虚所致，当以养血益气为治。

（3）迟细而按之滑濡有力者。濡滑是湿阻成痰，有力为痰热积滞互阻，细为素体血虚，迟乃热阻痰滞蕴郁不化，舌苔黄厚或厚腻质红，用宣化痰湿，推荡积滞方法。

（4）迟细而弦实有力者。迟脉是气血凝涩不畅之象。气血不畅不外两个原因，一为因虚而寒，气血流通不畅；一为热郁气分，血流亦不畅，全能出现迟细之脉。今脉弦实有力，此为肝郁滞热互阻不化，当以泄化为主，一定不可妄用温补方法。若舌胖嫩苔白润时，当考虑虚与寒。

5. 迟而有力

（1）迟而有力，按之弦滑且躁者。迟脉是属于络脉不畅，有力为邪实，弦则为郁，滑乃是痰，因为有郁热痰食阻滞气机，所以脉搏缓迟，然热郁于内，故又有急躁之意，所以说这种迟脉是属于郁热痰食之象。切不可认证为寒或为不足。治之当以开郁结、化痰浊，兼调气机。

（2）迟而有力，按之濡软者。迟则为寒，又主虚弱不足，属阳虚正衰，濡软多是湿阻气分不足。若舌胖而淡腻者，多是气虚阳衰；若舌白腻而不胖，质且粉或红时，此为湿阻，甚或有热郁于内，切不能按虚寒论治。当以宣郁化湿以利三焦，观其热郁明显再行清热解郁之法。

（3）迟而有力，按之弦硬搏指者。迟是气血通利不畅，又主寒凝脉泣，因按之弦硬、搏指有力，可以考虑寒凝脉泣，日久痼疾，当用温化。又有血虚肝阴失养、虚热过亢者，也可见脉硬搏指。必须结合色、舌辨证施治，不可以一概而论，统认寒凝。

（4）迟而有力，按之虚弱若无者。这种脉象确属阳虚气衰，气血流通不畅，故脉迟而力弱，按之虚弱无力；面色淡黄或㿠白无华，舌胖且嫩，始能肯定阳之不足。若有实象或热象，也要考虑是真是假，再行诊断与治疗。

6. 迟而无力

（1）迟而无力，按之弦细且躁动不安者。迟是不足之象，又是气血流通不畅之形，貌似虚寒之证，然因按之弦细又有躁动之意，必须参考舌、色、证；若舌红、口干、心烦，多是血虚郁热久蕴。本病貌虚而实质有热，治疗仍当先从祛热入手。不可见迟脉即用温补。

（2）迟而无力，按之虚弱若无者。迟为寒象，沉取主里，若按之虚弱，这说明里虚阳衰，正气不足，阳虚生寒，当以益气温阳方法。若舌、色、证全属阳衰不足，必是沉寒痼冷，当以温补下元，重用桂附。

（3）迟而无力，沉取两尺尤甚，似有似无。迟本陈寒痼冷，无力属正虚气弱，两尺似有似无确属命门火衰，宜温命火，益元气，大力补中。

缓　脉

〔定义与形象〕

缓脉，去来小驶于迟，即比迟脉要快一些，但不足于四至半，一呼一吸脉行四至，比正常人的脉搏少半至，称为缓脉。缓脉可出现于正常人，又主湿阻及不足之证。

脉贵有神。有神，是指脉来和缓。意思是说，一呼一吸脉来四至半，且濡软滑匀，带有从容和缓之意。临床观察缓脉仍需参合其他的脉象和色、舌、证来确定是否为病脉或疾病的性质。

〔近似脉鉴别〕

迟脉：迟脉是一呼一吸三至，每分钟脉跳五十次上下，一般主正气不足一类的疾病。

结脉：结脉是在迟缓的基础上，再加一个停跳，停止后又有跳动，与迟脉、缓脉全不同。

〔文献选录〕

《伤寒论·辨太阳病脉证并治》："太阳病，发热汗出，恶风，脉缓者，名为中风。"

〔缓脉主病〕

缓脉，一般表明患者患有偏于不足的疾病。李时珍认为：缓脉是"营衰卫有余"，非风邪即属湿，是脾虚一类疾病。缓脉是一呼一吸脉行四至，比正常人略缓慢一些，很多古人称它为虚脉，这是不合适的。在正常情况下，有人虽然脉来缓慢，可是沉取有神而又滑软，这是无病之脉，也可以说它是常脉；又有素体偏弱，湿邪阻滞，气机失于畅利，脉象来去略慢，亦有缓象，必须按湿阻治疗，不可专用补法。另外，脉缓而面色萎黄，舌胖而苔滑润，确是虚证，可考虑用补剂。

〔缓脉兼脉〕

1. 缓兼滑

（1）缓兼滑，按之弦急者。缓滑是讲脉形缓和滑匀，从容不迫的形态；按之则弦急是说明肝经郁热为主，或为肝热内蕴，湿阻不宣。治宜宣郁泄热化湿。

（2）缓兼滑，按之滑实有力，独在关上者。缓滑似属平脉之象，若按之滑实有力，独在关上，这是说明病在中焦，胃肠食滞蕴热，舌苔必糙黄垢厚，症状必见脘腹胀满，治之可用泄化中焦之法。

（3）缓滑濡软，沉取力弱者。在正常缓滑脉的基础上，沉取濡软明显，乃湿邪郁滞，络脉失于流畅，力弱主中虚。究竟是湿多，还是虚多，还要看舌苔的情况而定。若舌滑白者为湿盛，治当苦温燥湿为主；若舌胖嫩滑润为中虚气弱，必以补中益气为主。

（4）缓滑而按之弦细者。正常的滑缓之脉，若按之弦细为血虚肝郁，或郁久而疼痛，抑或为水饮停留，胸胁胀痛。若弦细有力时，当泄肝热，缓疼痛。若水饮留恋，则以化饮为主。若属血虚而郁时，当以养血育阴，少佐宣郁为治。

2. 缓兼濡

（1）缓濡而滑弱者。缓濡多为湿阻，阳气不能通畅。滑弱一为痰湿，一为阳衰。当然，有阳虚不足的一面，也有阳气因湿阻而不能通畅的另一面，湿多当治湿，阳不足当以温阳，参照舌、色，再行决定。

（2）缓濡而虚微无力者。缓濡是阳气为湿所困，若按之虚微无力，确属阳衰气虚之象；若色、舌、证全属阳虚，即按阳虚气弱论治。

（3）缓濡而按之弦细有力者。缓濡虽为湿阻之象，按之弦细又为血虚，有力乃郁久化热之征。观其舌、色、证，属血虚者即以养血；若已化热，则先治其标热；确属气虚者，再考虑补正。

（4）缓濡而按之弦急不安者。缓濡多为湿阻阳衰，弦急者为血虚肝郁之象，不安者为阳亢躁动所致，治之当从养血和阴，酌情考虑益气化湿。

3. 缓兼弱

（1）缓弱而沉取弦细如丝者。缓弱之脉偏属阳虚气弱，沉取弦细如丝，又是阴伤而脉失于涵养，必须用育阴为主，佐以益气之法。

（2）缓弱，按之若有若无者。缓弱多为阳虚气弱，今按之若有若无，此确是阳衰已极，气虚不足，急用补中益气之法。如病势危重，虚惫已极，可考虑用参附回阳之法。

（3）缓弱而沉取弦急略滑者。缓弱乃阳气不足，今诊脉沉取弦滑而急，说明内有郁热，或痰火阻滞，虽属气虚，但不可专事补中，必须先从郁热考虑，否则热无出路，病必增重。

4. 缓兼涩

（1）缓涩而按之濡弱者。缓为阳气不足，涩主精伤血少，沉取濡弱更说明正气大伤，元阳不足，或为寒湿阻于络脉，当用温阳化湿养血活络方法。

（2）缓涩而按之弦细者。缓为湿阻，阳气失于宣畅，涩脉乃气血流通受阻，沉取弦细，说明阴伤为实质疾患，此血虚且燥，不能濡养血络，当从养血育阴润燥为治。

（3）缓涩按之细弦，沉取躁动不安者。缓涩脉是气血流通不畅之脉，非血少即精伤，或属血分瘀滞；按之弦细，沉取躁动不安为血虚阴伤，似有虚热上扰之意，用养营阴方法，从本治疗。

（4）缓涩而弦，沉取若有若无者。此脉多见于暴怒之后，肝郁气滞，血脉失于流畅，气血运行受碍。此属暴然情志不遂，或暴怒之后而得，先以调肝开郁方法，余缓图之。

5. 缓兼浮

（1）缓兼浮，按之弦细者。缓则为湿，浮脉主表，病是风湿。按之弦细，明显阴伤，当以先治风湿，俟风湿去，再以和阴方法，用药当缓和，防其阴分再伤。

（2）缓兼浮而两关独滑，沉取滑而有力者。浮缓为风湿外束，两关独滑，肝热胃中积滞，沉取滑而有力。此里实之证，当表里兼顾，标本两求。

（3）缓兼浮而按之虚软，沉取弱微无力者。缓浮风湿，虚软乃阳之不足，沉取弱微无力，全是阳虚气弱，可用益气化湿之法。

（4）缓兼浮，按之弱微，沉取若无者。浮缓为风，微乃阳虚，沉取若无是阳虚气弱，当以益阳气为治。

6. 缓兼沉

（1）缓沉而中取濡滑，按之有力者。缓沉是里湿且虚，中取濡滑，湿郁中宫之象，按之有力说明偏于里实。

（2）缓沉而中取滑濡，按之无力者。缓沉乃里湿之象，中取滑濡，湿阻不化；按之无力是阳虚血弱之症，当以益气补中法。

（3）缓沉相兼，中取虚微，按之虚微若无者。缓沉是里湿且虚，虚微是气弱而湿阻，按之虚微若无，全是气虚阳衰，当用益气补中方法。

结 脉

〔定义与形象〕

结脉，是脉象搏动往来比较缓慢，一息只四至，并时或有一次停跳，停跳后又恢复比较缓慢的搏动。结脉是偏于气分微弱，或是由于阴盛而有积滞阻塞脉络的一种表现。

〔近似脉鉴别〕

缓脉：缓脉是去来小驶于迟，缓脉比迟脉要快一些，一呼一吸脉行四至，缓脉一般认为是属于偏不足的脉象。

迟脉：迟脉是一呼一吸脉行三至，每分钟只能跳五十动左右，一般说，不外正虚、湿阻、寒凝、阳衰、气滞、郁结等一类的疾病。

〔文献选录〕

《伤寒论·辨太阳病脉证并治》："脉按之来缓，时一止复来者，名曰结。"

《脉经》："结脉往来缓，时一止复来。"

李时珍说："结主阴盛之病。"

越人曰："结甚则积甚，结微则积微，浮结外有痛积，伏结内有积聚。"

〔结脉主病〕

结脉是属于气阻、痰瘀、湿遏及正气不足、阳气衰微的一类疾病。如果患者在浮部见结脉时，叫作浮结，是表部有寒邪阻滞的现象。若在沉部见结脉时，即属沉结或伏结，是属寒邪阻塞，气机不畅，属于内有寒邪积聚一类的疾病。一般诊脉多以在浮位能见者为病在肺卫，在表分，主表证。在沉位始见者，主肝肾有病，主里证。

〔结脉兼脉〕

1. 结兼浮

（1）结浮而兼弦细滑，按之急躁者。浮部见结说明病在卫分，在外、在表，病邪较浅。兼有弦细滑，细主血少阴伤，弦则主郁主痛，滑为痰、食、积滞，这是阴血不足，郁结挟痰。今按之急躁是说明阴伤肝肾不足，有虚热欲动之象，是偏热的一面。总之，这种脉是属于血虚肝郁，阴伤热动，病在浅层，属气郁挟实的疾病。治之当以疏调气机，开郁升降，少佐化痰，兼以导滞。

（2）结浮而兼濡滑力弱者。浮结属于气道阻滞，濡滑力弱多是正虚气衰，或为湿阻气机，阳气不能宣通，必须参考舌象，以确定正虚与湿阻。若舌以胖、嫩、淡、润、滑为主，则为正气大伤，治当益气。若舌只面滑润，或只苔白滑腻厚，治湿郁即可，不必补正温阳。

（3）结浮而按之弦滑者。浮结表示为气道阻滞，气行不畅。按之弦滑，即九菽始见弦滑，按沉则属里，弦滑为肝郁夹痰，必须观其舌象，如干而质红，势将郁热化火，如属白滑而腻，为湿郁中宫，治之当从湿郁入手。

（4）结浮而沉取微弱无力者。浮结之脉，已见上条，若沉取微弱，微为阳微，弱乃气衰，全是阳气不足，细诊脉来无力，更为气衰阳虚，当以益气补中。

2. 结兼沉

（1）结兼沉，按之弦实有力者。沉结多为病位在里，主寒邪积聚一类的疾病，是寒邪久郁，或是积聚日深，仍需看其色、证，从舌形、苔象入手，以辨认清楚。脉弦实有力，确为寒邪凝聚日深且久，或是积聚不化，正气又衰，胃气不足，治之当从补正，或是化积，仍需辨证施治，酌情处理。

（2）结兼沉，按之弦滑者。沉结之脉，多为寒邪凝结，阻滞络脉，有正虚与邪阻两个方面。今按之弦滑，是正气不衰，因痰湿积滞阻碍气机通行，当疏调气机，以气行则结滞自畅。俟脉形濡弱无力时，再考虑补正。

（3）结兼沉，按之虚濡力弱者。沉结属气分郁滞，病已日久，可以考虑寒邪凝聚；今按之虚濡而力弱，此正气不足，阳气亦衰，治之宜用温阳益气为主。

紧 脉

〔定义与形象〕

紧脉，是脉搏往来有力，像绳索一样搏动弹手；又好像手摸着绷紧的绳子一样，上下左右弹手；又好像用藤条穿箅子眼一样，左右上下弹动。这都是形象地说明它的紧、颤、抖的特点。紧脉与弦脉必须认真鉴别，弦脉是端直以长，平稳而不颤动。紧脉则是颤动而不平稳。

〔近似脉鉴别〕

疾脉：疾脉是搏动往来疾速，一息七八至，这种脉是在细弦的基础上比数脉要快得多，是偏虚的一种脉，它的特点是：力弱，无神，摇晃，不稳。

动脉：动脉是数而兼紧、兼滑、兼短的一种脉。它的特点是：无头无尾，如豆大，转转动摇。

数脉：数脉是一呼一吸，脉行六至，为热迫血液在脉中流动急迫所致。根据数的兼脉及有力无力以辨表热、里热、实热或虚热。

促脉：促脉是脉搏流动较快，有时歇止。李时珍认为是三焦火热，郁积留滞的结果，凡气、血、痰、食、饮等阻碍经络致气血不畅，都能出现促脉。

〔文献选录〕

《伤寒论·辨太阳病脉证并治上》："太阳病或已发热，或未发热，必恶寒体痛呕逆，脉阴阳俱紧者，名曰伤寒。"

《伤寒论·辨阳明病脉证并治》："阳明病，初欲食，小便反不利，大便自调，其人骨节疼，翕翕如有热状，奄然发狂，濈然汗出而解者，此水不胜谷气，与汗共并，脉紧则愈。"

〔紧脉主病〕

紧脉主寒主痛，一般说，风寒外束，多见浮紧，因寒作痛多见沉紧；若在关脉见紧滑而实者，多为宿食；尺部见紧多是寒疝，必见少腹痛等病症。

〔紧脉兼脉〕

1. 紧兼浮

（1）紧兼浮，按之有力者。浮脉主表，紧脉是寒，有力者邪气有余，此属表寒外束，正气甚旺，可用辛温发汗方法，如麻黄汤之类。

（2）紧兼浮，两关滑实有力者。浮紧是风寒束表，太阳病麻黄证。两关滑实有力，是胃热挟食，积滞不化，可在辛温解表之中配合消导之品。

（3）紧兼浮，沉取细弦者。浮紧乃太阳病风寒束表，沉取细弦，知阴液早伤，可在辛温解表的基础上，加用和阴之品。

（4）紧兼浮，沉取虚濡无力者。紧浮同见，是表邪风寒外束；沉取虚濡，确为阳虚气衰，除用辛温发汗之外，还应加以甘温益气之品。

2. 紧兼沉

（1）紧兼沉而弦急且涩者。紧沉为里寒且痛，弦急为阴伤筋脉拘急，涩乃血少精伤，又主气分郁结不畅。治之当以调气机，和阴缓痛，或外用温寒缓急之品，以熨其痛处。

（2）紧兼沉而弦细无力者。紧沉为寒邪在里，主痛，弦细为阴分不足，经络失养；无力为阳虚气弱；当以温养阳气，兼顾其阴，宜温寒拈痛之法。

（3）紧兼沉而按之无力者。沉则主里，紧则主寒邪作痛，脉来按之无力是气虚阳衰，可用温寒益气之法。

（4）紧沉而按之滑实有力者。沉紧为寒邪在里，按之滑实是里实积聚，可用温寒导滞、行气拈痛之法。

3. 紧兼弦

（1）紧弦而细，按之有力者。紧则为寒为痛，细为血少阴伤，按之有力多属有余，参考舌证可用温寒育阴拈痛之法。

（2）紧弦而细，沉取虚弱无力者。紧弦为寒为痛，细为脏阴之亏，虚弱无力是阳虚气弱，必须在益气补中的基础上，佐用温寒拈痛之法。

（3）紧弦而滑，沉取有力者。紧为寒束，弦则主痛，滑脉是痰，沉取有力是邪有余，可用温寒缓痛兼祛痰热之法。

（4）紧弦而沉取濡弱无力者。紧属寒束，弦乃郁象，是寒邪郁久作痛，从沉取濡弱无力来看，中虚气弱，用益气补中之法。

4. 紧兼细

（1）紧兼细而弦滑有力者。紧细相合，为阴伤寒凝，且有宿食，积滞不化，可用温化寒凝兼以导滞之法。

（2）紧兼细而沉取虚弱无力者。紧细相兼，寒凝腹痛，全是阴伤寒凝之象；沉取虚弱则是阳衰气虚，用益气补阳，佐用温寒拈痛之法。

（3）紧兼细而沉取弦而不柔和者。紧乃寒邪外束，又主疼痛，多是寒凝气遏；从沉取弦而不柔和看，确是血少阴伤，下元不足，肝肾早亏，水不涵木，用和阴养血、填补下元之法。

5. 紧兼滑

（1）紧兼滑，按之弦数有力者。紧脉乃热为寒束，滑脉主痰，弦数为热郁之象，有力为邪气有余，此乃蕴热痰积互阻不化，属有余之证，当以清化痰浊兼泄内热。

（2）紧兼滑，沉取数实者。紧是热为寒束，滑脉主痰主食，沉取数实是内热积滞不化，有余之象，宜化痰食、涤积滞兼以泄热。

（3）紧兼滑，按之濡软无力者。紧脉兼滑是热与痰浊和外感风寒相合，然按之濡软则是气虚正不胜邪，当益气助阳兼顾痰浊，并解风寒外束。

（4）紧兼滑，按之虚弱无力者。紧兼滑脉合见，在虚弱无力的基础上，说明正气大伤，元气大亏，而兼有痰浊与外寒，治疗重点为补益中气，否则外寒不解，病永无愈期矣。

6. 紧兼濡

（1）紧濡而按之无力者。紧为寒主痛；濡乃湿邪蕴郁，气分不足；按之无力是正气大伤；此外受寒邪，内郁湿阻，气分又虚，可用辛温解肌方法兼以化湿，少佐益气。

（2）紧濡而按之弦数有力者。紧濡是外寒束表而内蕴有湿，按之弦数有力是热郁于内之象，必须结合舌证分途调理治之。

（3）紧兼濡而沉取滑实者。紧濡相兼见，必是外寒束而内热蕴，沉取滑实，滑则为痰为食，实乃有余之象，此为内有积滞夹痰，外为寒束兼湿，治疗当以先解外寒之束，再以温化其湿，少佐消导其滞。

（4）紧兼濡而沉取涩滞不畅者。紧濡之脉，外寒内湿；沉取涩滞乃血少气衰；或是暴怒之后气机一时闭塞，辨证观舌看色，郁者当疏调气机，虚者可补其气。

7. 紧兼虚

（1）紧兼虚而沉取无力者。紧脉属寒邪外束，虚脉必是正气不足；沉取无力，中阳大虚，细观舌胖苔白滑润，必是阳虚气分不足，用补中方法，少佐温阳解肌之品。

（2）紧兼虚而按之弦细，沉取有力者。紧兼虚为正虚兼有外寒束表，按之弦细是阴分不足，血少脉失于涵养，虚热上亢，故沉取有力，当先和阴。热重舌红时，可先用泄热方法，治其标邪。

（3）紧兼虚且关脉洪滑者。紧虚并见，中虚外寒来束，本当益气温阳或辛温解表，然关脉独滑，非食即痰，有余之邪，在于胃肠，可于前法之中佐用化痰祛滞方法。

四、热脉

热脉，是疾病偏热时所见的脉。一定要详审兼脉、兼症及舌苔、面色各方面，详在各论中。

数 脉

〔定义与形象〕

数脉，是一呼一吸脉行六至，是血液在脉管中流动急迫的现象。根据它的兼脉及有力与无力，可分别确定为表热、里热、实热和虚热。在小儿科把一息六至定为正常的脉象，这是小儿生理的正常状态。

〔近似脉鉴别〕

动脉：动脉是数而兼紧、兼滑、兼短、似洪，并且搏动无头无尾，如豆大，转转动摇。浮取似滑似数，沉取则短暂不稳，似有晃摇的征象。

紧脉：紧脉的形象是脉搏往来有力，像手摸着绷紧的绳子一样，上下左右弹手，有紧象又有颤抖的感觉。

疾脉：疾脉是脉搏往来疾速，一息七八至，这种脉是在细小的基础上，比数脉既快又细小，它是属于偏不足且有热的一种脉象。

促脉：促脉是脉搏流动较快，时常有歇止。

〔文献选录〕

《温病条辨》："太阴之为病，脉不缓不紧而动数，或两寸独大，尺肤热，头痛，微恶风寒，身热，自汗，口渴，或不渴而咳，午后热甚者，名曰温病。"

《金匮要略·疮痈肠痈浸淫病脉症并治》："肠痈者，少腹肿痞，按之即痛如淋，小便自调，时时发热，自汗出，复恶寒，其脉迟紧者，脓未成，可下之，当有血。脉滑数者，脓已成不可下也，大黄牡丹汤主之。"

〔数脉主病〕

数脉，多认为是热，但必须分清实热与虚热，热在某经某脏，是气分还是血分，再根据具体情况看兼脉兼证辨治处方。一般说寸数主膈上热，多发咽喉肿痛等病；关数为中焦脾胃之热；尺部数多为下焦郁热，或属肝肾阴虚，虚阳上亢，或属发痹之先兆。

李时珍认为："数脉主府，有力实火，无力虚火，浮数表热，沉数里热，气口数实为肺痈，数虚为肺萎。"

〔数脉兼脉〕

1. 数而浮

（1）数浮而兼弦紧者。浮则主表，数乃热象，紧则为寒，又主疼痛，弦则属郁。总之，浮数弦紧为风寒外束，内有郁热。症见头痛恶寒，身痛体疼，甚则咽红且痛，便干溲黄，结合舌、症，分析热之多少，表邪情况，决定治疗方案。

（2）数浮而兼滑实者。数浮乃风热之脉，滑实为蕴热之象，若舌红苔黄垢厚，大便秘结者，可用疏风热，化积滞兼以通便之法。

（3）数浮而兼弦细者。数浮是风热在卫分，弦细乃阴分不足，为阴伤于内，风热在表，治当疏解表邪兼顾阴分，切不可用辛甘温之品再劫其阴。

（4）数浮而兼濡滑者。数浮属风热外袭，濡滑是湿阻中焦，风热湿邪互阻，或发热，或体痛，或似暑温，都必须清湿热、疏表邪、畅利三焦。

（5）数浮而兼虚弱者。数浮是风热在表，虚弱乃阳气不足，或为老年阳衰。观其舌象及症情，若以风热为主，可先清化；若以阳虚为主，当用益气，切不可耗气散真。

2. 数而沉

（1）数而沉兼细弦小滑者。数沉乃里热现象，细为血少，弦脉主郁，小为不足，滑脉是痰，综合起来看属于血虚内热，又有郁结，阴分不足，且有痰阻。治疗时必须清里热，养阴分兼化痰浊。

（2）数沉而兼濡滑者。数沉主里热，濡滑乃湿阻气机。根据舌质之红及苔滑润腻程度来确定热多还是湿多，再以清化湿热而利三焦方法治之。

（3）数沉而按之虚弱无根者。脉属里热，而按之虚弱无根，此确属阳虚，根蒂不足。面色㿠白无华，舌多胖滑淡腻，用填补下元，益气固本方法。

（4）数沉细小而按之力弱者。沉数为热在于里，细小多为阴伤化热，力弱为阳气不足，此血虚阴伤，虚热上扰，阳气又衰，用益气折热、少佐补中方法。若舌红心烦，标热偏重，可用甘寒育阴为主，酌情加以益气。

（5）数沉而兼滑动者。数沉主热在于里，滑脉主痰，动乃阴阳相搏。阳盛于阴，若在手少阴见者为妊娠之象。一般见本脉可诊断为痰食蕴热于内，但也要参考舌、色才能确定。

3. 数兼洪

（1）数洪而按之虚濡无力者。数为热象，洪是热郁气分，从洪脉之来盛去衰看出热邪尚盛，初步已有阳气见衰。按之虚濡是阳气不足，或湿邪中阻；无力确是正气大伤。此热郁气分而阳气初衰，也可由湿邪阻于中焦所致。当审舌、色、证。热宜清，湿宜化，气当益，可推敲用药。

（2）数洪而按之弦细小弱者。此乃热郁气分，正气初衰；从按之弦细看为阴伤实质不充，且有郁象；小弱为阳气不足。此热在气分，阳气初虚，阴分也伤。当用清热、育阴、少佐益气之法。

（3）数洪而按之弱微无力者。数洪本属热郁气分，正盛邪实，初有阳不足一面；今诊按之弱微无力，弱乃正气不足，微属阳微，无力为气分大虚。此热在气分，阳气不足而已至虚衰阶段，应考虑益气为主。

（4）数洪而按之滑实者。数洪是阳明气分热炽之脉，内含气分受伤的一面；按之滑实，滑则为痰，又主宿食；实脉为邪气有余，正气未衰，当以攻其有余为主，泄其气分之热为辅。

4. 数兼濡

（1）数濡而按之虚弱无力者。数濡结合，数属热而濡主湿；按之虚弱无力，阳虚气衰可知，当以益气补中入手，俟气复则热自减，正气充则湿邪自化。

（2）数濡而按之弦滑有力者。数濡乃湿阻热郁，弦滑为痰热蕴蓄，是有余之邪，属于实火郁热，治之当从化湿祛痰，开郁泄热入手。

（3）数濡按之弦细而滑者。数濡多为阳虚有热，或是湿热蕴郁；弦细属阴伤血少，滑脉是阴中之阳，是阴类之病而属有余之疾。如痰浊郁热互阻，治疗当用清湿热、化痰浊兼顾其阴等方法。

（4）数濡沉取滑实者。濡数同见，为湿郁有热之症，滑实为痰食积滞不化，若舌黄且厚，胸腹胀满，当以攻坚破积导滞治之。

5. 数兼虚

（1）数虚而按之弱微无力者。数虚是体虚有热，阳气不足；按之弱微无力，是阳虚气弱较重，虽有虚热，治之当从补正入手。

（2）数虚而弦细小滑力弱者。数为热象，虚属气虚，弦细乃阴伤血少，小滑互见为痰湿相结，脉来力弱是正气大虚。这种脉象是血虚阴伤，中阳不足，痰滞不化，虚热上扰之象，治之当泄虚热、化痰滞，少佐扶正。

（3）数虚按之弦细有力者。数虚属阳不足而内有蕴热，按之弦细有力是阴不足阳有余，虚热化火，火热炽盛，阴虚阳亢的表现。先以泄虚热、和阴养血为本。观其脉色徐缓图之。

（4）数虚而沉取弦实有力，舌苔黄厚，舌质红绛，舌形偏瘦，似有舌纹偏老者。此阴虚热盛，食滞化火，体质强实，可能病延略久，气分也虚。此时，必须急下折热，俟通便后，再以益气之品服之，防其脱变。

6. 数兼细

（1）数细而弦滑力弱者。数则主热，细为血虚，弦乃郁象，滑脉主痰，力弱者属气分不足，此为血虚内有痰热，气分不足，或为湿邪留恋不化，再从舌象确定治之。

（2）数细而沉取濡软者。数细为阴伤血少，沉取濡软是气分之虚，理当益气补虚，兼和阴折热。

（3）数细按之虚弱无力者。数细之脉为血少精伤，虚弱无力主阳虚气弱。此阴阳两不足之象，用益气补阳，甘寒育阴。一方两法，合而治之。

（4）数细而按之细弦如丝，沉取力弱者。此阴伤血少，虚热灼阴，久则阳气也亏，先用养血育阴折热之法，俟热减，再酌加益气之品。

7. 数兼弦

（1）数弦而细，按之搏指有力者。数为热象，弦则主郁，细为阴伤血少，此血虚肝郁，郁久化热；沉取按之搏指有力，实为郁热化火，当以泄有余为主。若是阴虚灼热，酌情以滋化入手。切不可用甘温，防其助热。

（2）数弦而滑，沉取滑实者。数弦为郁热，滑脉为痰，沉取滑实，说明有热属实。观其舌证，当以清热化痰为主，宜先祛实邪。

（3）数弦而疾，按之虚濡者。数主热，弦为郁，疾乃热极；今按之虚濡，此为中虚之脉，或虚实殊难一论。虚热正气不支，理当从补正入手；如属实热则酌用清法；如属郁结，气机不调，酌用调之。必须以舌、色、证互参，再辨证治之。

（4）数弦而疾，按之小滑比较有力者。此多为郁热已极，今按之小滑，比较有力，此多实热，为有余之象，治之当以泄虚热为主，不可专以补正。

8. 数兼滑

（1）数滑而浮者。数则为热，滑脉主痰，为正气旺盛，浮主表邪，多为外感。此风热邪气犯卫，病在表分，当疏表清解风热。

（2）数滑而沉弦者。数滑为痰热偏实，沉则主里，数属内热，弦乃郁象。此为内热痰浊互阻，治之当清痰热以泄内火。

（3）数滑而弦且力弱者。数滑而弦，多为痰火郁热，脉来力弱，是正气不足，当考虑化湿或益气，细审舌、色，再作决定。

（4）数滑而弦有力者。弦滑数乃郁、痰、火互阻不化之象，脉来有力多为有余。若舌红、口干、心烦等兼症见时，当以清肝热、化痰浊，先治其标热。

（5）数滑而濡弱者。滑数为痰火之象，濡弱乃正虚或主湿邪阻遏。观其舌象，湿多则舌白，热多则舌质红，气弱则舌胖、腻润、舌体嫩而色淡。用药理当先治标热，缓以化湿，再用益气补正。切不可先补正而后泄热，防其邪热化火而增重病情。

9. 数兼实

（1）数实而滑者。数实是实火热郁，有余之病；滑脉主痰，若舌白苔腻质红垢厚，大便秘结，当以清化痰热兼以导滞通腑。

（2）数实而滑按之有力者。此实热与痰浊互阻；脉来按之有力，更说明是火热蕴郁之象，舌多黄厚质红且干，若便秘溲黄，理当用泄热化痰方法。

（3）数实而弦滑者。数实为实火蕴热，弦滑多为肝热痰浊互阻，此肝胆蕴热夹有痰浊，当用清化痰浊之法。

（4）数实而弦硬者。数实是实火，弦硬为阴伤。此实火灼阴，胃气受损，当以清热泄火，育阴为治。

10. 数兼动

（1）数动而滑者。数脉为热，动则主胎，一般称动为阴阳相搏，多主妊娠，或为痰饮内停。痰饮内停者，按治痰饮法治之。

（2）数动而濡弱，按之无力者。若此脉见于妇人停经之后，多主妊娠气弱，或为心虚阳衰、心慌怔忡，可用益气养心之法。

（3）数动而弦者。弦则为郁，又主水饮，今数动弦结合，若非妊娠，即为水饮上犯、水气凌心之证，可用逐饮方法。

动　脉

〔定义与形象〕

动脉，是数而兼紧、兼滑、兼短的一种脉象。这种脉的搏动，无头无尾，如豆大，转转动摇，浮取似滑似数，沉取则短暂不稳，似有晃摇的征象。这是阴阳相搏的表现，凡是阴盛于阳，阴居阳位，而成阴阳相搏之势者，则寸脉动。若是阳胜于阴，阳居阴位，阴阳相搏，则尺脉动。所以说，阳胜于阴则尺脉动，阴胜于阳则寸脉动。若是中阳不足，痰浊蕴热阻于中焦，故关脉动。

〔近似脉鉴别〕

紧脉：紧脉的形象是脉搏往来如绳索搏动，弹人手。有紧象、颤、抖的感觉。

疾脉：疾脉是脉搏往来疾速，一息七、八至以上，比数脉还快。

数脉：数脉是一呼一吸脉行六至。

促脉：促脉是脉搏流动较快，有歇止，歇止后复来。

〔文献选录〕

《金匮要略·血痹虚劳病脉证并治》："脉得诸芤动微紧，男子失精，女子梦交。"

〔动脉主病〕

李时珍在《濒湖脉学》中说："手少阴脉动甚者妊子也。"又说：动脉主"男子亡精，女子崩"。李时珍认为动脉的形成是："动脉本是阴阳搏，虚者摇兮胜者安。"动脉本身是阴阳相搏的表现，凡阴胜则阳病，寸部动。阳胜于阴则尺脉动。痰浊蕴热互阻中焦则关脉动。若手少阴脉甚，在妇人是妊娠的脉象。当然，还必须根据其他方面的改变，如舌象、症状等再做最后诊断。大抵是：胜者客于病位，邪实克于虚位，才能出现动脉。"女子崩"，也是由于暴怒之后，络脉胞宫受热迫而成之血液忽然大下。

〔动脉兼脉〕

1. 动兼滑

（1）动兼滑，按之细数者。动滑并见，多为痰浊互阻，数脉主热，细为阴伤。总之，此为痰浊蕴热互阻之象，本为血少阴伤，虚热未退，治之当先以清化痰浊方法。

（2）动兼滑而沉取有力者。动滑并见，属于痰浊蕴热，今按之有力为实火痰热互阻之象，用清化痰浊方法。

（3）动兼滑而沉取无力者。动兼滑多为痰浊蕴阻，沉取无力为气分虚弱。如舌淡胖润，心慌气短，当考虑为气分不足，可用益气补心安神方法。

（4）动兼滑而沉濡且缓者。这是属于心阳不足，气分又虚之证，虽有痰浊中阻，也有阳虚气弱的一面；若是妊娠，也属正虚，当以益气养血为法。或用培补之品。

2. 动兼细

（1）动兼细弱无力者。动为阴阳相搏，细为血少阴伤，弱乃阳气不足，结合看来，此动脉的形成是由于气血不足引起，全是正气过衰，治之当从补正入手。

（2）动兼细弦滑数者。动脉所见部位，决定病邪的所在，细弦滑数是阴伤有热，虽然动脉出现，但仍应以治疗阴虚血少、郁热上亢为主。

（3）动兼细滑有力者。动的部位，决定病邪所客；细滑为阴虚有痰，有力乃邪气有余，这说明是阴伤痰热所犯，治之当以祛痰热为主。

（4）动兼细滑无力者。动脉主阴阳相搏，细滑为阴虚有痰，无力乃阳气不足；如舌胖腻滑润，证属阳气不足，可用益气温阳为主；若舌瘦质红，心烦口干，亢热明显时，仍宜和阴折热。

3. 动兼弦

（1）动兼弦滑细数者。动乃阴阳相搏；弦滑细数，确是血虚阴伤，虚热化火。如怀孕可按胎火治疗，一般可用育阴泄热、少佐化痰方法。

（2）动兼弦滑有力者。动兼弦滑为痰浊蕴热互阻之象，应根据动脉部位来确定主客情况。今诊脉来有力，为实火郁热之象，当以泄化痰浊方法。

（3）动兼弦滑，按之濡软力弱者。动而弦滑若非怀孕，多是痰热互阻之征，治之当以祛痰热方法。今诊脉来濡软，按之力弱，此属中阳不足，气分又虚，可用益气方法兼治痰浊。

（4）动兼弦滑且细者。弦滑且细是血虚阴伤为主，今动脉为郁热夹痰所致。若为妊娠胎热，当治胎热；若是痰浊化热，宜先治痰浊；皆当兼以养血育阴方法。

4. 动兼数

（1）动兼数按之弦滑有神者。动兼数似为妊娠胎热，弦滑有神更属怀孕之征。若非女子停经，则当考虑痰浊蕴热，治宜清化痰浊为务。

（2）动数且弦滑有力者。此脉在妇女生育年龄时当考虑妊娠，弦滑有力又似胎热或痰火上扰，治之当以清火泄热为先。

（3）动数虚濡，按之弱而无力者。动数似妊娠，虚濡属气虚，若非妇女孕育，当从痰湿论治。按之弱而无力，确为阳虚气衰，当以补正入手。

（4）动数弦细，沉取无力者。动数不外妊娠或痰阻，弦细实乃肝郁阴伤之象，沉取无力是阳虚气分不足的表现，治之当从补法。

5. 动兼濡

（1）动兼濡而按之弦细者。动濡相合，多为妊娠气分不足，或属气虚湿痰中阻，按之弦细，说明阴伤血少，应结合舌诊再决定治疗方法。

（2）动兼濡而沉取弦滑者。动濡相兼是湿痰中阻，气分又虚，今沉取弦滑是为偏实之象，仍需细致参阅舌证，再行辨证施治。

（3）动兼濡而沉取虚弱无力者。动濡互见，湿阻气衰，若是妊娠，也属正虚。沉取虚弱无力，确是属于阳虚不足，当用益气补血，或养血安胎方法。

（4）动兼濡而沉取滑数者。动濡是妊娠气虚或妊娠湿阻，可用益气补正方法。沉取滑数，热之象也，参考舌证，酌情加用泄热之品。

6. 动兼虚

（1）动兼虚而按之略弦数者。动虚合见，多属虚人妊娠，又可见于中虚停痰或心虚惊悸不安。略有弦数，似当从郁热考虑，可用补正兼以祛热方法。

（2）动兼虚，沉取弱而无力者。动虚相见，确为中虚停痰，或阳虚妊娠，参考舌证，当从补正入手。即为中虚停痰，也须补正之后，再行祛痰。

（3）动兼虚而沉取弦细者。动虚多是虚人怀孕，或是阳气不足，心悸怔忡；弦细确是血少阴伤，当用养血益气方法。

（4）动兼虚而沉取小滑者。动虚与小滑结合，确像妇人中虚妊娠，可用益气补中，养胎之法。

疾　脉

〔定义与形象〕

疾脉，是脉往来疾速，一息七八至。它的特点是细小而快，比一息六至的数脉还快。给人指下的感觉是无神、摇晃、不稳定等。是属于偏正气不足（虚证）的一种脉，但有时是虚中夹热，或虚中夹痰。所以古人说它是"阳极阴竭，元气将脱"。疾脉见于久病气血亏损的人，其脉虚软无力，按之若有若无，这确是元气将脱的危象；但见于新病，或是一般病的患者，按之或沉取比较有力，那就要细审病因，从本治疗，不可以认为是虚证或危象，有可能是郁热或精神一时紧张的结果。

〔近似脉鉴别〕

数脉：数脉是一息脉行六至。

促脉：促脉是脉来急数有歇止。

动脉：动脉是数而兼紧、兼滑、兼短的一种脉。

紧脉：紧脉脉搏往来有力，左右弹人手。

〔文献选录〕

《伤寒论·辨阳明病脉证并治》："阳明病，谵语发潮热，脉滑而疾者，小承气汤主之。"

〔疾脉主病〕

李时珍说："疾脉是阳极阴竭，元气将脱。"这说明疾脉属偏虚的脉象。脉来凡属力弱、无神、摇晃不稳等，多是虚证。若沉取带有弦滑之象，此为热郁内伏，仍应以开郁泄其标热为主，俟热郁解后，再以养血和阴，折其虚热。当然，仍需详诊其他的情况，辨明病机，切不可单纯用补法或泻法。

〔疾脉兼脉〕

1. 疾兼虚

（1）疾兼虚，按之、沉取皆微弱无力者。疾兼虚是因阳虚气弱而脉来七八至以上；按之、沉取脉亦微弱无力，说明正虚气衰无疑，必须用益气补正方法治疗。

（2）疾兼虚，沉取濡软力弱者。疾虚并见，当然属于阳虚气弱，但沉取濡软力弱，说明又有湿郁，治疗当以化湿为法。

（3）疾兼虚，沉取弦细力弱者。疾虚之脉属于阳虚气弱，可是沉取弦细，说明阴伤血少，治疗当从养血育阴入手，不可单用补阳之品。

（4）疾兼虚，沉取弦细小滑者。疾虚之脉，阳气不足，可是沉取弦细小滑，此为血少阴分不足，内含热象，当以养血育阴为主，不可以专用补阳，防其热多而阴更伤也。

2. 疾兼细

（1）疾兼细，按之弦滑略有力者。疾脉乃阳极阴竭之脉；疾脉兼细，说明是以阴不足为主；弦滑有力，是热郁于内，治之当以泄虚热，再和阴分。

（2）疾兼细，按之小弦略滑者。疾细同见，是血虚而阳亢，阴分又衰，沉取小弦略滑，是热郁于内，虽属虚证，仍当考虑郁热。治疗时必须先治标热，缓图补养。

（3）疾兼细，沉取虚微若无者。疾为阳极阴竭，细乃血少阴伤，沉取虚微若无确是阳虚气分不足为主，当用补中气之法。

（4）疾兼细促似滑者。疾细相见，血虚为本，虚热夹痰或有形之邪阻于络脉，故见促象且滑。治疗时，当先清化痰浊，祛其有余之邪，若有不足，再行扶正，缓治其本。

3. 疾兼弦

（1）疾兼弦细而滑，按之略有力者。疾主阳极阴竭，弦主血少阴衰，脏失涵养，血不涵木必见细弦。细为脏阴之亏，滑则主痰又主宿食，有力者非是虚证。此脉是在血少阴伤、阳极阴竭的基础上，蕴有实邪，为有余，故治疗必先去实，俟热解实祛，再行补正。

（2）疾兼弦而沉取濡软者。此脉是肝经郁结，湿阻不化，中阳受伤，先用宣郁化湿，再议补正，分途调理。

（3）疾兼弦而沉取虚弱无力者。疾脉多是不足，弦乃郁象；今沉取虚弱无力，是正虚根蒂不足，用填补下元方法。

（4）疾兼弦而轻取似革者。疾弦同见，说明以阴伤血少为主。当然，血分又虚，正气不足，因为血虚气衰过度，呈现革脉，用益气养血方法。革脉是血虚已极之象，预后多属不良。

4. 疾兼滑

（1）疾兼滑细弦有力者。疾多阳极而阴分不足，滑者为痰，细弦乃血虚肝郁，有力者邪之盛也。总的看来，在阳虚极而阴不足的基础上，肝郁而痰浊化热，必须先解决有余之邪，再议补正。

（2）疾兼滑细小而力弱，移时则迟缓无力，一息三至，快慢不定，心烦急躁者。此脉不能以正虚论，仍当考虑郁热有痰。治之当审舌、色、证，仔细辨认为妥。

（3）疾兼滑两关独旺者。疾滑并见，即虚而有热，关脉独盛，乃肝脾不和。泄肝热、调脾土，必当兼治。俟热泄痰祛，再行补正。

（4）疾兼滑濡弱带弦者。疾滑相合，按之无力，多为阴阳两衰，痰浊中阻。濡弱带弦，此为湿阻热郁，虚热上扰。用化湿郁兼以泄热，补正气少佐养血。

（5）疾兼滑，沉取虚弱无力者。疾为阳极阴竭真寒假热，沉取虚弱无力，确实是虚极。必须急急补正，俟气复则正安。

促　脉

〔定义与形象〕

促脉，是脉搏流动较快，时常有歇止。李时珍认为，这种脉主要是由于三焦火炽，郁积留滞的结果。凡属气、血、痰、饮、食等有形之物，阻碍经络，使气血流通不畅，都可出现促脉。当然也要考虑到心气不足，心阳衰竭等属虚的疾病。

〔近似脉鉴别〕

疾脉：疾脉是脉搏往来疾速，一息超过七、八至。这种脉是在细小的基础上形成的。

紧脉：紧脉脉搏往来有力，左右弹人手，好像绳子颤动（抖）的样子。

动脉：动脉是数脉而兼紧、兼滑、兼短的一种脉象。如豆大，转转动摇。

数脉：数脉是一呼一吸脉行六至。

〔文献选录〕

《伤寒论·辨太阳病脉证并治上》："太阳病，下之后，脉促胸满者，桂枝去芍药汤主之。"

《伤寒论·辨太阳病脉证并治上》："太阳病桂枝证，医反下之，利遂不止，脉促者，表未解也，喘而汗出者，葛根黄芩黄连汤主之。"

〔促脉主病〕

促脉是脉搏流动较快，且有歇止的一种脉象，其形成原因很多。古人认为：凡是气、血、痰、饮、食等阻滞经络、妨碍气血流通都可出现促脉；三焦火热，郁积留滞也能形成促脉；若因表邪不解，而反用下药，影响宣解，中气受戕，也可出现促脉；但心气不足、心阳不振等也会导致出现促脉。应当详审，不可草率诊断。

除正气不足，痰食积滞阻遏气机，阳气不通，表遏不宣，中气受戕等可出现促脉之外，若新感与旧疾结合起来，即本有正气不足，又着新感误下，一时循环受阻，也能发生促脉。见此脉必须参考舌象、色及临床症状细审互参。

〔促脉兼脉〕

1. 促兼滑

（1）促兼滑，按之弦细较有力者。数而时止名为促；滑则主痰及宿食有余之邪；弦细者为血少阴伤，虚热化火；按之较为有力，说明是有余热邪。总之，此为痰热内蕴，血少阴伤，肝阳过亢，治之当以先祛标热，再以养血育阴调之。

（2）促兼滑，沉取虚弱无力者。促滑相见，是痰浊蕴热互阻，今沉取虚弱无力，乃气分不足，中阳又虚，当以先治标热，缓图益气补正。

（3）促兼滑，沉取濡软者。促滑确为痰热郁结，濡软是湿阻中阳，气分不足之象，可先治其湿郁，俟湿去热除再行化痰。

（4）促兼滑，沉取寸脉动短如豆者。促滑本是痰浊郁阻，寸脉动短如豆是少阴动脉之象，乃妊娠之常脉。若非妊娠，必是痰热交阻膈上，当先治上焦之痰热。

2. 促兼弦

（1）促兼弦细小滑者。促为气、血、痰、饮、食等有形之邪阻滞不畅，弦脉多为郁象，细为血少阴伤，小滑多是阴伤停饮，当以疏郁兼化其痰饮。若舌苔垢厚当以导滞，俟邪祛再行补其不足。

（2）促兼弦，沉取滑实有力者。促弦是郁热夹有形之邪，沉取滑实有力确为停痰、停饮、停食之重者，当以清化痰浊兼以导滞。

（3）促兼弦，沉取虚弱无力者。促弦为郁热之象，虚弱为心气不足，中阳又虚，可先治郁热痰食，再在扶正的基础上加化痰导滞之品。

（4）促兼弦，按之濡滑软者。促弦为郁热之象，或表邪未解，误下伤正；濡滑乃湿邪阻遏正气，治疗必当疏其表闭，升其中阳，化其湿阻，少佐扶正。

3. 促兼细

（1）促兼细弦小滑者。此血少阴伤之体，细为血少，弦乃郁象，小滑为有形之邪。促主热郁或为气、血、痰、饮、食之停滞。本为郁热挟有停痰、停饮、停食、积滞等。故先祛其邪，再行养血育阴。

（2）促兼细弦力弱者。细主血少，脏阴不足，弦乃郁象，力弱者中阳不足，促乃热郁积滞阻遏气机。当以养血益气，开郁化痰兼以导滞。

（3）促兼细，按之力弱者。促为痰热有形之邪，细为阴伤，弱乃气衰；按之无力，说明气虚之极。当以养血益气为主，俟气血复，再行调理气机。

（4）促兼细而沉取虚弱若无者。沉取虚弱若无，确是正虚气衰中阳不足，心气又弱。细为阴伤血少，促乃热郁气机不畅。当益气为主，养血为次，俟气血复则病自愈。

4. 促兼虚

（1）促兼虚而沉取弦细者。促为热郁痰食积滞，虚乃中气不足；沉取（实质）弦细，说明阴伤为主。此血虚肝郁为本，中气不足，郁热为标。当从育阴解郁为先，后议补正导滞。

（2）促兼虚而按之弦滑者。促虚并见为气虚痰食郁热互阻，按之弦滑乃郁热有形之邪阻滞气机，当先治其标热与实邪，再议补气助正。

（3）促兼虚，沉取小滑有力者。促虚并见，且小滑有力，说明病邪是以停痰、停饮等为主，郁热气分不足是标。治疗必须先祛其邪，再折其热，后议益气，或同时并行。

（4）促兼虚，按之濡滑者。促虚为热郁气分，中气又虚，濡滑乃湿阻之象。治疗本病，必先治湿，俟湿解，再清热，热祛再扶正。可兼顾，但不可先补，恐将郁热补之于里，病无愈期矣。

五、虚脉

虚脉，是主气虚阳不足一类的疾病。舌、色、证各方面全需密切配合，仍需听其主诉病情，再决定治疗方案。

虚　脉

〔定义与形象〕

虚脉，是指中阳不足，元气大伤。脉形是在大软的基础上，出现脉动似慢似缓之象。若指下稍加重按，即全然无力。所以说，有指下明显豁然空洞的感觉。

虚脉是代表阳虚气弱的一种脉象，如伤元气之后，早期必见洪濡的脉象，后期由于阳气过虚，即见虚脉。《脉经》说：迟大而软，按之无力，隐指豁豁然空。

〔近似脉鉴别〕

弱脉：弱脉比虚脉要沉细一些，而非言其如细线之细，是较之虚脉的大软之形而言。所以说"弱乃软之沉者"。《脉经》记载："极软而沉细，按之乃得，举手无有。"

微脉：微脉脉象极细，并极为软弱，按之细弱欲绝。

散脉：散脉涣散不收，脉来浮大无伦，搏动极不整齐。多在久病危笃时见此脉。

革脉：革脉是在浮部见弦急，状如鼓皮。如加力按之即无。

代脉：代脉是脉搏出现有定数的停跳。一为元气亏损，一为有形之邪阻碍脉络。

短脉：短脉脉形是上不满寸，下不满尺，两头缩缩的一种脉象。

〔文献选录〕

《金匮要略·血痹虚劳病脉证并治》："夫男子平人脉大为劳，极虚亦为劳。"

《金匮要略·痰饮咳嗽病脉证并治》："久咳数岁，其脉弱者可治，实大数者死，其脉虚者必苦冒，其人本有支饮在胸中故也，治属饮家。"

上述两条均说明虚脉是患者体质极虚，中阳不足的表现。

〔虚脉主病〕

虚脉主阳虚气弱，中阳不足，但若虚脉见于两寸，则多为心肺气虚，主怔忡、惊悸之类的疾病。阴虚劳损，脉应细小带弦，由于久病体弱，忽见虚脉，是阴伤已极，阳气将脱，必须急用养营益气方法，以防脱变。

〔虚脉兼脉〕

1. 虚兼芤

（1）虚兼芤，沉取滑实者。虚芤相合，多是大失血后中阳又虚。沉取滑实，说明内郁实邪，当详细参考舌、证，可先祛邪，佐用补正。

（2）虚兼芤，按之弦细略数者。虚芤同见，为失血之后中气大伤；按之弦细略数，为阴伤热郁，虚热上扰。当先滋养阴分，泄其虚热。

（3）虚兼芤，按之滑动有力者。虚芤兼见，为失血后中阳不足；按之滑动无力，知是中虚气弱，心阳不足，证见惊悸怔忡。重在养心安神兼益中气。

（4）虚兼芤，沉取微弱无力者。虚为阳虚气弱，芤主骤然失血；沉取微弱无力，说明正气大衰，阳气又伤。当急用益气补中以回其阳，防其意外，余缓图之。

2. 虚兼缓

（1）虚兼缓，沉取濡滑有神者。虚缓兼见，阳虚气衰可知。沉取濡滑有神，确为湿阻气机所致。若舌腻苔滑质红，必先治其湿热，俟湿热祛，再行益气温阳。

（2）虚兼缓，按之弦滑者。虚兼缓沉取无力，是正虚气衰。今按之弦滑，是热郁于内，或热郁不解而正气大虚，可先治其郁热，再行补正。

（3）虚兼缓，按之细弦滑者。虚缓合见，总有阳虚气衰一面；今按之细弦滑，此为阴伤郁热，当从育阴折热入手，俟阴复再行补阳。但在开始用甘温益气药时，一定观察舌象、脉象，防止再伤阴分。

（4）虚兼缓，沉取弱微无力者。虚脉乃阳虚气弱，缓则主风或湿，或脾阳不足等一类疾病。沉取弱微无力，此确是阳虚气分极弱，必须以补正为主。

3. 虚兼濡

（1）虚兼濡，沉取细弦小急者。虚主阳虚气弱，濡乃湿阻，气分受困。沉取细弦小急，说明本病实质是阴虚且郁，似有化热之机，治疗时当考虑化热之变，不可一味甘温益气。

（2）虚兼濡，沉取细弦者。虚脉与濡脉合见，是气分不足，或因湿阻气机。沉取细弦，又主阴伤血少，用药不能单一看在虚濡部分，要考虑到细弦的脉，否则化热增重。

（3）虚兼濡，按之小滑者。此脉乃有邪未解，内有停痰聚饮，必须先治病邪，后议治虚。

（4）虚兼濡，按之微弱无力者。虚是阳虚，濡乃湿郁，皆碍气机升降，中阳不足。今按之微弱无力，确是阳虚气弱已极，必急用补法以益中气，防其脱变。

4. 虚兼微

（1）虚兼微，按之若无者。虚为阳虚，微为气衰，皆中阳元真不足。按之若无是虚中之虚，急以益气补中，以防因虚致脱。

（2）虚兼微，按之弦细如丝者。虚微之脉，乃阳微气虚较重。按之弦细如丝，说明阴伤已极，阳气将脱。可用益阳气，固本元，兼顾阴之法。

（3）虚兼微，沉取小滑者。虚微乃阳气虚衰，沉取小滑似元真不足，根蒂尚存。当须阴阳两顾。

（4）虚兼微，短缩不足，尺部若无者。虚微乃阳虚而气将脱，两尺短缩若无实属命门根蒂不固。急以温命火、补下元兼益中气。

5. 虚兼代

（1）虚兼代，沉取小滑者。虚主正虚，代脉多是正气不足，也可能有气血痰饮结滞于中。沉取小滑，说明有实与热，必须细参舌证，辨证论治。

（2）虚兼代，按之濡滑者。虚代并见，多是不足，正气不能支持，按之濡滑乃湿郁之象。本病当先治湿，俟湿祛则再行补正。

（3）虚兼代，沉取弦细者。虚代虽是阳虚，但沉取弦细乃血少阴伤之象。必当先治其血虚阴伤，再议补阳。

弱　脉

〔定义与形象〕

弱脉，沉软而又比较沉细。这个细不是像细脉那样细如线，而是说弱脉的脉形不宽，比较细软一些，轻取摸不着，必须重按才能切得。所以说，弱乃软之沉者，弱主筋，沉主骨。《脉经》认为弱脉的形象是"极软而沉细，按之乃得，举手无有"。

〔近似脉鉴别〕

细脉：细脉是指下虽感觉到细小如丝，但始终能明显地摸着。

微脉：微脉是指下按之细弱欲绝，如用力再按，好像要断一样。

散脉：散脉发生于久病危重、虚阳欲脱之时，脉形浮大无伦，搏动极不整齐，似花瓣飘散而无根。

革脉：革脉脉来形如按鼓皮，两边有中间无。

短脉：短脉脉来上不满寸，下不满尺。

〔文献选录〕

《金匮要略·呕吐哕下利病脉证并治》："下利有微热而渴，脉弱者，今自愈。"

《金匮要略·呕吐哕下利病脉证并治》："呕而脉弱，小便复利，身有微热，见厥者难治，四逆汤主之。"

从文献中可以看出，弱脉是在偏于正虚较重的阶段出现，必须正复或寒解始可愈。

〔弱脉主病〕

弱脉主气虚阳衰，寸弱阳（心肺）虚，尺弱阴（肾）虚，关弱脾（胃）虚。

〔弱脉兼脉〕

1. 弱兼微

（1）弱兼微且短，按之无力者。弱为阳虚，微乃阳衰，元气大伤；短为不足，无力者正虚之极。弱微短缩无力，全是阳虚已极，急速补阳为要。

（2）弱兼微，重按已散者。弱微之脉，阳衰气虚，重按已散，说明正气大亏，已近阳脱气散。急用参附汤以抢救残阳，否则生命不保。

（3）弱兼微，沉取细弦若丝者。弱微合见，阳气衰微；沉取细弦若丝，此阴分已伤，不可过用甘温助阳，仍以顾阴复脉为主。

（4）弱兼微，沉取若无者。弱微兼见，沉取又若无，此气阳皆已衰竭，脱厥之变，即在瞬息。急救残阳，以防万一。

2. 弱兼濡

（1）弱兼濡，按之弦细小滑者。弱为阳虚，濡属湿阻，皆是气分受伤。今按之弦细小滑，弦则为郁，细小为阴伤血少，滑脉主有余之阴邪。此阴伤为本，阳虚气分不足。必须根据阴阳重轻，先后顾及，不可偏废。

（2）弱兼濡，沉取虚微若无者。弱濡之脉，阳气不足，沉取虚微若无，纯是阳虚气衰。治疗必当急急固本，可投大剂参附，以防脱变。

（3）弱兼濡，按之数而无神者。弱濡之脉，阳气衰微已极，数而无神，必是虚衰。阳欲亡脱，急急抢救，防其阴尽阳竭，厥脱在即。

（4）弱兼濡而迟缓且短者。弱、濡、迟、缓、短，全是阳气衰竭。若舌胖淡润，面色枯萎，虚脱即在目前，须急急益气补阳。若单用参附，恐难有济。必多施抢救，以挽生命。

3. 弱兼数

（1）弱兼数，沉取细弦且滑者。弱为阳虚气弱，数乃虚热上扰。沉取细弦且滑，此阴分本虚，血少阴分失养，阴虚热自生。可先用甘寒育阴折热之法。

（2）弱兼数，沉取虚数无根者。脉来弱数而沉取无根，是正虚而元气不足，治当先固元气，俟元气复酌情予以甘寒之品。

（3）弱兼数，时有停跳者。此脉也就是促而弱（数）者，若舌胖苔滑润，当以益气补中固本之法。

（4）弱兼数，时有缓迟者。弱为阳衰气损，数是虚热，根蒂不固；有时又发现缓迟，亦是阳虚气分不能固守之象。弱、数、迟、缓并见多是元阳不足，气分又虚，本当益气补阳，填补下元。若沉取仍是弦细且滑者，仍当考虑肝经郁热，以血少肝失涵养而致虚热上亢，不可不知。

4. 弱兼迟

（1）弱兼迟，沉取细弦且滑者。弱为阳虚，迟则主寒，弱迟合见，多是虚寒不足之证。今沉取又见细弦且滑，细为血少；弦则为郁，主痛；滑脉是痰，说明痰郁蕴热阻滞络脉而致气机不畅，故成是脉，治之宜祛其痰热，兼以养血，少佐益气。

（2）弱兼迟，沉取虚散无根者。弱迟为虚寒，沉取虚散无根是阳虚根蒂不固，用补阳益气方法以回阳补中。

（3）弱兼迟，而有时兼数，沉取弦滑者。弱迟者正虚且寒；沉取弦滑数，说明内蕴热、痰、郁、火等。治之不可以简单认虚用补，必须考虑热、痰、郁、火之有余邪气。

（4）弱兼迟，有时兼数，沉取微而若无者。这种脉证多考虑正虚不足，当以补正为主，仍需细察舌、色及其他症状。

微　脉

〔定义与形象〕

微脉，极软弱且极细，指下按之细弱欲绝，再用力按，好似柔软细弱欲断一样。它的脉形虽是细弱无力，可是比正常的细脉稍粗一些，也略薄一些。即指下似有似无，隐隐约约地可以摸到。所以李时珍称它为："轻微瞥瞥乎，如羹上肥。"意思是说微脉轻轻的像汤上的浮油一样。

〔近似脉鉴别〕

弱脉：弱脉是在沉软的基础上，比较沉细，即脉形不宽，比较细软一些。弱脉是软之沉者。

细脉：细脉在指下像一根线一样，尽管脉形细小，却始终能明显地摸着。

散脉：散脉脉形浮大无伦，搏动极不整齐，似花瓣飘散无根之貌。此久病危笃、虚阳欲脱之脉。

革脉：革脉状若鼓皮，浮而弦急，按之则空豁。

〔文献选录〕

《伤寒论·辨少阳病脉证并治》："少阳病，脉微不可发汗，亡阳故也。"

《伤寒论·辨少阳病脉证并治》："少阳病，下利清谷，里寒外热，手足厥逆，脉微欲绝，身反不恶寒者，其人面色赤，或腹痛，或干呕，或咽痛，或利止，脉不出者，通脉四逆汤主之。"

上述文献说明微脉是阳虚气将脱亡的脉象，常在阳气脱亡前的阶段出现，是疾病中预后最不好的一种脉象。

〔微脉主病〕

李时珍说："微主久虚血弱之病，阳微恶寒，阴微发热。"微脉主久病体弱，气血双亏，尤其是阳气虚极，多见于五劳、七伤、六极一类的虚极患者。

微脉形如若有若无，如羹上肥，都是指阳气虚微，即将脱亡。

〔微脉兼脉〕

1. 微兼细

（1）微兼细，按之有弦象者。微为阳微，气分大衰；细为血少，阴分又伤；弦则主郁、主痛，多为阴失涵养，阴损及阳。当用育阴固本方法。

（2）微兼细，按之有停止者。此脉主阳虚气弱，阴血不足，心阳衰微，故脉行时有停止现象。可用益气养心，温阳通脉方法。

（3）微兼细，按之若无者。微为阳微，细乃血少，阴阳两亏之极。按之若无，说明根蒂不固，实质太虚。当以固本填补，养血益气方法。

2. 微兼滑

（1）微兼滑，按之细弦略数者。微为阳微，滑则主痰；按之细弦略数，此阴分又伤，虚热化火，血少阴虚，虚热灼痰；体质阳虚，气分不足。益其气兼以化痰，泄虚热兼顾其阴。

（2）微兼滑，沉取虚弱无力者。微属阳微，滑则主痰，沉取微弱无力。当以益气为本，俟气复则痰化，正气渐足矣。

（3）微兼滑，按之若无者。微兼滑为阳虚而阴邪尚在，按之若无说明正气已伤。理当补正，仍须参考舌、证，斟酌施治。

3. 微兼散

（1）微兼散，沉取细弱若丝，尚有根者。此阳微将绝，虚脱在即，久病至此，难以挽生。然沉取细弱若丝且尚有根，此虽阴虚已极，而幸未离经，留得一分残阴在，保住一分残阳存。急急培本育阴，固脱回阳，冀其阴存则即不脱也。

（2）微兼散，按之全无者。此阴阳离绝，生命难复，虽参附亦难能挽回，必须多方设法抢救为要。

散　脉

〔定义与形象〕

散脉，是涣散不收，脉象浮大无伦，搏动极不整齐，好像是花瓣飘扬散落而无根一样。

〔近似脉鉴别〕

革脉：革脉在浮部弦急，像按着的鼓皮。

微脉：微脉极软弱，按之细弱如欲绝。

弱脉：弱脉沉软，按之细弱。

虚脉：虚脉脉来大软，流动较慢。

短脉：短脉脉来上不满寸，下不满尺，两头缩缩之貌。

〔文献选录〕

《温病条辨》："太阴温病，脉浮大而芤，汗大出，微喘，甚至鼻孔扇者，白虎加人参汤主之；脉若散大者，急用之，倍人参。"

〔散脉主病〕

李时珍说："左寸（散）怔忡右寸（散）汗，溢饮左关应软散，右关软散胕跗肿，散居两尺魂应断。"散脉是一种久病危重的脉象，因久病危重，气血极虚，阴阳欲脱之时，也就是心气衰竭，勉强能鼓动心脏的跳动，大有心跳接近停跳时出现的一种脉象。必须积极抢救，以护残阳，或可挽回生命。

〔散脉兼脉〕

1. 散兼微

（1）散兼微，沉取虚软若无者。散为阳欲脱而阴欲竭，势将阴阳离绝。微属阳微，气分大亏。沉取虚软若无，说明真阳也亏，可用大剂补中益气急救回阳方法治之。

（2）散兼微，按之细弦且滑者。散微同属阴阳将脱，沉取细弦且滑，属阴分尚存，根蒂充足。可从阴引阳，从阳引阴，势虽将脱，尚容一时调治。

2. 散兼革

（1）散兼革，按之滑濡者。散为阳气虚衰，革乃血虚已极（本当沉细小弦，今反呈浮如鼓皮，是阴虚而反伤及阳），这是气虚将脱，血虚已极，当益气补虚。

（2）散兼革，沉取细弦且滑者。散革合见，气血两衰，病势增重；沉取细弦滑，纯属阴伤血少。当养阴益气，阴阳两求。

革　脉

〔定义与形象〕

革脉，是在浮部有弦急的感觉，好像是按着鼓皮似的，沉取若无。

〔近似脉鉴别〕

散脉：散脉涣散不收，浮大无伦，搏动得极不整齐。

微脉：微脉极软极弱，按之微细欲绝。

弱脉：弱脉沉软细弱。

虚脉：虚脉脉来大软，流动较慢。

短脉：短脉脉形上不满寸，下不满尺。

〔革脉主病〕

革脉是一种精血大伤之脉，多见于久病正气大伤，或产后失血过多，或崩漏日久之人。一般重病或重度虚弱之患者，以血虚为主时，常出现革脉。

〔革脉兼脉〕

1. 革兼弦

（1）革兼弦，按之细数者。革为精血大伤，弦乃血虚肝郁，均为阴伤血少已极，气分又属不足。按之细数，可断为阴伤血少，虚热内灼。宜用和阴折热为治，不可以单用甘温辛热之品。

（2）革兼弦，沉取濡弱者。革属精伤血少，弦则血虚阴伤。沉取濡弱，病似湿邪中阻，正气受伤。当以先治其湿郁，俟湿化郁解，再以益气养血，从本治疗。

（3）革兼弦，沉取若无者。革弦之脉，阴精大伤；沉取若无，元阳不足。益阴为本，补阳是标；急则当先补阳，缓则养血育阴。有此脉病势甚重，切勿轻视。

2. 革兼细

（1）革兼细，按之弦滑数者。革脉如鼓皮，此血虚之极；细为阴伤；按之弦滑略数，是郁热与痰浊互阻于内。治疗时先祛痰浊郁热，再以养血益气。

（2）革兼细，沉取濡软兼弱者。革细相兼，血少气衰已极；沉取濡软虚弱，乃阳虚气衰，必须积极补阳，益气固本。

（3）革兼细，按之微弱若无者。革脉兼细，说明血虚气衰；按之微弱，乃阳虚无根。若见本脉，势将虚脱而亡。治之必须积极抢救，以防不测。

3. 革兼滑

（1）革兼滑，按之细弦略数者。革为血虚已极，滑脉是痰，濡软者非湿即为气分不足，力弱说明阳虚中气不足。治之宜以先补中阳兼以养血，防其病情增重。

（2）革兼滑，按之细弦略数者。革滑相见，是血虚较重，然属胃气尚存；按之细弦略数，是血少阴伤，虚热化火之象。用一般养血助气即可，少佐育阴泄热之法。

（3）革兼滑，沉取虚弱若无者。革滑相见，是血虚，胃气尚存；沉取虚弱若无，此实质中阳大虚，根蒂不固。当益气补虚，养血育阴。

代　脉

〔定义与形象〕

代脉，是脉搏有定数的缺跳一次。一般认为是气血不足的表现，也可由元阳亏损导致。临证还需多方考虑，也可能有其他原因，不可不知。

〔近似脉鉴别〕

促脉：促脉是数而时一止。

结脉：结脉是缓而时一止。

散脉：散脉是涣散不收，脉象浮大无伦，搏动极不整齐。

〔文献选录〕

《伤寒论·辨太阳病脉证并治》："伤寒脉结代，心动悸，炙甘草汤主之。"

〔代脉主病〕

代脉主病可分为两部分。一为偏虚：多为气血不足，元阳亏损；心肾阳虚，心气不足，或血少心阴失养。二为偏于结滞：如气、血、痰、饮、食的阻滞，妨碍血液循环。当然，新病多考虑实，久病多考虑虚，还应以舌苔、症状、面色等作为辨证的重要依据。

〔代脉兼脉〕

1. 代兼细

（1）代兼细，按之微弱无力者。代主心阳不足，细为血少阴伤，全属虚弱不足之象。微弱乃阳虚气弱，无力为虚弱之极。必须从补阳益气入手，俟气复阳充，代象即减。

（2）代兼细，按之弦急而劲者。代脉为心阳不足，细乃血少阴伤。弦急而劲，血少失于涵养之象；血少阴虚，虚热化火，故脉细弦而较有力。治疗必当先以养阴折热，缓图益气补中。

（3）代兼细，沉取弦滑而实者。此脉为痰、食、积滞等有形之邪阻于络脉，脉道受阻所致，必须用化痰导滞方法。俟痰祛积化，络脉通调，即恢复正常。

（4）代兼细，沉取涩滞者。这种代细结合，是由于气分滞涩，或气分郁结而成。因为脉象沉取滞涩，说明实质是气分郁滞，所以这种代细脉象根在气郁。治疗仍当先调气分郁滞，俟郁结解则从本治之。

2. 代兼弦

（1）代兼弦滑，沉取较实者。代脉兼见弦滑是为痰热、食滞、热郁于内，多为偏实之征。今沉取较实，说明属于积滞停留之象，当从痰食积滞入手治疗。

（2）代兼弦细，沉取小滑，急躁不宁者。代兼弦细为肝郁阴伤，小滑急躁不安是郁热阻滞络脉。治疗必须以清肝热、开郁结为主。

（3）代兼弦而沉取濡软，弱且短缩者。代脉多为脏器之亏，弦脉主郁主痛；沉取濡软短缩，全是真阳不足，根蒂不固。治疗当以填补下元，益气助阳为主。

（4）代兼弦细，按之如丝者。弦细结合，是阴伤血少，心阴不足；脉成代象，按之如丝，是形容弦细无胃气之弦硬（坏）脉。治之仍需养血育阴，从本治疗。

3. 代兼濡

（1）代兼濡软，按之虚弱，沉取若无者。代为脏气不足，濡软说明阳气又衰；按之虚弱，沉取若无，说明元气不足，中阳虚弱，根蒂不固，势将虚脱。临床遇此脉时，特当慎之，防其暴脱而亡。

（2）代兼濡弱，沉取弦滑且似有力者。代濡弱结合，是阳虚气衰，脏气不足；而沉取弦滑似有力，说明是内有痰食积滞阻于络脉。可用益气兼化痰导滞之法。

（3）代兼濡虚，沉取弦急而躁动不安者。代兼濡虚确是阳衰，沉取弦急而躁动不安是阴伤血少。可养阴补血而兼泄虚热。

（4）代兼濡而沉取弦细如丝者。代濡结合，必是阳虚气衰；弦细如丝，必是血少阴伤已极。先以养血育阴，再行益气，否则虚热化火，更属不易治疗。

4. 代兼滑

代滑且虚，沉取似微若无者。代滑虚结合，是痰湿气虚混合，当以先治痰湿。沉取似微若无，说明本质阳虚，气衰较重，仍需益气补中。

5. 代兼弱

（1）代兼弱，按之虚濡沉取无力者。代脉为脏气之衰，弱乃阳气又虚，按之虚濡为中气不足，沉取无力说明本质又亏。用益气补中，填其下元之法。

（2）代兼弱，按之小滑，沉取力弱者。代弱相合，中阳既虚，脏器亦属亏损；按之小滑属胃气尚有余；而沉取无力则是本质虚衰。当从补正入手。

（3）代兼弱，按之弦细，沉取略有力者。代弱相兼属阳虚而气不足，按之弦细乃血虚之象，沉取略有力说明根蒂尚固，目前仍属平稳。可随证治之。

（4）代兼弱，沉取弦细如丝且无力者。代弱结合，确是虚损；沉取弦细如丝，是本质血少阴伤。当从补血养阴治疗。

6. 代兼迟

（1）代兼迟缓，虚濡无力者。代为脏器不足，迟司脏病或为痼疾；缓为阳衰气弱，虚濡无力确为阳气不足。当补当温，以缓治为务。

（2）代兼迟，按之濡滑者。代迟多属虚寒不足；按之濡滑本为痰湿阻于气机。当以化湿通阳益气。

（3）代兼迟，沉取细弦而滑者。代迟多是虚证，细弦滑又似痰浊湿热互阻。当先以祛邪为主，用化痰浊之法，俟好转再议补正。

（4）代兼迟，沉取弦实者。代迟是阳气不得通畅，弦实属痰浊郁热偏实之象。当先治实，以祛其邪为主，后再议补。

7. 代兼数

（1）代兼数而弦滑有力者。代脉又主有形之邪阻遏络脉，数为热象，弦滑有力是有形之痰滞互阻不化。用消痰化滞，祛其有形之邪。

（2）代兼数且弦滑者。代数并见，多是痰食积滞阻碍络脉，蕴郁化热。当清化痰浊兼以泄热。

（3）代兼数，按之小滑不稳者。代数之脉属于脏气不足，虚热上扰。小滑不稳为正气不足。本不固则邪热不去，此时当从补正入手。

（4）代兼数，沉取虚弱若无者。代为脏气不足，数属虚热上扰。沉取虚弱若无，此实质阳虚为主。气衰阳虚，正气大亏，势将虚脱。急用益气填补方法，以固本为先。

短　脉

〔定义与形象〕

短脉，是脉来上不满寸，下不满尺，两头缩缩的一种脉象。又一方面是指脉来搏指但非常短暂。所以说，这种脉是应指而回。

〔近似脉鉴别〕

微脉：微脉极软弱，按之细弱如欲绝，但两头不短缩。

弱脉：弱脉是沉软，按之只是细弱无力，无两头短缩之貌。

虚脉：虚脉，是脉来在大、软的基础上按之无力，并没有两头短缩之感。

〔短脉主病〕

短脉，常见于气血不足的疾病，因为气血不足，所以脉不能满部。李时珍认为：浮短多为血涩，沉短多是胸中痞满。寸短多是阳虚，尺短多是阴虚。

短脉也有实证。短而滑数较有力者即是实证，属有余的脉象。一般主伤酒、伤食、湿热内盛的疾病。

〔短脉兼脉〕

1. 短兼弦

（1）短兼弦，按之滑而有力者。短为气血之虚，弦是内郁之象，滑则主痰，略有力属于偏实。此为血虚木郁，内有痰实之证。治之宜以开其郁兼以化痰，缓再补正。

（2）短兼弦而沉取滑数者。短弦合见，气血不足，肝木之郁；滑数者痰热之象。治之当先清化痰热，再议养血缓肝。

（3）短兼弦，按之虚弱无力者。短弦相兼，血气不足而肝经且郁；按之虚弱，说明实质是阴虚气分不足。治之宜用养血益气，从本治疗。

（4）短兼弦，沉取细弱若丝者。短弦相见，为血虚气衰木郁之象。沉取细弱如丝，为血虚已极。当以养血为主。若阳虚气衰较甚，可用益气养血之法。

2. 短兼滑

（1）短兼滑动，按之如豆状者。短滑动结合，近似妊娠之象。又有痰火郁热内阻，可用清化痰浊火郁且佐泄热之法。

（2）短兼滑，按之濡弱无力者。短为气血不足，滑脉是痰，濡弱为阳气又虚，此中虚之象也。当用补法。

（3）短兼滑，按之弦数者。短滑弦数同见，确是痰浊郁热互阻，当以清化痰浊。

（4）短兼滑，沉取虚弱无力者。短滑无力，中气大虚，是阳虚气衰之象，当以益气补中。

3. 短兼数

（1）短兼数，沉取滑实者。短为气血不足，数乃热象，食与积滞中阻，当先以祛邪为主。

（2）短兼数，按之濡滑者。短数乃虚而兼热之脉；按之濡滑，似内有湿邪痰滞阻碍。当以治湿化痰通络为主。

（3）短兼数，沉取虚弱无力者。短数相兼是虚中夹热；沉取虚而无力，确是阳虚气分不足。治虚兼顾其热，泄热照顾不足。

（4）短兼数，沉取若无者。短数乃虚热之象；沉取若无，是本质太虚，根蒂不固。当从补肺、益中、填下着手，仍需参合舌、色进行辨证论治，比较万全。

4. 短兼实

（1）短、实相兼而沉取弦滑者。短、实、弦、滑同见，为食、痰、蕴热互阻，理当先治其实。根据舌、色，随证调理。

（2）短兼实而按之濡滑者。短实而按之濡滑，全是湿郁痰浊蕴热互阻不化。当以化湿为主，祛痰泄热，佐使之。

（3）短、实而沉取弦细者。短、实、弦、细共见，乃本虚而肝经郁热。短、实说明内有实热，沉取弦细示阴血不足且有肝郁。当和血育阴兼以泄热。

5. 短兼虚

（1）短兼虚，按之弦滑略数者。短、虚乃气血不足之脉，弦、滑略数多是痰热肝郁互阻之症。治之当以泄化痰浊蕴热为主。

（2）短虚而沉取细弦小数者。短为不足，虚为气弱；而沉取细弦小数，说明以阴虚热灼为本。此时不可单纯补阳益气，一定要考虑到阴虚热灼。

（3）短兼虚，按之濡软力弱者。虚短皆为不足，按之濡软力弱，本质上也是阳虚气衰。当予温阳益气补中之法。

（4）短兼虚而沉取虚弱若无者。短虚与虚弱若合见，此浮、中、按、沉四部全是若无，是阳虚气衰。必以益气补虚，温养命火。

6. 短兼细

（1）短兼细弦而滑，按之躁动不安者。短属不足之象，细为血虚，弦脉主郁，滑则为痰，按之躁动不安是说明本质为虚热内蕴，不可单纯考虑阳衰一个方面。

（2）短兼细，按之带弦沉取力弱者。短细并见，阴分不足；按之带弦，属实质血少阴伤，沉取力弱，阳也不足。用药时当从两个方面考虑。

（3）短兼细而按之濡弱者。短细阴分不足，按之濡弱说明实质是阳虚气衰。当以益气为主，兼顾阴分。

（4）短兼细而沉取若无者。短细为阴阳两衰，沉取若无说明阳虚已极。用益气补阳之法。

六、实脉

实脉，是偏于有余的脉象，在浮、中、按、沉四部切之，均为既大而长，且带有弦象。临证要注意兼脉及舌、证等再行辨治。

实　脉

〔定义与形象〕

实脉，不论是浮取、中取、按取与沉取，脉象都是既大而长，带有些弦象，感觉到坚实、强而有力。《脉经》记载："实脉浮沉皆得，脉大而长，微弦，应指愊愊然。"给人以指下坚实有力的感觉。

〔近似脉鉴别〕

牢脉：牢脉似沉似伏，实大弦长。牢脉是在极沉的部位出现。它主沉寒里实的疾病。

长脉：长脉是上过寸脉，下过尺脉的一种不大不小、柔和均匀条达的脉象。

滑脉：滑脉似一颗一颗滚圆的珠子，在指下转动前滚，所以称它为"替替然如珠之应指"，"漉漉如欲脱"。

〔文献选录〕

《伤寒论·辨阴阳易瘥后劳复病脉证并治》："伤寒瘥以后，更发热者，小柴胡汤主之。脉浮者，以汗解之；脉沉实者，以下解之。"

《金匮要略·妇人产后病脉证并治》："产后七八日，无太阳证，少腹坚痛，此恶露不尽，不大便，烦躁发热，切脉微实，再倍发热，日晡时烦躁者，不食，食则谵语，至夜即愈，宜大承气汤主之。"

〔实脉主病〕

凡痰火蕴结而成的发狂，或阳毒、伤食等，均属实火，都需要用攻腑涤痰方法。总的说来，属郁当发之，在里当攻之。凡是实火郁热，有余之疾，都能出现实脉，必须用泻法来治疗。但需注意，老年人之脉，脉形是弦直且劲，属无胃气之象，不能以实脉论处。

〔实脉兼脉〕

1. 实兼数

（1）实兼数而按之弦细者。实为邪实，数乃热象，按之弦细是本质血虚肝郁。脉象数实，为邪气有余，当以清肝热，泄邪实为先，后议补其血虚。

（2）实兼数而按之濡滑者。实数并见是热邪实火，按之濡滑则为湿邪有痰。不可只顾数实而纯用寒凉，必以先治湿痰为主。

（3）实兼数而沉取虚弱者。实数相兼，多为实火有余之邪。今沉取虚弱，乃本质不足，不可单从实火考虑，当以固虚为本。仍需参考舌、色、证，随证治之。

（4）实兼数，两关尤盛者。实数而两关独盛，是肝脾中焦之疾。一般以泻其有余，调和木土，从肝胃着手。若见舌苔垢厚，更应泻其有余。

2. 实兼弦

（1）实兼弦，中取似滑，按之弦细明显者。实弦而中取似滑是热郁夹痰，按之弦细为明显之阴虚血少，非属实邪有余。此时，一定要先养血柔肝，不可见实弦而即攻邪。

（2）弦实数，按之弦滑有力者。此脉说明浮、中、按、沉四部全是有余之病，可用攻泄方法，但也要参考舌、色、证等其他情况细推辨之。

（3）实兼弦而沉取濡软者。实弦并见，肝郁且热；沉濡且软，正气不足；可能由湿郁而导致肝热加重。当化湿益气，兼泄实热。

（4）实兼弦，中取略滑，沉则虚弱无力者。实弦并见，是热邪有余之象。沉取虚弱无力，是本质阳虚气弱。当予温阳益气补中之法。看其舌、色，如有出入，再详细审定。

3. 实兼滑

（1）实兼滑，按之弦实有力者。实为邪气实，滑则主痰食，是有形之邪。今按之弦实有力，弦乃木郁，实为邪实，有力者邪气有余，正气亦足。当从痰邪实，正气旺盛考虑。若老年久病，或脉道坚脆，应当注意防止厥变。

（2）实兼滑，按之弦细力弱者。实、滑都是邪气实的脉象，按之弦细力弱是阴分不足之象。应当考虑阴分不足，阳气有余。凡阴不足、阳有余者，当用泻南补北之法。

（3）实兼滑，沉取虚濡者。实、滑相兼，多是邪气有余，邪实之证。沉取虚弱无力，说明本质仍是气虚，不可专事攻泻，当考虑正气不足。阳气又虚，虚热上灼，可用补正祛邪，甘温除热益气等方法，以观其后。

4. 实兼细

（1）实兼细弦，按之略数者。实为邪气盛实，细为阴虚血少，弦则主郁，数乃热象。此为标实而本质阴虚血少、虚热上灼之象。用滋阴折热之法。

（2）实兼细弦，按之滑数者。实细弦按之滑数，说明阴虚血少，肝郁有热，虚热邪实。理当滋水制火，养血柔筋，以补阴为治。

（3）实细而弦，沉取牢而有力者。实细而弦，血少肝郁且热，邪气有余之象。沉取牢而有力，或为邪实，或为脉道坚脆。久病见此则属于胃气不足或无胃气，不可轻视。

（4）实细相兼，沉取虚弱若无者。实细乃阴不足，阴虚而阳亢。沉取虚弱若无，是血少气分又虚之象。当以养血益气为主。

5. 实兼迟

（1）实兼迟，按之弦滑而细者。迟司脏病或多痰，实为邪气实，滑而细是阴不足而痰浊郁热阻于络脉。可用化痰浊，泄郁热之法。

（2）实兼迟，按之弦滑有力者。实迟弦滑有力，为痰热积滞阻于胃肠，确属实邪。当以攻伐消导，俟滞热祛，则络脉自通也。

（3）实兼迟，沉取濡软者。实迟多是积滞阻于络脉，而沉取濡软，说明实质是中阳不足，或湿邪阻于气分，切不可攻克破气。

（4）实兼迟，沉取虚弱者。实迟并见而沉取虚弱，此为不足之证。因本质中阳不足，气分又虚，可用益气方法，虚人脉实多是假象，以沉取虚弱，必是气虚，当考虑补正。

长　脉

〔定义与形象〕

长脉，是上搏过寸，下搏过尺的一种不大不小、柔和均匀条达的脉象。一定要将它与弦脉鉴别清楚。弦脉是端直以长，有力而拉紧，如张弓弦状，似有长意。长脉是在迢迢自若，大小均匀，柔和滑濡的基础上，脉形上至鱼际，下过尺部。

〔近似脉鉴别〕

弦脉：弦脉是弦而端直，如张弓弦，似拉紧之绳索。

牢脉：牢脉似沉似伏，实大弦长。

实脉：实脉是浮、中、按、沉四部取脉均为坚实有力。

〔文献选录〕

《濒湖脉学》："长脉，不小不大，迢迢自若（朱氏）。如循长竿末稍，为平。如引绳，如循长竿，为病（《素问》）。"

〔长脉主病〕

长脉，是反映阳热炽盛，属于有余的疾病。具体主病多与兼脉结合，根据兼脉来诊断为何种病。

〔长脉兼脉〕

1. 长兼弦

（1）长兼弦，按之细滑略数者。长为阳热炽盛，弦乃郁象；按之细滑略数，此为血虚肝郁、痰浊郁火互阻不化。治之当以泄其肝热，化其痰浊，缓以养血。

（2）长兼弦，沉取细数有力者。长弦相兼，郁热炽盛。细乃血虚，数主热象，有力者偏于实证。当考虑育阴兼泄其热。

（3）长兼弦，按之虚濡，沉取无力者。长脉兼弦，多为有余之邪。今按之虚濡是为湿郁，气分不足，沉取无力乃气虚之象。当以化湿兼以调郁。缓则少佐益气。

（4）长兼弦，沉取虚弱若无者。长弦一般属郁热有余之疾，而沉取虚弱若无是正气不足之象。当从补正入手。

2. 长兼细

（1）长兼细，按之带弦，沉取虚濡无力者。长兼细为阴血虚，邪气有余之疾；按之带弦，有郁结之象；沉取虚濡，为气分受伤；无力乃正气不足。总之，是血虚有郁，正气不足或挟湿邪。治宜先用养血之法，余缓图之。

（2）长兼细，按之弦滑，沉取略有力者。长细为血少郁热，按之弦滑属肝热夹痰，沉取有力实质是有余之疾。治先泄其肝热，消其痰浊，次以养血扶正。

（3）长细相兼，沉取滑实有力。细为血少，长是有余之象。沉取滑实，本质是痰实有余之疾，有力为邪气仍盛。当以祛实邪为主。

（4）长细带弦，按之虚数无力者。长细带弦，为血少阴分不足，且有郁热。按之虚数无力，是正气不足，虚热上扰之象。可用滋养法以清之，禁用苦泄之品。

3. 长兼滑

（1）长兼滑，按之濡软沉取似有力者。长脉多属有余，滑乃痰浊阴盛之象，按之濡软为湿阻气机，似有力乃非正虚也。不可用补法。

（2）长兼滑，按之弦细略数者。长滑相兼为有余之疾，弦为郁象，细为血虚，数者是热。此乃阴分不足，阴虚有热之象。当从清痰热，和阴分入手治之。

（3）长兼滑，沉取弦实有力者。长脉兼滑是有余之疾，弦实有力是实热有余之象。当从有余治之。

（4）长兼滑，沉取虚弱无力者。长滑并见为有余之疾，沉取虚弱无力是本质不足。当从气虚图治。

4. 长兼弱

（1）长兼弱，按之虚弱无力者。长脉为有余之形，弱乃正气不足。今按之虚弱无力，其实质为正气不足。当从补正入手。

（2）长兼弱，按之弦细，沉取细小如丝者。长兼弱似正虚而邪有余。按之弦细，沉取细小如丝，是阴伤已极，阳气渐衰。当从补养入手治之。

（3）长兼弱，按之弦滑，沉取搏指有力者。长脉兼弱，正虚邪尚有余。按之弦滑是肝经郁热，沉取搏指有力是阴不足阳有余。当以泄热调和木郁为治。

（4）长兼弱，沉取弦细而滑者。长弱是卫虚邪有余，沉取弦细而滑是阴伤郁热之象。当以养血育阴治之。

5.长兼实

（1）长兼实，按之弦细者。长实相兼，为有余之象，按之弦细，为阴伤木郁。当以养血育阴，兼以泄热。

（2）长兼实，沉取弦细有力者。长实为有余之脉，沉取弦细有力是实质阴伤、肝郁化热。当以养阴泄热方法。

（3）长兼实，按之濡滑者。长实是有余之邪，按之濡滑乃湿阻气机。当以调气化湿之法。

（4）长兼实，沉取虚弱无力者。虽脉来长实，貌似有余之疾，但沉取虚弱无力，实则正虚气弱之象。当从补正入手治之。

滑　脉

〔定义与形象〕

滑脉的形象，好像是一颗一颗滚动的圆珠在指下转动前进，所以说它"替替然如珠之应指""漉漉如欲脱"。

滑脉，是一种有余的脉象，凡属痰、食、有形之邪郁于体内都能出现滑脉。滑脉又为妇女妊娠之脉，也称之为"胎脉"。

李时珍说："女脉调时定有胎。"在生育年龄的妇女，没有疾病，闭经而出现滑脉为怀胎。一般说，滑脉主痰饮。浮滑为风痰。滑数为痰火。滑短主宿食之疾。

〔近似脉鉴别〕

长脉：长脉是上过寸脉，下过尺脉，柔和均匀而条达的一种脉象。

牢脉：牢脉似沉似伏，实大弦长，在极沉的部位出现。

〔文献选录〕

《伤寒论·辨厥阴病脉证并治》："伤寒脉滑而厥者，里有热也，白虎汤主之。"

《金匮要略·呕吐哕下利病脉证并治》："下利脉反滑者，当有所去，下乃愈，宜大承气汤。"

这是讲滑脉属于里有热，或内有积滞，当有所去，宜用下法。

〔滑脉主病〕

滑脉为阴中之阳，主痰、积滞等有形之邪侵犯人体，理当下之则去。滑脉又主妇女妊娠之疾，或为怀孕之胎脉。

〔滑脉兼脉〕

1. 滑兼浮

（1）滑兼浮，按之弦而有力，两关独盛者。浮则主风，滑脉是痰，弦乃郁象，两关独盛为肝胃有热。整体看来是外有风热，内有痰浊，肝胃两伤。治疗当以祛风痰，兼泄肝胃之热。

（2）滑兼浮，按之弦细略数者。浮滑主风痰，按之弦细数是属阴伤内热。从整体看来，阴虚郁热于内，外有风痰。参考具体情况，祛风痰时也要注意勿使阴伤。

（3）滑兼浮，按之濡软力弱者。浮滑多主风痰蕴热。按之濡软力弱，可因湿阻，或为气虚。当看舌、色，决定治疗大法。

（4）滑兼浮，沉取虚弱无力，两尺无根者。浮滑似属风痰，然沉取虚弱无力，两尺无根是根蒂不足，气分又虚。当从补正考虑。

2. 滑兼沉

（1）滑兼沉细弦小弱者。滑脉为痰，沉则主里，细弦者阴分受伤，小弱乃阳气不足。当以和阴泄热，少佐益气之法。

（2）滑兼沉，中取濡弱无力者。滑而沉属里有痰，中取濡弱无力是中阳不足、气分又虚。当从益中气、祛痰实治之。

（3）滑兼沉弦细且实者。沉滑乃里有痰食，弦细是血少阴伤，实则偏于有余。当以祛实治之。

（4）滑兼沉，浮取弦紧者。沉滑者内有痰浊，浮弦紧乃表有寒邪。当用辛温解表方法，参以化痰浊之品。

3. 滑兼迟

（1）滑兼迟，按之弦细，沉取滑实有力者。滑脉主痰，迟乃主气血郁滞，弦细为阴不足，滑实有力是痰食积滞停留而阻遏络脉。当先通腑，以畅络脉，余缓图之。

（2）滑兼迟，按之弦滑有力者。此脉为痰食积滞互阻之象，当从清化痰食入手治之。

（3）滑兼迟，按之虚濡沉取无力者。此脉是阳衰中气又虚，当用补法。

（4）滑兼迟，按之虚弱，沉取无力，尺部若无者。滑迟并见，是不足之象；沉取无力为中阳虚，气分不足；尺部若无是根蒂早衰。当用温中补益之法。

4. 滑兼数

（1）滑兼数，按之弦急而沉取有力者。滑则为痰，数主内热，按之弦急为肝郁之象，沉取有力多是实热。当用泻法，但仍需参考舌证，再推敲用药。

（2）滑兼数，按之虚濡，沉取无力者。滑数是痰火之象，按之虚濡乃本质气虚湿阻。当用益气化湿之法。

（3）滑兼数，按之无力，沉取若无者。滑数并见，理当是痰火之证。今按之无力，沉取若无，为正气虚衰，虚热上扰。当以益其气，兼以育阴，补正气而从本治疗。

（4）滑兼数，按之细弦，沉取力弱者。滑数似属虚热；按之细弦，知为阴分不足；沉取力弱，体会气分又虚。当从整体考虑，参考舌、色、证进行辨证为准。

（5）滑兼数，有时停跳，沉取无力者。滑数而有停跳，似属促脉；又沉取无力，乃中阳不足，心阳也衰。当从补阳入手治之。

5. 滑兼弦

（1）滑兼弦，按之细数有力者。滑弦乃肝郁痰湿之象，有力为实邪。当以清化痰浊郁热为治。

（2）滑兼弦，中取略洪，沉取急数者。弦滑洪似属暑热痰滞之象。沉取急数，确为热郁痰火互阻。当从清化痰火入手治之。

（3）滑兼弦，按之细小，沉取急数者。弦滑而按之细小，全是血虚阴伤，痰热互阻。沉取急数确为内热。当清其痰浊，和其阴分，兼泄虚热。

（4）滑兼弦，按之虚软沉取若无者。弦滑而按之虚软，是痰热互阻，中气不足。沉取若无，是根蒂不固之象。当用填补方法。

（5）滑兼弦，有停跳，时快时慢者。弦滑有停跳是肝热痰浊互阻之象。时快时慢是心悸怔忡，或心阳不足、或水饮内停。当以调理木土，兼清痰浊，不可以专事温补。

6. 滑兼细

（1）滑兼细而按之弦急略数者。滑则为痰，细为血少，弦急略数乃阴虚肝热之象。当以泄肝热，和阴分，调理阴阳。

（2）滑兼细弦，沉取急数有力者。滑细相见为血少痰湿，弦急数乃肝经之热，有力者是邪气之实。故当以先泄肝热为主。

（3）滑兼细，按之虚濡，沉取无力者。细滑主血少阴分不足。按之虚濡，为气不足或湿邪阻滞。沉取无力，当属正虚。应考虑补正之法。

（4）滑兼细，按之虚弱，沉取若无者。细滑为血不足，按之虚濡考虑湿阻，沉取无力是阳虚正气大伤。当用补正方法。

7. 滑兼虚

（1）滑兼虚，按之缓迟无力者。滑脉主痰，虚为阳虚，缓迟无力亦属阳虚气弱。当以益气补中之法。

（2）滑兼虚，按之弱而无力，沉取若无者。滑虚乃气弱夹痰，按之弱而无力是正气不足，沉取若无乃正气大虚。当用益气补中法。

（3）滑兼虚，按之濡弱，两尺无根者。滑为痰疾，虚乃正虚，按之濡弱是湿邪阻遏气机，两尺无根是命火衰微。当温补肾气兼助命火。

（4）滑兼虚而按之滑濡，沉取滑而有力者。滑脉为痰，虚为正虚，按之滑濡是湿邪困阻，沉取滑而有力是邪气有余。参考舌、色、证进行辨治。

（5）滑兼虚而按之弦细，沉取细弦若丝者。滑虚为湿痰气弱，按之弦细乃阴分不足。沉取细弦若丝，说明阴伤已极，血虚不足。当以养血为先。

（6）滑兼虚，按之弦细，沉取有力者。脉沉主痰，虚为气衰。按之弦细乃阴伤热郁，沉取有力说明内热蕴郁较甚。不能只看到滑虚，当注意本质之热郁。

（7）滑兼虚，沉取两尺不能鼓指者。滑虚主气弱痰湿；沉取两尺不能鼓指，说明根蒂不固，肾气大亏。当从补正入手治之。

（8）滑兼虚，按之无力，两尺若无者。滑虚按之无力，全是正气不足，湿变为痰。两尺若无，是命火式微。必须填补益火，否则不能治本。

8. 滑兼实

（1）滑兼实，按之濡数两尺尤甚者。滑实多主痰食，按之濡数为湿阻热郁，两尺尤甚为湿热下迫，或下焦生疮疡之类疾患。当祛实邪。

（2）滑兼实，按之弦细，两寸关独旺者。滑实多为痰实之证，按之弦细乃血虚肝热，两寸关独旺说明为心、肺、肝及上、中焦热势较甚。当泻其有余，折其心、肺、肝三经之热。

（3）滑实而沉取弦细略数者。滑实相见，痰食积滞互阻；沉取弦细略数，是阴伤痰食积滞。当用通导之法。

（4）滑兼实，按之虚弱，沉取若无者。滑实是邪气实。按之虚弱，沉取若无，是正气不足。当以补正祛邪为法，不可单纯看滑实就想祛邪。

9. 滑兼濡

（1）滑兼濡而按之弦急略数者。滑脉主痰，濡为湿象，按之弦急略数为阴伤郁热。此内为郁热外为痰湿，治之必须照顾双方。

（2）滑兼濡而按之缓迟，沉取无力者。滑濡为痰湿，濡迟为正气不足。沉取无力，说明正气大虚。当用益气补正之法。

（3）滑兼濡，按之虚弱，沉取若无者。滑濡为湿痰，按之虚弱是阳气不足。沉取若无，肯定中阳不足，命火衰微。当益气补中兼温命火。

（4）滑兼濡，按之有力，沉取滑实者。滑濡是痰湿，按之有力是邪热有余。沉取滑实，说明实火郁热内蕴。当以泄化痰食郁热为主。

10. 滑兼洪

（1）滑兼洪，按之濡滑，沉取有力者。滑脉主痰；洪为邪实气虚，阳亢之象；按之濡滑乃湿郁有痰；沉取有力，属于邪实。理当先泄其有余之邪。

（2）滑兼洪，按之虚濡，沉取力弱者。滑脉是痰，洪主阳亢。按之虚濡，沉取力弱，说明已见气虚。仍需考虑阳亢与气衰之孰多孰少。邪热盛者先祛邪，若属气不足时，即可用益气补中之法。

（3）滑兼洪，按之虚弱，沉取无力者。滑洪相兼，主痰热郁火；按之虚弱、沉取无力，说明正伤气虚，因沉取脉已无力故也。治当从本，扶正益气为主，清化痰热次之。

（4）滑兼洪，按之虚大，沉取若无者。滑洪之脉，当属邪热亢盛。今按之虚大，沉取若无，说明根蒂不足，中气又虚。当用补法。

11. 滑兼缓

（1）滑兼缓，按之弦细，沉取躁动不安者。滑则为痰，缓脉多湿。按之弦细，阴伤之象。沉取躁动不安，说明实质是阴虚肝热，可能为湿邪阻遏。既要治湿痰，又应考虑益阴。

（2）滑兼缓，按之弦实，沉取有力者。滑缓乃湿郁之象，按之弦实而沉取有力属于痰热内郁。当先化湿邪，泄其有余之热。

（3）滑兼缓，按之濡弱，沉取脉来有神者。滑缓本为湿痰之疾，按之濡弱是湿郁之象。沉取脉来有神，非为正虚，可能是湿郁蕴热。故以化湿为先。

（4）滑兼缓，按之虚弱，沉取若无者。滑缓则为痰湿，按之虚弱为正虚气弱，沉取若无说明正气大虚。理当益气补中。

12. 滑兼紧

（1）滑兼紧，浮取明显，按之弦滑，沉取搏指有力者。滑紧兼浮，病在卫分，多是风寒外束。按之弦滑，此内热之象。沉取搏指有力，说明内有郁热或火邪内伏。当表里两解。

（2）滑兼紧而按之细弦，沉取力弱者。滑则为痰，紧为寒束或主疼痛，按之细弦乃阴伤之象，沉取力弱为正气已不太足。治当兼顾。

（3）滑兼紧而按之濡软，沉取虚弱无力者。滑紧为风寒外束，或寒痰蕴郁。按之濡软是湿邪内停，阻碍气机。沉取虚弱无力是正气不足，阳气也虚。临证当急则治标，缓则治本。

（4）滑兼紧而按之虚弱，沉取若无者。滑紧之脉为寒邪外束或内停痰湿，按之虚弱是里虚正气不足，沉取若无肯定是正衰阳虚。治当从补正入手。

13. 滑兼促

（1）滑兼促而小弦且急者。滑则为痰，促为数而歇止，小弦急是阴分不足或热郁于内。治疗当以清化痰浊郁热之法。

（2）滑兼促，按之弦急有力者。滑促相兼，痰热蕴郁之象；按之弦急有力，亦属痰浊郁热，偏属实证。当以化痰热为治。

（3）滑兼促，按之濡软，沉取力弱者。滑促肯定是痰热内郁，按之濡软为正气不足、湿邪中阻。沉取力弱，亦说明正衰之象。治当兼顾。

（4）滑兼促，按之虚弱，沉取若无者。滑兼促属于痰郁有热，按之虚弱是正气不足，沉取若无是正衰阳气已虚。理当补正益气。

14. 滑兼结

（1）滑兼结而按之小弦有力者。滑兼结是缓而时一止，属于痰湿气分不畅之象。按之小弦有力，说明阴不足而仍属邪有余，非虚证也。治当祛邪为先。

（2）滑结按之细弦，沉取如丝者。滑结相兼为湿痰内阻，按之细弦是阴分不足，沉取如丝是血虚阴伤之重者。当以补血入手治之。

（3）滑兼结，按之濡缓，沉取力弱者。滑结并见，痰湿气阻；按之濡缓，为阳气不足；沉取力弱说明内虚。当从补虚入手治之。

（4）滑兼结，按之虚弱，沉取若无者。滑结之脉，按之虚弱，是正虚气弱之象。沉取若无乃中虚气衰。理当补正。

七、气脉

气脉在诊脉八纲中属于气分范畴，根据疾病呈现出的脉形来定病在气分。

虽然气脉章中只提出洪脉与濡脉，但虚脉章中之虚、弱、微、散等气虚脉，亦属气脉范畴，此处不再重复。

洪 脉

〔定义与形象〕

洪脉，在指下感觉粗大，来势充盛，去时缓弱濡软，所以说它是"来盛去衰"。

这种脉是阳热的表现，亢盛之势是相火上炎，属虚性脉象。早期可能有热的表现，但时间一长，一旦到洪而力差之时，则是虚的开始。

凡是正虚（气不足）邪实（阳亢），常常出现洪脉。虚证本当见虚脉，如虚证见到洪脉，是一种不祥之兆，说明正气已虚，邪气还实。在虚弱患者见洪脉，可谓之"大则病进"，属于不好的脉象。因本虚而邪实，病势仍在发展中，故不是向愈之脉。例如久泄的患者，或阴虚的患者，此时若见洪脉，预示正虚阳亢，病将恶化。

〔近似脉鉴别〕

实脉：实脉是浮沉皆得，脉大而长，微弦，应指幅幅然。

濡脉：濡脉是一种极柔软而轻浮的脉象，似丝棉漂浮于水上一样，但不一定只在浮位出现。

虚脉：虚脉是在大软的基础上，流动很慢，呈现出迟缓之象。若加力按之则全然无力。

〔文献选录〕

《伤寒论·辨太阳病脉证并治》："服桂枝汤，大汗出，脉洪大者，与桂枝汤如前法。若形如疟，一日再发者，汗出必解，宜桂枝二麻黄一汤。"

《伤寒论·辨太阳病脉证并治法》："服桂枝汤，大汗出后，大烦渴不解，脉洪大者，白虎加人参汤主之。"

这都说明洪脉是正气不足的脉象。早期是阳热亢盛，因热亢盛而消耗气阴，所以后期则气伤阳衰而出现洪脉之来盛去衰之象。《脉经》说："指下极大。"《素问》记载："来盛去衰。"

〔洪脉主病〕

洪脉是阳热亢盛，气分及阴液受伤，虚火上炎的一种脉象。由于早期热盛，消耗正气及津液，正气大伤，气分亦虚，粗看貌似火热而实为正虚。所以脉形是来盛去衰，来大去长，指下极大，是正虚邪盛的表现。

〔洪脉兼脉〕

1. 洪兼浮

（1）洪兼浮，按之滑实，沉取较有力者。浮洪之脉，虚热之象。按之滑实而沉取较有力，说明痰火郁热较重，可能是暑热外迫，内蕴痰火。可用清暑祛痰泄热之法。

（2）洪兼浮，按之濡软，沉取缓弱者。浮洪乃虚热之象，按之濡软为内蕴湿邪，沉取缓弱又为气弱中阳不足。当从虚证考虑治法。

（3）洪兼浮，按之弦细，沉取较有力者。洪兼浮多是虚热。按之弦细而沉取有力，其实质是阴虚血少，兼有余之邪热。当考虑折虚热之法。

（4）洪兼浮，按之弦细略数者。浮洪相见为虚热之象，弦细略数为阴虚血少、偏热之象，当用育阴泄热之法。

2. 洪兼滑

（1）洪兼滑，按之弦细略数者。洪滑乃痰热蕴郁之象。按之弦细略数，说明阴伤肝郁，且有虚热。

（2）洪兼滑，按之濡软，沉取略有力者。洪滑相兼为虚热痰火之象，按之濡软为湿郁，沉取略有力乃有实邪。当以泄实热为主。

（3）洪兼滑，按之虚弱无力者。洪滑并见，为热郁痰火。按之虚弱无力，说明此为气血不足。不能单以泄火论，必须考虑气虚不足的一面。

（4）洪兼滑，沉取虚微若无者。洪滑之脉是痰热之象，沉取虚微若无为正气不足，阳气大衰。貌似有热，实虚火也。可用引火归源之法。

3. 洪兼濡

（1）洪兼濡，按之虚弱无力，沉取若无者。洪乃虚热上扰，濡属湿阻气机，按之虚弱无力为正气不足。虚热当以补正为主，湿邪才以分化为治。整体看来，当以补正兼分化湿热。

（2）洪兼濡，按之濡软力弱，沉取无力者。此属湿阻正气不足，虚热上扰。用补中气、除虚热，分途调理。

（3）洪兼濡而按之弦细，沉取虚弱者。洪濡乃湿热郁于气分。按之弦细，沉取虚弱，多为气虚阴分大伤。观其舌、色，还可分途调治，但需考虑补正。

（4）洪兼濡，按之弦滑，沉取弦实有力者。洪濡之脉见于浮、中之位，而按之弦滑、沉取弦实有力，为实证，是有余之象。实火当泄，气分不足当养，参考舌、证，分途调理。

4. 洪兼虚

（1）洪兼虚，按之滑濡，沉取弦滑者。洪虚之脉，气虚亢热之象。按之滑濡乃湿郁中宫。沉取弦滑，此实质是郁热于内也。当先祛邪，缓则益气。

（2）洪兼虚，按之弦滑，沉取细数者。洪虚是虚热上亢，按之弦滑乃痰热肝郁互阻，沉取细数是阴不足而虚热上灼。当先泄热，俟热解再议育阴。

（3）洪兼虚，按之微弱，沉取无力者。洪虚是虚热之脉，按之微弱，乃正虚阳衰，气分不足。沉取无力，属中阳不足。当从补正考虑。

（4）洪兼虚，按之弱大而沉取若无者。洪虚兼见，多是虚热；按之弱大，为正虚邪气不足，是病进之势；沉取若无，乃根蒂不足。当从填补元阳入手治之。

5. 洪兼芤

（1）洪兼芤，按之虚弱无力，沉取若无者。洪为虚热上炎，芤乃失血之脉。按之虚弱无力，沉取若无，是暴伤血液之后，中气大虚。参考舌、证，当以益气为先。

（2）洪兼芤，按之濡软，沉取弦滑而急者。洪芤是虚热失血，按之濡软乃湿阻中宫之象，沉取弦滑而急是热郁于内，阴分大伤。当先考虑泄热育阴，切不可用甘温之品。

（3）洪兼芤，按之弦细，沉取小数者。洪芤是失血而气分大伤，按之弦细小数乃阴伤热郁于内。当以泄热和阴，先治标热，缓图其虚。

（4）洪兼芤，按之细小数，沉取无力者。洪芤是热郁失血，按之细小数乃阴伤血少已极。沉取无力，说明阴伤未复，气分又虚。当从益气入手治之。

6. 洪兼缓

（1）洪兼缓而按之濡滑，沉取力弱者。洪为阳亢气虚，按之濡滑是湿郁之象，沉取力弱是元气受伤之脉。当考虑不足，议用补法。

（2）洪兼缓，按之虚弱，沉取若无者。洪缓乃阳亢气弱，按之虚弱是中气不足，沉取若无是根蒂不固。当以益气为主。

（3）洪兼缓，按之弦滑，沉取滑实有力者。洪缓乃气分不足，虚热未去。按之弦滑是邪热之象，沉取滑实有力为邪气尚实。当以祛邪为主。

（4）洪兼缓，按之弦细，沉取有力者。洪缓乃气伤阳亢，按之弦细乃阴分不足、虚热上灼，沉取有力说明内有实热。当先以祛邪为主。

7. 洪兼弦

（1）洪兼弦，按之细滑有力者。洪为阳亢气衰，弦乃阴伤筋急。按之细滑有力，此为阴不足而亢热尚在。治之当以育阴为务。

（2）洪兼弦，按之濡滑而较有力者。洪弦兼见，亢热阴伤；濡滑有力，湿阻蕴热。此乃阴分不足，肝热蕴郁，湿阻气机。可用清化湿郁之法。

（3）洪兼弦，按之濡弱，沉取力弱者。洪兼弦乃郁热阳亢，濡弱者为湿阻气机，沉取力弱乃气分不足之象。当清化郁热为治。

（4）洪兼弦，按之虚弱，沉取若无者。洪弦本属郁热阳亢，今按之虚弱、沉取无力，说明正气不足，阳气已虚。可用益气补正之法。

8. 洪兼数

（1）洪兼数。按之弦滑而沉取有力者。洪为阳亢，数为热象，是虚热上炎。今按之弦滑是痰热蕴郁之象，沉取有力为实热痰火。当先考虑用泻法。

（2）洪兼数，中取略弦，按之弦细而沉取有力者。洪数为火热阳亢，按之弦细是阴分不足，沉取有力是热郁于内。可先泄其阴分之热，俟热减再议补阴。

（3）洪兼数，按之濡软，沉取无力者。洪数濡软是湿阻气伤，虚热上炎。沉取无力是中阳不足，气分又虚。可用益气方法。

（4）洪兼数，按之虚弱，沉取若无者。洪数虚弱是虚热内蕴，沉取若无是阴虚根蒂不足。当以益气补虚，引火归元。

濡　脉

〔定义与形象〕

濡脉，是一种极柔软而软浮的脉象，如水中漂浮棉絮之状。又好像是水上的浮泡一样，轻软圆滑。

〔近似脉鉴别〕

洪脉：洪脉是指下极大，来盛去衰，来大去长。

虚脉：虚脉指下不明显，隐隐豁豁然空洞，迟大而软，按之无力。

弱脉：弱脉极软而沉细，按之乃得，举手则无。

微脉：微脉指下按之微弱欲绝。如羹上之肥。

〔文献选录〕

《温病条辨》："头痛恶寒，身重疼痛，舌白不渴，脉弦细而濡，面色淡黄，胸闷不饥，午后身热，状若阴虚，病难速已，名曰湿温。汗之则神昏耳聋，甚则目瞑不欲言；下之则洞泄；润之则病深不解；长夏深秋冬日同法，三仁汤主之。"

这是讲濡脉主湿的典型脉证。湿蕴不化，气分不畅，或早期气分不足等，都能出现濡脉。

〔濡脉主病〕

寸濡为心肺阳气不足，阳虚所以自汗多。关濡是脾胃阳虚、中阳不足，但是若属阳虚，一定要有虚的舌象及气不足的一系列症状。尺部见濡脉，是精血不足，下元阳虚气弱。

〔濡脉兼脉〕

1. 濡兼滑

（1）濡兼滑，中取带弦，按之弦细而沉取有力者。濡为湿阻、气机不畅，滑属痰，弦细主阴伤肝经郁热，沉取有力为实邪，是有余之象。当泄热、化痰湿，兼和阴分治之。

（2）濡兼滑，按之带弦，沉取力弱者。濡滑者为湿郁之象，按之带弦乃阴不足而肝经郁热，沉取力弱多为虚象。当以理气解郁，少佐养血。

（3）濡兼滑，按之细弱无力者。濡滑乃湿痰之象，按之细弱无力是阴不足，阳气也虚。当以益气补阴同时进行。

（4）濡兼滑，按之虚弱，沉取若无者。此脉是以正气不足为主，湿郁次之，当先以益气为治，俟气足则湿邪可自化。

2. 濡兼弦

（1）濡兼弦，按之细滑而较有力者，濡为湿邪，弦则主痛，又主木郁，按之细滑乃血虚痰浊之象。脉来较有力，说明不一定是虚证，不可专用补剂。

（2）濡兼弦，按之细数而沉取滑实者。濡弦之脉乃湿郁之象，按之细数是阴虚血少之脉，滑是有余之象。此时不可用甘温补药。

（3）濡兼弦，按之细数而沉取无力者。濡兼弦是血少湿阻之象，按之细数是阴伤热增，沉取无力说明正气不足。当以补阴之法，少佐调气机以化湿郁。

（4）濡兼弦，按之虚弱，沉取无力者。濡弦之脉是湿阻且郁，按之虚弱说明正气不足。可用益气之法，佐以化湿解郁。

3. 濡兼细

（1）濡兼细，按之弦滑，沉取较有力者。濡本气分不足，湿阻之象。细乃阴伤血少，按之弦滑是肝郁痰热互阻。沉取有力乃偏于邪有余之证，当用泄标方法。

（2）濡兼细，沉取细弦略数者。濡细是气虚血少，沉取细弦略数为阴伤而热较多。当以育阴折热为主，可酌加补正。

（3）濡兼细，按之虚弱，沉取力弱者。濡为气不足，细乃阴分伤，按之虚弱是中阳不足，沉取力弱乃阳虚根蒂不固。当先用益气，稍佐和阴之法。

（4）濡兼细，按之微弱，沉取若无者。濡细相兼，气血双亏。按之微弱，沉取若无，定是中阳大伤，根蒂不固。当用填补方法。

4. 濡兼缓

（1）濡兼缓，按之虚弱，沉取力弱者。濡为湿阻气虚，缓为阳衰，按之虚弱亦属阳虚气弱，沉取力弱确是正虚气不足。当从益气补正方法考虑。

（2）濡兼缓，按之虚微，沉取若无者。濡缓皆为阳虚气弱。按之虚微沉取若无，是正虚气衰较重。当议补中方法。

（3）濡兼缓，中取且滑，按之弦滑，沉取较有力者。濡为湿阻，缓脉四至，按之弦滑说明肝热痰郁不化，沉取较有力是邪有余，非正不足也。当治痰热。

（4）濡缓相兼，按之弦细，沉取略有数意者。濡缓乃湿郁气阻，按之弦细是阴分不足，沉取略有数意，可看出有热的一面。治当兼顾。

5. 濡兼虚

（1）濡兼虚，按之弦细小滑，沉取略有力者。濡虚全是气弱，按之弦细小滑乃血少阴伤、内蕴痰浊，沉取略有力属热郁有余之象。当用清化痰浊之法。

（2）濡兼虚，按之弦细，沉取无力者。濡虚相兼，气分不足，弦细乃属阴伤，沉取无力是偏于不足。当先议补法。

（3）濡兼虚，按之微弱，沉取若无者。濡虚是气分不足，按之微弱、沉取若无，是正气衰而阳气又虚。当重用益气补正之品。

（4）濡兼虚，按之弦滑，沉取较有力者。濡虚之脉，本是气衰。按之弦滑，沉取有力，为痰热蕴郁，属于有余之热。当先泄其有余。

6. 濡兼迟

（1）濡兼迟而沉取虚软无力者。濡为阳虚湿阻，迟主寒邪遏制，沉取虚软说明正气不足、虚寒且冷。当以温阳益气之法。

（2）濡兼迟，按之弦滑，沉取较有力者。濡迟本是阳虚且寒。按之弦滑，沉取较有力，说明有痰热内蕴。一定要用清化痰浊之法。

（3）濡兼迟，沉取细弦滑而躁动不安者。濡迟是正虚且寒，细弦滑乃阴虚有热之象，躁动不安则是热郁于内。不可用温养及补益之品。

（4）濡兼迟，按之弦硬，沉取搏指有力。濡迟并见，多为气衰且寒。按之弦硬，沉取搏指有力，是阴伤已极，阳邪过亢，虚热之象。当考虑用育阴泄热之法。

7. 濡兼数

（1）濡兼数，按之虚弱无力，沉取若无者。濡主湿郁，数乃热象。按之虚弱无力，是正气不足，中阳又虚。沉取若无，为肝肾虚极，根蒂不固。当用益气补中，填补下元之法。

（2）濡兼数，按之弦滑，沉取较有力者。濡数乃湿郁且热，弦滑是痰热互阻，沉取较有力是有余之邪、痰热内蕴之象。当以清化痰热之法。

（3）濡兼数，按之弦细，沉取力弱者。濡数并见为湿热互阻，弦细乃阴伤血少，沉取力弱说明正气不足。当议补正。

（4）濡兼数，按之滑动，左寸尤甚者。濡数乃湿热蕴郁，滑动多为有形之邪，寸部尤甚说明湿痰蕴热上迫心肺。生育年龄之妇女见此脉又有闭经，当考虑或属妊娠。

八、血脉

血脉，是反映病已入营血的脉象。它标志着病在血分，必然出现细、弦、涩、芤等脉形。临证当用八纲辨证及卫、气、营、血辨证判断病位，推断病机，考虑治疗。

细　脉

〔定义与形象〕

细脉，在指下感觉像一根丝线那样细小，虽软弱细小但指下清楚，始终能明显地摸出。若指下细小而有力，则是多少带有弦象。根据疾病错综复杂、变化繁多的情况，常常不可能只见到一个脉形，多由多种脉形综合而成。

〔近似脉鉴别〕

弦脉：弦脉是端直且长，如张开的弓弦一样，按之不移；又像琴弦一样，挺然似有力而在指下。

虚脉：虚脉是在大软的基础上流动很慢，呈迟缓状的一种脉象。

弱脉：弱脉是在沉软的基础上，比较沉细一些。细为线状，弱呈片形，必须分清。

微脉：微脉的形象是极细，并极为软弱，按之细弱欲绝。

〔文献选录〕

《伤寒论·辨厥阴病脉证并治》："手足厥寒，脉细欲绝者，当归四逆汤主之。"

《金匮要略·五脏风寒积聚病脉证并治》："诸积大法，脉来细而附骨者，乃积也。"

〔细脉主病〕

细脉主要代表血虚一类疾病。李时珍说："细为血少气衰，有是证则顺，否则逆。"这就是说，细脉一定是血虚为主而气分也弱的疾病，如不是血虚证而反见细脉，那就应当更细致地进行分析。

细脉究竟是血少还是气虚呢？一般对它的认识总是比较笼统。李时珍也只说"血少气衰"。根据临证实践，单纯的细脉，一定是血不足。有时候除血不足之外，还有气虚，那么，脉就是细而弱。弱脉是气虚的兼脉。在临床时，一定要分辨清楚，细致诊断。见细脉除分清是血虚还是气虚外，还要进一步分析气虚多少，血虚多少。出现的是气虚多血虚少的弱细脉，还是血虚多而气虚少的细弱脉。这就要对细脉与弱脉进行比较，孰多孰少，不可模糊，这是用药处方的根据。气虚要益气，血虚要养血。

〔细脉兼脉〕

1.细兼数

（1）细兼数而按之弦滑，沉取无力者。细为血少，数则主热，细数结合，多是阴伤；按之弦滑，确为热象；沉取无力是虚热不足之象。理当从阴虚血少论治。

（2）细兼数而按之弦滑，沉取较有力者。细数多为虚热，弦滑乃痰浊郁热之象，沉取较有力确为偏实之热象。可考虑用泻热方法。

（3）细兼数而按之滑濡，沉取力弱者。细数兼见，阴分之热；按之濡滑是湿困中阳之象；沉取力弱，为气分不足。当先祛其虚热，再议化湿，后议益气。

（4）细兼数而按之虚弱无力，沉取若无者。细数本为阴伤虚火；按之虚弱无力，此属正气不足；沉取无力，是根本太亏。当用填补下元方法。

2. **细兼迟**

（1）细兼迟而按之缓濡，沉取力弱者。细为血少，迟司脏病，多属寒证；按之缓濡，说明中阳不足。治当兼顾。

（2）细兼迟而按之弦滑，沉取似小有力者。细迟多是寒证，按之弦滑是热郁之象，沉取小有力则不单纯为虚寒证，仍属热郁之象。结合证情，细辨用药。

（3）细兼迟，按之虚弱无力，沉取仍有滑象者。细脉兼迟，多属不足；按之虚弱无力，是中阳不足之象。可议补法。

（4）细兼迟，按之虚弱，沉取若无者。细迟相兼，血少脏寒；按之虚弱，是属正虚；沉取若无，是气虚中阳不足。可用益气补阳之法。

3. **细兼紧**

（1）细兼紧，浮取明显，按之弦滑，沉取较有力者。细为血少阴伤，紧则为寒邪所束，浮脉病在表分，按之弦滑属里有热象，沉取较有力说明不是虚证。当先解表。

（2）细兼紧，按之小滑，沉取力弱者。细紧之脉为阴伤寒束，当周身作痛。按之小滑说明表寒外袭，内有郁热。沉取力弱说明里已渐虚。当在解表的同时考虑里虚。

（3）细兼紧，按之濡滑，沉取力弱者。细紧之脉，为阴伤里寒，按之濡滑是湿邪阻中，沉取力弱说明正气不足。当用温养、调和营卫之法。

（4）细兼紧，按之虚弱，沉取若无者。细紧多属阴伤寒束，按之虚弱是正气不足，沉取若无是正虚根蒂大伤。当先补正，余缓调之。

4. **细兼促**

（1）细兼促而按之弦滑，沉取若有力者。细为血少不足。促为数而时止，按之弦滑，沉取略有力，均说明是痰热有余，挟有郁结之象。因按之弦滑略有力，虽有停跳乃因气机郁结所致，也是有余之证。理当泄其痰热，调其郁结，切不可看有歇止，即议成心衰或阳不足。这是切脉辨证的关键。

（2）细兼促，按之弦硬，沉取弦细明显者。细促按之弦硬是血少阴伤，脉之弦硬是肝热或血脉坚脆之象。沉取弦细，是阴伤血少，郁结之象。当议养血育阴兼以折热。

（3）细兼促，按之濡滑，沉取力弱者。细为脏阴之亏，促属郁热结滞之象。按之濡滑，一为湿痰，一为气弱。沉取力弱说明病偏于阳虚气分不足。当用补法。

（4）细兼促，按之虚滑，沉取若无者。细促结合，病似阴虚热郁，或为痰阻。按之虚滑、沉取若无，是本虚气衰之象。当以补正益气为治。

5. 细兼结

（1）细兼结，按之弦滑，沉取略有力者。细为血少阴分不足。虽结脉缓而时一止，但按之弦滑、沉取略有力，不能说是虚证或心阳不足，仍需按痰浊蕴热治疗。

（2）细兼结，按之濡滑，沉取滑实者。细结之脉，是血少阴伤并有痰食积滞阻于中焦。沉取滑实，说明内有痰实郁热。仍议清化痰热，切不可补。

（3）细兼结，按之弦弱，沉取无力者。此脉是阴分不足，气血郁结而本不胜病。当以甘温益气为先。

（4）细兼结，按之虚弱，沉取若无者。细结为阴分不足，虚弱乃心阳也虚，沉取若无是气血双亏、心肾之阳不足。当温补肾阳，兼益心气。

6. 细兼代

（1）细兼代，按之弦滑，沉取略有力者。细为血亏，代为气血结滞，按之弦滑乃痰热中阻之象，沉取有力确为偏实的有形之邪。当先议祛邪。

（2）细兼代，按之滑实，沉取仍有弦象者。细代相兼，按之滑实，此阴伤痰食互阻之象。沉取有力，说明确为偏实的有形之邪。治宜祛邪为先。

（3）细兼代，按之弦而有力，沉取力弱者。细代为阴伤气滞，按之弦而有力为阴伤血不足之象，沉取力弱说明血少气分不足。当以养血益气方法。

（4）细兼代，按之虚濡，沉取弱软若无者。细兼代按之虚濡，此血少气虚而痰湿中阻。沉取软弱若无，此气分不足，中阳又虚。当以益气补中、甘温助阳为主。

7. 细兼虚

（1）细兼虚而按之弦急，沉取仍属弦滑者。细为血少阴伤，虚则阳气不足，按之弦急为肝郁且热，沉取弦滑说明本质偏热。当以泻热为是。

（2）细兼虚，按之弦滑，沉取略实者。细兼虚本是气血不足，按之弦滑、沉取略实为偏于肝热痰食有余之象。仍议泻法。

（3）细兼虚，按之虚软若微，两尺力弱者。细虚兼见，血气两衰；按之虚软若微，此阳虚不足之象；两尺力弱，是根蒂不足，下元虚也。当温养之。

（4）细兼虚，按之虚微，沉取若无者。细虚与虚微，沉取若无，全是阳虚气衰之极。当以填补其本，温养命门，从本治疗。

8. 细兼弱

（1）细兼弱，按之小弦，沉取尚有力者。细为血少，弱乃气衰。按之小弦，肝经之郁。沉取尚有力，说明不是虚证，仍有实邪。当先泻其标邪，俟郁热解，再以养血和阴治其本虚。

（2）细兼弱而按之弦滑，沉取滑实小有力者。细弱本为气血两虚。按之弦滑，沉取滑实小有力，证明不是虚证。当从泻其标热入手。

（3）细兼弱，按之虚微，沉取濡软无力者。细为血少，弱乃阳伤，虚微全是气虚阳衰。沉取濡软力弱，皆属阳衰较重。当从益气治之。

（4）细兼弱，按之虚微，沉取若无者。细弱为气血双亏。按之虚微，纯是阳虚气弱。沉取若无，说明本质太虚。当议大力温补命门，从根本治疗。

9. 细兼滑

（1）细兼滑而按之弦滑略数者。细为血少，滑则主痰。按之弦滑略数，都是肝郁痰热互阻。用清化痰浊之法。

（2）细兼滑，按之弦实，沉取有力者。细兼滑是阴不足而痰浊蕴郁，按之弦实是痰浊郁热互阻，沉取有力说明是有形之邪。治当先去其有形痰浊实邪。

（3）细兼滑，按之濡软，沉取急躁不安者。细滑为阴伤有痰。濡软是湿阻，气分不足。沉取急躁不安，为热郁之象。治当先从郁热入手。

（4）细兼滑，按之虚弱无力，沉取若无者。细滑本为阴伤痰食互阻。按之虚弱无力，沉取若无，是气分不足，中阳又虚。当用填补下元，益气补中之法。

10. 细兼长

（1）细兼长，按之弦实，沉取仍有力者。细为血少阴分不足。长则为有余之疾，弦实乃肝郁且热。沉取有力，其本质仍属有余。故治当泻其有余。

（2）细兼长，按之弦滑，沉取躁而不静者。细长为阴伤有余之邪，按之弦滑为痰热互阻之象。沉取躁动而不静，说明本质是热盛。当以清法治之。

（3）细兼长，按之虚软力弱，沉取濡弱者。细长为阴伤有余，按之虚软力弱是正气不足，沉取濡弱是湿阻气分已虚。当从湿阻气弱阴伤考虑。

（4）细兼长，按之虚弱，沉取若无者。细长相兼，阴伤有余之象；按之虚弱说明气分虚；沉取若无乃气虚较重。仍议补法。

11. 细兼实

（1）细兼实而按之弦滑，沉取仍有力者。细为脏阴不足，实乃邪气有余，按之弦滑是痰食郁热之象，沉取有力仍属实邪。当先祛实邪。

（2）细兼实，按之弦涩，沉取不畅者。细为阴分不足，实为邪气有余。按之弦涩，弦则主郁，涩为血少。气分滞涩，故沉取不畅，是因血少气分郁结所致。当从调理气机入手治之。

（3）细兼实，按之濡滑，沉取虚软者。细实为血少阴伤，邪气有余。按之濡滑，确为湿阻痰滞蕴郁。沉取虚软，是为正虚。治当从湿阻痰滞、正气不足着手。

（4）细兼实，按之虚软，沉取若无者。细实是血少又兼有余之邪。今按之虚软，沉取若无，是正虚气分不足之象。当从补正入手。

12.细兼弦

（1）细兼弦，按之滑数，沉取有力者。细为血分不足，弦脉主郁主痛，滑则为痰，数乃热象，沉取有力说明是火热痰郁蕴蓄。当用育阴泄热之法。

（2）细兼弦，按之略滑，沉取细弱无力者。细弦为阴伤且郁，滑则为痰，沉取细弱无力是为正气不足。当用益气养血之法。

（3）细兼弦，按之小滑，沉取无力者。细弦小滑为阴虚有痰热，沉取无力是正气不足。当以养血化痰兼以扶正。

（4）细兼弦，按之无力，沉取虚弱若无者。细弦无力，确是阴阳两虚，且有郁象。今按之虚弱若无，是正气大伤。当以益气之法。

弦　脉

〔定义与形象〕

弦脉，是端直且长，如张开的弓弦一样，按之不移。又像琴弦一般，挺然有力于指下。

〔近似脉鉴别〕

细脉：细脉是指下感觉到的脉形如丝线之状，非常清楚，但比较软弱。

长脉：长脉脉形搏动是上过寸部，下过尺部，柔和均匀条达。

紧脉：紧脉脉形来往有力，宛如绳索搏动弹人手指。

动脉：动脉见于关上下，无头尾，如豆大，厥厥动摇。

牢脉：牢脉是在极沉的部位出现，实大而弦长。

〔文献选录〕

《伤寒论·辨太阳病脉证并治》："太阳病，下之其脉促，不结胸者，此为欲解也。脉浮者必结胸也。脉紧者必咽痛。脉弦者必两胁拘急。"

《金匮要略·腹满寒疝宿食病脉证并治》："寸口脉弦者，即胁下拘急而痛，其人啬啬恶寒也。"

《金匮要略·痰饮咳嗽病脉证并治》："脉双弦者寒也，脉偏弦者饮也。"

上文说明弦脉是胁下拘急而痛的根据。弦脉多主痛，主郁，主水气。李时珍说："单弦为饮，为痛。"

〔弦脉主病〕

弦脉多见于肝气郁结，肝阳亢盛一类疾病。在血虚的患者，由于肝木失于涵养，肝阳易亢，脉象就要出现弦象，症状多表现为胸胁痛，心烦；或出现水饮停留等疾患。

一般说来，凡是有余的病，脉多见弦大兼滑比较有力；若是不足的疾病，多见弦细小数，或细弦且紧，按之多无力。一定要以兼脉来分析疾病的原因。

李时珍在《濒湖脉学》中说："浮弦支饮外溢，沉弦悬饮内痛，疟脉自弦。弦数多热，弦迟多寒。弦大主虚，弦细拘急。阳弦头痛，阴弦腹痛。单弦饮痛，双弦寒痼。"

〔弦脉兼脉〕

1. 弦兼浮

（1）弦兼浮，中取弦濡，按之滑而躁动不安者。弦则为郁，浮则主表，中取弦滑是痰浊内蕴，按之滑而躁动不安说明内有痰浊郁热。可用化痰浊之法。

（2）弦兼浮而按之弦滑，沉取略有力者。浮弦为风痰之象，按之弦滑为中有痰热内阻，沉取略有力是偏于有余之征。当用祛风痰之法。

（3）弦兼浮而按之濡滑，沉取仍有数意者。此脉是热郁于内，风痰湿浊互阻。当以清化痰浊方法。

（4）弦兼浮而按之濡滑，沉取虚濡无力者。浮弦为风痰郁热于表，濡滑是湿痰之象，沉取虚濡无力是中阳不足、气分又虚。当议补法，不可先治其痰。

（5）弦浮兼见如按鼓皮状者。是属革脉，全是血虚之象。可参考革脉治法。

2. 弦兼沉

（1）弦兼沉，按之迟缓涩滞不畅，沉取涩迟者。沉弦主悬饮内痛，迟缓者为不足之象，涩迟乃血少气虚，寒邪阻涩故少腹作痛。当以温寒化饮缓痛之法。

（2）弦兼沉，按之濡弱，沉取虚弱若无者。沉弦多为寒邪郁疼。濡软者为气分已虚，沉取虚弱若无是气虚阳衰之象。当益气温寒以缓疼痛。

（3）弦兼沉，按之弦紧，沉取弦急，按之无力者。这是寒邪疼痛，癥瘕积聚之类疾病。当以温阳缓痛。

（4）弦兼沉，按之滑实，沉取有力者。沉则主里，弦乃郁象，滑脉主痰，实乃邪实。沉取有力，说明是内实有余之症。当以攻之逐之，以邪去为吉。

3. 弦兼滑

（1）弦兼滑而按之细小，沉取细小弦滑，似有数意者。弦脉主郁，滑则为痰。按之细小，说明阴伤血不足。沉取细小弦滑似有数意，是阴虚肝热，虚热上扰。当以甘寒疏泄，少佐养血。

（2）弦兼滑而按之滑濡，沉取濡软力弱者。弦滑多为肝热夹痰，滑濡乃湿痰之象，沉取濡软力弱是正虚气分不足。当以先治标热，缓则补中。

（3）弦滑相兼，两寸尤甚，按之略数，沉取有神者。弦滑是痰浊蕴热，两寸尤甚是心肺上焦之热，按之略数说明是火热之象，沉取有神是邪热实火。当以泄热清火之法。

（4）弦滑并见，按之且数，沉取滑实有力者。弦滑乃肝热痰食，按之且数说明有热象，沉取滑实有力是痰浊蕴热邪实。当泄化痰浊，兼以清热。

4. 弦兼数

（1）弦兼数，按之滑实，沉取细弦有力者。弦脉主郁，数为热象，滑实者邪气有余，沉取细弦有力乃阴伤虚热上扰。理当泻肝热，化痰浊，兼养血和阴。

（2）弦兼数，按之弦细且滑，沉取力弱者。弦数者郁热之象，按之弦细且滑是肝热有痰之征，沉取力弱说明正气已不足。当考虑从本虚方面治疗。

（3）弦数同见，中取尚可，按之濡滑，沉取力弱者。弦数者乃肝经之热，按之濡滑是湿邪痰浊互阻，沉取力弱是正气不足。当先泻其有余，兼议不足。

（4）弦数相兼，中取濡软，按之虚弱无力，沉取若无者。弦数者，肝经之热也。中取濡软，为正气之虚。按之虚弱无力，是正气不足，中阳又虚。理当补正。

5. 弦兼迟

（1）弦兼迟，按之濡滑，沉取虚弱无力者。弦为木郁之象，迟司脏病而主寒邪，按之濡滑是痰湿互阻，沉取虚弱无力说明本质是气虚阳不足，当用补法，以观动静。

（2）弦兼迟，按之滑缓，沉取虚微若无者。弦脉主饮、主郁、主痛，多为血少阴不足之象。迟则为寒，又主脏病。按之滑缓，为阳虚寒湿不化。沉取虚微若无，说明正气大亏，阳气已衰。当以补正温阳之法。

（3）弦兼迟，按之细弱，沉取无力者。弦主寒痛，迟司脏病。按之细弱，细为血少，弱乃阳虚。沉取无力，属阳虚气弱，正不足之证。当用补正方法。

（4）弦兼迟，按之细弦而沉取有神者。弦为血少阴伤，筋脉失于柔养。迟司脏病或多痰疾。按之细弦是阴伤血不足。沉取有神，是正虽虚而不衰。当养之扶之。

6. 弦兼涩

（1）弦兼涩而沉细，按之模糊不清者。弦脉多为血少精伤；涩为气滞，络脉失养。暴发者当责之于暴怒，为重度郁结之象；日久者当责之血少精伤。按之模糊，气闭之象。当先疏调开郁。

（2）弦兼涩，按之弦滑，沉取涩滞不畅者。弦涩之脉，多见于暴怒气结。按之弦滑，乃有余之象。沉取涩滞，是气分不畅。当以疏调开郁之法。

（3）弦兼涩，按之细而偏实，沉取略滑者。弦滑细乃血少气分郁滞之象，偏实略滑全是有余之象。当以调郁方法。

（4）弦兼涩而按之细弱，沉取若无者。弦涩是血少阴分不足，按之细弱，为气分之亏。沉取若无，此属中阳大衰，气血不足。当以补血益气之法。

7. 弦兼细

（1）弦兼细，按之小滑略数，沉取弦细滑数有力者。弦则为郁，细为血少，小滑数全是阴伤虚热上灼。当甘寒育阴，少佐泻热。

（2）弦兼细，按之数，沉取滑实者。弦细数是阴不足，血少而失于濡养之象。沉取滑实为有余之邪。当以泻热为治。

（3）弦兼细，按之濡滑，沉取虚软者。弦则木郁，细为阴伤。按之濡滑，沉取虚软，说明是实质气虚。当益气养血，根据具体情况酌情用药。

（4）弦兼细，按之虚软，沉取若无者。弦细多是阴伤，按之虚软，阳亦不足。可用益气补阳方法。必须俟阳复，则阴亦缓和。

8. 弦兼长

（1）弦兼长，按之细滑，沉取偏有力者。弦脉主木郁，长则主有余。按之细滑，说明血少偏于邪实之象；沉取偏有力，也属实邪。当以先泻其有余为治。

（2）弦兼长，按之滑实，沉取搏指有力者。弦长是肝郁邪实。沉取搏指有力，此血少阳亢，虚热化火。当以泻化郁热方法。

（3）弦兼长，中取濡软，按之虚弱，沉取无力者。弦长相兼，木郁阴伤，邪气有余；中取濡软是湿之象也；按之虚弱，沉取无力，全是气分不足。当调木郁，养营血，少佐益气。

（4）弦兼长，按之虚弱无力，沉取若无者。弦长互见，木郁邪热上灼之象；按之虚弱无力，沉取若无，是正虚已极，阳气衰竭。当以益气补正之法。

9. 弦兼实

（1）弦兼实，按之滑数，沉取有力者。弦则主郁，实为邪实。滑数者，痰湿积滞互阻不化。沉取有力说明里有实邪。当以攻逐实邪为治。

（2）弦兼实，按之滑动，两关尤甚者。弦实者郁热邪实，按之滑动，两关尤甚，此肝脾郁热，食滞互阻。当以泄化肝胃郁热为治。

（3）弦兼实，按之濡滑，沉取力弱者。弦实是肝郁且热，濡滑乃湿郁中焦。沉取力弱，说明并非实邪有余，实质是有正虚的一面。有时必须先补正，才能缓和脉之弦实。

（4）弦实相兼，按之虚软力弱，沉取若无者。弦实似属有余，今按之虚软，又是中阳不足。沉取若无，是正气大亏，血分不足。当用补正方法。

10. 弦兼缓

（1）弦兼缓而按之滑濡，沉取有神者。弦脉主郁，缓为不足，多是血虚。按之滑濡乃为湿痰；沉取有神，并非病邪，而是正气尚足。不可用补法。

（2）弦兼缓，按之硬而不柔，沉取弦实者。弦为郁象，缓属气分不足。按之硬而不柔，非属实证，多是阳亢。沉取弦实当考虑为血脉坚脆之象。

（3）弦兼缓，按之细弦，沉取弦滑不静者。弦为郁象，缓是气分不足，中阳已虚。按之细弦，沉取弦滑不静，都是热蕴于内之象。当用泄法，先治标邪，余缓图之。

（4）弦缓相兼，按之濡软，沉取虚弱若无者。弦则为饮，又主疼痛；按之濡缓，是阳不足，气分又虚。沉取虚弱若无，确属阳虚气衰。当温之养之，以益气补中为法。

11. 弦兼紧

（1）弦兼紧而按之不足，举之有余，沉取仍为有力者。此浮弦紧，外感风寒之象。沉取仍为有力，是正气尚盛，邪气外侵。当用辛温发汗法，使邪随汗解。

（2）弦兼紧而按之弦实，沉取弦紧牢实者。是寒邪内蕴，属于实邪。当以温散拈痛，俟寒解而郁亦缓矣。

（3）弦兼紧而按之弦滑，沉取濡软小滑者。弦紧多是寒痛，按之弦滑是痰湿之象，沉取濡软小滑是阳气不足。当以温散缓痛方法。

（4）弦兼紧，按之濡软力弱，沉取虚微若无者。弦紧为寒主痛，濡软力弱是阳虚，沉取虚微若无乃阳虚已极。当用温法、补法。

12. 弦兼促

（1）弦兼促，中取有滑濡之象，沉取虚弱力差者。弦为木郁之象，促为数而时一止，中取滑濡为湿阻阳衰，沉取虚弱无力是阳不足而中气虚。当用补法。

（2）弦兼促，按之濡软力弱，沉取虚微若无者。弦促而按之濡软力弱，沉取若无，尽是阳虚中阳不足之象。当以重剂补益。

（3）弦兼促，按之弦滑较有力，沉取弦滑而实者。弦为郁结，按之弦滑有力属痰热郁结，沉取弦滑而实是邪有余。当以化痰泄热方法进行治疗。

（4）弦兼促，按之弦滑数搏指有力，沉取滑实有力者。弦促及弦滑数搏指有力，都是痰火郁热互阻不化，沉取滑实有力乃是邪实。当以泻热为治。

13. 弦兼结

（1）弦兼结而按之弦滑，沉取弦结滑有力者。弦则为郁而又主痛，结则为痰饮积滞阻于络脉。沉取弦滑结有力，皆是有余之邪阻遏络脉。不可以虚论治。

（2）弦兼结，按之细滑，沉取细弦滑结者。弦结而按之细滑，是血少阴伤、痰食积滞互阻之象。当化痰食积滞。

（3）弦兼结而按之濡软，沉取虚弱无力者。见此脉说明其本质阳不足，气分虚而有血少肝郁之象。当以益气为先。

（4）弦兼结而按之虚弱，沉取若无者。这种弦结主阳虚气衰，而非血虚肝郁。故当用补法，观其舌色证，酌情用药。

14. 弦兼代

（1）弦兼代而按之滑动急躁，沉取滑实有定数停跳者。弦则木郁，代为气血郁结。滑动急躁为热郁于内，不得舒畅。虽有定数停跳，但沉取滑实，不可按气血不足定论，仍需从滑实之脉着眼。当从化食滞、开郁结入手。

（2）弦兼代，按之小滑而细，沉取弦急者。弦代相兼，为血虚木郁、气血结滞之象；小滑弦急沉细则是阴伤血少，虚热灼津。当以养阴折热方法。

（3）弦兼代，按之濡滑，沉取虚弱无力者。弦代兼见，木郁而血气瘀滞；按之濡滑是湿阻痰浊；沉取虚弱无力，属正虚气分不充。当用益气补血方法。

（4）弦兼代，按之虚弱无力，沉取虚弱无根者。弦代相兼，肝郁气血瘀滞；按之虚弱无力，沉取虚弱若无，全属本虚气衰。当以益气补中为法。

15. 弦兼虚

（1）弦兼虚而按之弦滑，沉取较有力者。弦为木郁，虚主气衰。按之弦滑，是痰浊蕴热之象，沉取较有力，说明是偏有余之邪，非正虚也。治当兼顾。

（2）弦兼虚，按之弦细力弱，沉取弦细无力者。弦则为郁，虚属气衰。按之细小力弱，多属血分不足。沉取弦细无力，是偏于血少阴分不足。治当益气养血兼顾。

（3）弦兼虚，按之濡缓，沉取虚弱者。弦虚并见，为血虚气衰；按之濡缓，亦是正气不足；沉取虚弱，仍当以养血益气方法。

（4）弦兼虚，按之虚弱，沉取若无者。弦虚并见，血少气衰；按之虚弱，正气不足；沉取若无乃正不胜邪，必须扶正。

涩 脉

〔定义与形象〕

涩脉的形象与滑脉是相反的。这种脉形说明血液流动艰难，往来迟滞不畅，涩艰极不滑利。古人称它是轻刀刮竹，也是说明滞涩不畅之意。所谓如病蚕食叶，无非是形容血液运行缓慢。这种脉象多在中取或沉取时始能体会出来。此脉多发于暴怒，或血少精伤。

〔近似脉鉴别〕

缓脉：缓脉去来小驶于迟，有从容和缓之意。

迟脉：迟脉在一呼一吸之中，脉来三至。

结脉：结脉是脉搏往来缓慢，一息四至，并有停跳。

〔文献选录〕

《金匮要略·腹满寒疝宿食病脉证并治》："问曰：人病有宿食，何以知之？师曰：寸口脉浮而大，按之反涩，尺中亦微而涩，故知有宿食，大承气汤主之。"

《伤寒论·辨太阳病脉证并治》中指出："伤寒，阳脉涩，阴脉弦，法当腹中急痛，先与小建中汤，不瘥者，小柴胡汤主之。"

这都说明涩脉是因寒凝导致气血流行不畅所致。但宿食停留也可以见涩脉，一般多是气分郁结，气机不畅而成。

〔涩脉主病〕

涩脉，多是气血流行不畅而出现的脉形。新病多属气分郁结，气滞而血流不畅，多形成疼痛。久病即属于血少寒凝，血因寒而凝滞不畅，甚或闭而不行，如妇女闭经之病。李时珍说："涩缘血少或伤精，反胃亡阳汗雨淋，寒湿入营为血痹，女人非孕即无经。"这确实与临床现象是符合的。

也有因宿食致涩者，其舌苔必厚。这是由于食滞阻遏气机，气血不畅所致，必须去其瘀滞，化其宿食，如承气汤、化滞丸、保和丸之类。

〔涩脉兼脉〕

1. 涩兼沉

（1）涩兼沉，按之细弦，重按沉涩不畅者。沉则主里，涩属气郁。新病暴发者，多是由于大怒之后，气血逆乱，气分结滞，患者多面青暗晦；久病多是气血郁滞，或气血不足。按之弦细，可以肯定是血虚肝郁。当养血解郁。

（2）涩兼沉，按之细小且弱，沉取弦迟似有力者。涩为血少精伤，细小且弱是元气虚衰。沉取弦迟，是久病寒凝，气血不畅，多是积聚、癥瘕一类沉寒痼冷之陈疾。治之必须用温寒、通经活血等方法。

（3）涩兼沉，按之濡软迟缓者。涩脉是血脉失去濡养，濡软是气虚阳不足，迟缓乃血虚寒冷，气血不能流畅，可能发为寒湿之痹。当以温经散寒、通络、缓痛方法治之。

（4）涩兼沉，按之虚微，两尺若无者。涩主血少失精，男子失精女子崩。这是说虚人伤精失血过度，表面上脉沉涩，按之必虚微或两尺虚微若无。治当以养血填补为法。

（5）涩兼沉，按之关尺实而有力者。见此脉之患者多见腹胀、腹痛、舌苔老黄且厚，这一类的沉涩脉，属于有余之邪。必须用攻克之药，以消导之。

2. 涩兼迟

（1）涩兼迟而按之沉细弱无力者。涩为血少精伤，迟主不足。按之沉细弱无力，全是里虚气衰，正气不足。当以温寒益气为治。

（2）涩兼迟，按之濡软，重按虚微若无者。涩为阴精不足，迟脉多主寒凝。濡软虚微若无，属气分过虚，中阳大衰，命火式微，元阳不固，虚亏已极。当温命火，助心阳，标本同治。

（3）涩兼迟，按之弦细，沉取弦而且长者。涩迟全为阳气不能通畅，弦细是阴伤阳有余。沉取弦长，说明内有郁热，属于有形实邪，是有余之病，决非虚证。当祛郁热实邪。

（4）涩迟相兼，按之弦硬，重按迟长有力者。涩迟是气血不能运行，弦硬乃阳亢阴分不足。重按迟长偏有力，是肝郁日久，邪热闭遏，虽属久病而貌似虚证，但不能专事补腻，必须详审舌色与证，仔细参考，切不可以外貌定证，否则病无愈期，越补越重，不可忽视。

3. 涩兼缓

（1）涩兼缓，按之弦细且长，沉取弦实者。涩为血气阻涩，缓为阳气不行，弦细者肝郁血少。沉取弦实者，是里有郁热。多是邪有余，当以调之，开其郁闭。

（2）涩兼缓，按之弦硬，沉取弦而有力者。涩缓皆属郁结之征，按之弦硬为郁热蕴久。沉取有力，也是郁热较深，为有余之实邪。当以祛邪为主。

（3）涩兼缓，按之濡软，沉取虚弱无力者。涩为血少，缓为阳虚。濡软者气分不足，或有湿邪阻遏。沉取虚弱无力，全是正虚阳不足。当以温之养之，大力补正为要。

（4）涩兼缓，按之虚弱，沉取虚微若无者。涩为血少精衰，缓为阳气不足。按之虚弱是阳虚气衰。沉取若无，为元阳火衰，正气不足。当以补正方法。

4. 涩兼虚

（1）涩兼虚，按之弦细，沉取细弦躁动不静者。涩是血少，气分不畅；虚脉主气分不足，阳气已衰；按之弦细，是阴伤血少；沉取细弦，躁动不静，是血虚热扰，大有阳亢之意。可急以育阴潜阳为治。

（2）涩兼虚，按之弦硬，沉取弦而有力者，涩为气血不畅，虚为中阳不足。弦硬是肝阴已亏，肝阳过亢。沉取弦而有力，是邪热亢盛。当先泻邪热，以治其标，余缓图之。

（3）涩兼虚，按之濡软，沉取虚微若无者。涩虚纯属气血两亏，湿阻不化。沉取虚微若无，确为气虚已极，根蒂不固。急以益气补中方法。

（4）涩兼虚，按之涩滞不畅，沉取反带弦象者。涩虚相见，气分不畅，气血流通受阻。本当沉取仍涩，反见弦象，纯属暴怒郁闭，气分因郁不畅所致。治宜疏调开郁方法。

5. 涩兼细

（1）涩兼细，按之弦滑，沉取仍有力者。涩是血少精伤，细为脏阴不足。按之弦滑，为有余之脉。沉取仍有力，说明并非完全是虚，内仍有痰湿蕴热之邪。如舍其标热而单纯顾阴，必将铸成大错。临证宜加详审。

（2）涩兼细，按之弦细略数，沉取细弦数而有力者。涩细全是阴伤血少，按之弦细数则是阴伤有热。又沉取细弦数有力，明显是热郁火邪。当治实热。

（3）涩兼细，按之细弱如丝，沉取微细若无者。涩为血少津液不充，细脉是血虚阴伤。按之细弱如丝，细为血少，弱乃气衰，如丝者，言细弦之状也。阴伤热自生，微细者，阳气大衰也。此处之细，言微弱之无力也，非细脉血少之细。本脉证属气分不足，当以益气为主。

（4）涩兼细，按之虚濡，沉取虚微若无者。涩是血少精气不足，细乃阴虚液少，虚濡乃阳气不足，沉取虚微若无是阳虚气衰。当用补阳益气方法。

6. 涩兼弦

（1）涩兼弦，按之且细，沉取细弦略有数意者。涩为精伤血少，细弦乃阴虚阳亢，沉取细弦略数，是阴伤虚热内灼。当从育阴入手。

（2）涩兼弦，按之滑数，沉取细滑数而有力者。涩弦是血少阴伤，气分不畅。按之细滑数，是痰湿蕴热互阻。沉取滑数而有力，为血虚痰热。总之是偏于有余之邪。以"有余泻之"为法。

（3）涩兼弦，按之细弱无力，沉取虚微者。涩弦全是阴伤血少，按之细弱乃气血不足，沉取虚弱无力则偏于气分不足也。治当益气养血。

（4）涩兼弦，按之弱虚无力，沉取虚微若无者。涩为血少，弦主木郁。按之弱虚，全是阳衰气分太虚。沉取虚微若无，为阳虚已极，下元不足，命火式微。当益气补虚，温补命火。

7. 涩兼结

（1）涩兼结，按之弦细，沉取滑实有力者。涩为血少精伤，弦细者血虚失于涵养。沉取滑实，说明实质是有余，并非不足。治宜虚实兼顾。

（2）涩兼结，按之弦硬，沉取两关弦实者。涩结都是血少气分不足。弦硬属郁热，偏于邪实。沉取两关弦实，是肝胃不和，木土相克。当以调和木土。

（3）涩兼结，按之濡缓，沉取虚弱无力者。涩结而濡缓，为血少精伤，元气不足。沉取虚弱无力，亏在下元，中气虚衰。当用填补下元，益气固本方法。

（4）涩兼结，按之虚缓，沉取微弱若无者。涩是血少，结为气结，虚是阳虚，缓主气衰。沉取微弱无力若无，是本虚气衰。应大补元阳，从本治疗。

8. 涩兼代

（1）涩兼代，按之弦实，关脉尤甚，沉取弦实有力者。涩为气血不足，精液衰少。代脉定时停跳、两关尤甚，是木郁土壅，蕴热结滞之象，绝非虚证。当以疏调郁结方法，治在肝脾。

（2）涩兼代，按之弦细，沉取略有力者。涩代全是气血不充而经脉失于濡养之故，弦细偏于血少。但沉取略有力，不能断成虚衰。当从养血调木郁考虑。

（3）涩兼代，按之细弱，沉取虚微若无者。涩为血少，代是不足，多是气血不能正常运行。细弱之脉乃血虚气弱，沉取虚微若无说明阳虚气衰。当大补气血。

（4）涩兼代，按之虚濡，沉取力弱者。涩代全是不足，虚濡又主湿阻气衰，沉取力弱也是正虚气血不足。当以养血益气之法。

芤 脉

〔定义与形象〕

芤脉是一种失血的脉象，一般多见于暴然失血过多的患者。芤脉的形态是浮大而软，按之中空，两边实，状如葱管。

〔近似脉鉴别〕

浮脉：浮脉按之不足，举之有余，如水漂木。

虚脉：虚脉浮大而濡，又有缓软之意。

洪脉：洪脉来势较盛去略衰，近似浮大而缓软。

革脉：革脉浮位而弦，并虚晃不稳，加力压之则无。

〔文献选录〕

《伤寒论·辨阳明病脉证并治》："脉浮而芤，浮为阳，芤为阴，浮芤相搏，胃气生热，其阳则绝。"

〔芤脉主病〕

芤脉，多见于暴然失血之后。因为失血过多，虚火上炎，所以脉形多见浮大。因为暴然失血过多，所以脉管明显空虚，故见中空。慢性病的失血，或月经淋漓日久，体质虽差，但不会见到芤脉，这是我们要掌握清楚的。

〔芤脉兼脉〕

1. 芤兼浮

（1）芤兼浮，略濡软，沉取虚微若无者。芤主暴然失血，浮脉多表示病在表位。濡软是气分不足，中阳又虚。沉取虚微若无，是阳虚气衰。当用补正方法。

（2）芤兼浮且濡滑，沉取滑弦力弱者。芤为失血之脉，浮主表位，濡滑者说明湿热蕴郁于中，沉取弦滑力弱也证明是里热蕴郁之证。当以清化痰浊方法。

（3）芤兼浮带弦细，沉取弦急者。芤浮相兼，失血多在阳分，可能是浅表部位。从弦细看，说明是血少阴伤之象。沉取弦急，是热郁于内。当以清化法治之。

（4）芤兼浮，中取弦急，沉取弦急略数者。芤浮是属失血之疾。弦急乃是热郁于内。沉取弦急略数，说明热郁于里。可用清热和营，凉血化瘀等方法。

2. 芤兼缓

（1）芤兼缓，带虚濡，沉取虚微若无者。芤主暴然失血，缓脉多为湿郁不宣，虚濡者正气大伤。沉取虚微若无，是失血之后，气分大伤。急以扶正固本，当用独参汤，防其亡血气脱。

（2）芤兼缓，带弦滑，沉取弦细而急躁不静者。芤缓相兼，失血而又兼气伤。又按之弦滑、沉取弦细急躁不静，为阴伤虚热上灼。当以育阴折热之法。

（3）芤兼缓且洪滑，沉取无力者。芤为失血，缓乃气伤，洪滑者热郁之甚而气分又伤。从沉取无力来看，确是气伤较重。当以益气为本，清热是标，参考主证，再行处理。

（4）芤兼缓略弦实，沉取弦滑实有力者。芤缓是失血气分亦伤，弦实是热郁较甚，沉取弦滑有力说明是热邪甚重。当以泻热为急，俟热减血和，出血自止。

3. 芤兼促

（1）芤兼促，按之弦滑细数，沉取细促有力者。芤主失血，促乃热郁之象。弦滑细数，全是阴伤虚热上灼。沉取细促有力，是为热邪实邪。当从泻热为治。

（2）芤兼促且洪滑，沉取弦促力弱者。芤促相兼，多是热郁失血之脉。按之洪滑是热郁实火上灼，沉取弦促是肝郁热蕴，力弱者乃正气受伤。当先以泄热法治之。

（3）芤兼促，略濡滑，沉取虚软无力者。芤促是热郁出血，濡滑乃阳虚气弱。沉取虚软无力，也是正虚气衰。当从补正入手。

（4）芤兼促，略虚微，沉取若无者。芤兼促，是火热之郁迫血妄行。虚微者，是正虚气分不足。沉取若无，是气虚中阳又亏。以补中益气、培本填下法治之。

4. 芤兼结

（1）芤兼结，带弦滑，沉取滑实偏有力者。芤为失血之脉，结乃气结血滞，故缓而时止。弦滑乃痰湿蕴热之象，沉取滑实偏有力为痰热偏实之证。当以清化痰热为治。

（2）芤兼结，带弦细，沉取迟缓而有停跳者。芤为失血，结乃气血结滞之象，弦细属阴伤热郁。沉取迟缓且有停跳，是热邪结滞，血脉受阻。此非虚象，当先调理，以观其后。

（3）芤兼结，按之濡缓，沉取虚软无力者。芤结互见，主失血与气血结滞，濡缓乃湿郁之象。沉取虚软无力，是阳虚正气不足。当用益气补中之法。

（4）芤兼结，按之虚弱，沉取微弱若无者。芤结按之虚弱，虽是失血，却有中气不足部分；或是暴怒闭滞，气机不畅，如面青者是暴怒郁结之象，如面色㿠白者，多有气脱之可能。

5. 芤兼代

（1）芤兼代，按之虚濡空大，沉取虚大若无者。虚大芤代结合是阳虚中气不足。沉取虚大若无，是根蒂不固。当以补益正气。

（2）芤兼代，按之濡滑，沉取虚弱力差者。芤为失血，代脉多虚，按之濡滑乃湿郁中宫之象，沉取虚弱无力是偏虚之病。可酌进补益，但不可过猛，量亦须轻，观察治之。

（3）芤兼代，按之弦细，沉取细弦且滑，略有躁动之象者。芤代之脉，如按之弦细是血虚肝郁之象。沉取细弦滑又有躁动之意，说明是热郁之象。当以清化为治。

（4）芤兼代，按之弦滑，沉取弦滑急躁，重按有力者。见此脉，当从热郁痰火入手治之。如体质差，可缓治之，或重药轻投，但不可用补法。

6. 芤兼数

（1）芤兼数，按之弦滑，沉取弦滑数有力者。芤为失血之脉，数乃热象。按之弦滑，且沉取弦滑数而有力，是邪气实。当先祛其邪，以折其热。

（2）芤兼数，按之弦细，沉取弦细小滑而数者。芤数之脉为热迫失血，按之弦细是阴伤之体。沉取弦细小滑数，说明是阴伤热扰。当先以清其邪热为主。

（3）芤兼数，按之濡滑，沉取濡软虚弱无力者。芤数者热迫亡血，按之濡滑是湿阻之象，沉取濡软虚弱无力是气分不足。当考虑用补正法。

（4）芤兼数，按之细弦小数，沉取细小弦数，重按无力者。芤数按之细弦小数，说明阴伤液亏，虚热化火。又按之无力，则说明是虚证。当从益气增液入手，但不可过用甘温。

（5）芤兼数，按之虚软，沉取虚微数无力，重按若无者。芤数之脉，为虚热失血。按之虚软、沉取虚数无力、重按若无，全说明正气不足，气不摄血。

当以益气固阳为法。

7. 芤兼迟

（1）芤兼迟，按之虚微无力，沉取微弱若无者。芤为失血，迟则主寒。虚微者阳气不足，沉取微弱若无，亦说明阳虚气衰。理当补正为治。

（2）芤兼迟，按之濡软，沉取濡滑且迟者。芤迟结合，为正衰失血。濡软者乃气分之虚，湿邪阻遏阳气。沉取濡滑且迟，为气弱湿阻。

（3）芤兼迟，按之弦滑，沉取弦滑较有力者。芤迟而按之弦滑，为痰热蕴郁之象。沉取弦滑较有力，是热郁于内。治之当用清法。

（4）芤兼迟，按之细弦滑，沉取弦滑迟有力者。芤迟而按之细滑，此属阴不足而热郁之象。沉取弦滑迟也说明是热象。可先以治热郁为主。

8. 芤兼洪

（1）芤兼洪，按之滑实，沉取弦滑有力者。芤为失血，洪是虚热。按之滑实，此火热偏实，热炽于内。沉取弦滑有力，是火热之邪内蕴，偏于实火。当用泻法。

（2）芤兼洪，按之弦细，沉取弦细滑有力者。芤兼洪为热郁失血，内热过炽。按之弦细是阴伤。沉取弦细滑有力，是阴虚内热，偏于实火。

（3）芤兼洪，按之濡滑，沉取虚微力弱者。芤洪是热郁于内，失血之脉。按之濡滑，乃正气又伤，或湿阻之象。沉取虚微力弱，是正衰气分大伤。当从益气着手。

（4）芤兼洪，按之虚微，沉取若无者。芤洪相兼，热郁失血；按之虚微，正气大伤；沉取若无是元气不足，中阳大虚。当以益气补正之法。

9. 芤兼虚

（1）芤兼虚，按之虚微，沉取细小带弦者。芤为失血，虚乃正衰。按之虚微，说明正气大衰。沉取细小带弦，此是阴分不足，血虚之象。当以养血益气之法。

（2）芤兼虚，按之虚微，沉取虚微若无者。芤虚之脉，是失血气伤之象。按之虚微是正气大伤。沉取虚微若无，是正气衰而势将虚脱。急当益气固脱，防其厥变。

（3）芤兼虚，按之弦细，沉取弦细数者。芤为失血，虚乃气虚。按之弦细是血少阴分不足，沉取弦细数，是血虚阴伤，虚热之象。当先泻其有余，补其不足。

（4）芤兼虚，按之弦滑，沉取弦滑数者。芤虚是失血气衰，按之弦滑乃肝热阴伤。沉取弦滑数，说明热邪内蕴。当以泻火折热为治。

10. 芤兼微

（1）芤兼微而按之弦细，沉取弦急者。芤为失血，微为阳微。按之弦细乃阴伤木郁之象。沉取弦急，亦说明热郁筋急。当以和阴折热、柔肝育阴之法。

（2）芤兼微，按之弦滑，沉取有力者。芤为失血，微为阳微。按之弦滑，此热之象也。沉取有力，亦属有余之征。当以泄热和阴，余缓治之。

（3）芤兼微，按之微弱，沉取弦细者。芤乃失血之脉，微为阳微气弱，沉取弦细是阴伤木郁。当用养血柔肝之法，暂勿用益气药。

（4）芤兼微，按之微弱，沉取若无者。芤微相兼，失血气伤，中阳大亏，按之微弱，沉取若无，全是虚弱已极、脱厥在即。急当益气回阳，防其不测。

御医脉案

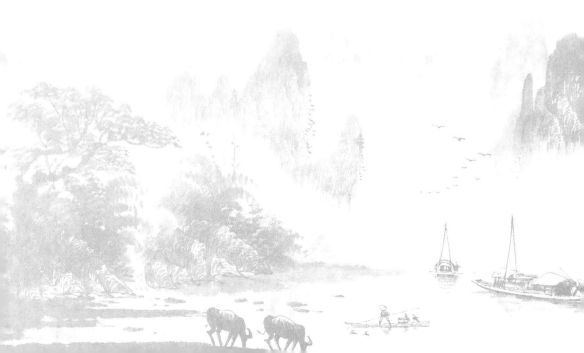

第三章　宫廷外部脉案

◎ **风寒感冒案**

赵右　27 岁。

风寒束表，身热恶寒，脉象浮紧。辛温解肌。

苏叶二钱　桂枝尖一钱半　白芍三钱　生姜三片　大枣三枚

〔**按**〕此桂枝汤君以苏叶，寓麻黄意而不泥其药，脉虽浮紧，却不避桂枝，其善用经方，且精于加减者也。

◎ **寒湿阻遏气短案**

潘左，65 岁。

右脉寸关濡滑且弱，左脉弦细无力。自述一身无力，经常气短。脾土受寒湿所遏，中阳肺气皆虚。助其肺气，运化脾湿，振其元阳，病自愈矣。

吉林参三钱（煎兑）　黄芪五钱　茯苓三钱　土炒白术三钱　草豆蔻三分
茅术二钱　陈皮二钱　法半夏三钱　炙甘草三钱

〔**按**〕脾为生气之源，肺为主气之枢，脾为肺之母。今脾土为寒湿所遏，中阳受损，运化无权，不能化生水谷精微以奉周身，故一身无力。脾不散精以充肺，则肺气亦虚，肺虚则气短不足以息。左脉弦细无力，说明气血亏虚，脉道失充，肝失柔养。右脉寸关候肺脾两脏，濡滑之脉主痰湿内停，弱脉提示肺脾之气俱不足。以脉测症，尚可见咳嗽痰多、食欲不振、腹胀便溏等，舌质必淡胖，舌苔必白腻滑润。本证以中阳不振为本，以肺气亏虚、寒湿阻遏为标，治当培土生金，补中健脾，兼化寒湿。

本方系由六君子汤加味而来，旨在健脾益气，散寒燥湿，兼补肺虚。方中遵《内经》"气虚者，补之以甘"之训，以人参之甘温，大补元气，健脾益肺，配伍"甘温纯阳"之黄芪，"补诸虚不足"，"益元气"，"壮脾胃"（《珍珠囊》语）。白术味甘苦而气温，入脾、胃经，甘温益脾胃之阳气，苦温燥脾胃之寒湿，脾喜燥而恶湿，白术正为脾之所喜，故为补脾之要药；苍术辛苦而温，其气芳香，功近白术，但温燥之中又有散性，以外散风寒，内燥脾湿而见长。二术合用，则健脾燥湿之力大增。陈皮、半夏，辛温而燥，理气健脾，燥湿化痰，和胃降逆。茯苓甘淡，健脾宁神以助参芪，渗湿利水以助陈、夏。草豆蔻辛温开散，温中行气，燥湿开郁。炙甘草甘温补中，健脾益气，兼和诸药。脾气健，肺气充，阳气振奋，寒湿尽化，病焉不愈？

◎ 湿热蕴郁身热不退案

朱左，81岁。

身热半月未退，面色垢浊，舌白腻厚，脉象迟缓，沉取仍有躁意，中脘满闷，上半身阵阵汗出，两耳不聪，神志尚清。湿热蕴郁不化，三焦气机未通，湿温之症，拟用宣阳化湿以利三焦，芳香醒脾少佐导滞。油腻当忌，防其本不胜病。

苏、藿梗各三钱　佩兰叶三钱（后下）　白蔻仁七分（研）　苡米三钱　茯苓皮三钱　杏仁三钱　鸡内金三钱　焦神曲三钱　淡豆豉三钱　栀子皮二钱　新会皮一钱　西洋参三钱（另煎兑）

〔按〕湿温之病多发于夏秋雨湿较盛季节，由感受湿热之邪所致。夏末秋初，气候酷热，雨水较多，热蒸湿动，氤氲弥漫，人处于湿热之气的包围之中，脾胃功能多较呆滞，复因贪凉饮冷，饥饱不调，损伤脾胃，导致湿邪困阻中焦，外在之湿热便可乘机内侵，内外相合，病乃作矣。湿为阴邪，其性重浊黏腻，易阻遏气机。湿热裹结，热在湿中，如油入面，难解难分，发病缓慢，胶着难解，病势缠绵，久久不愈，故本案患者身热旬余而未退。脾为湿土之脏，胃为水谷之海，脾主运化水湿而恶湿。长夏季节湿气较盛，脾胃运化功能又较呆滞，再感湿邪，必困阻脾胃，影响脾胃运化功能，阻遏气机升降，故湿温以脾胃为病变中心，出现中脘满闷、腹胀纳呆等症。三焦为元气和水液运行的道路，湿性散漫，重浊就下，湿邪为患，多弥漫三焦，且沿三焦之道路循行传变，阻碍三焦气机。湿热蕴郁，熏蒸于上，腠理不固则上半身阵阵汗出，但因湿性滞着难去，则汗虽出而热不退。湿浊上蒸，气机阻滞，气血不能上荣于面，则面色垢浊。清阳不升，清窍被蒙则两耳不聪，表情淡漠，甚至神识昏蒙。湿阻阳气，气血运行涩滞，则脉来迟缓。沉取躁动不安，说明热郁于里，不能伸展。舌苔白腻且厚提示湿邪偏盛而热象不重。由于病变以脾胃为中心，弥漫三焦，故治疗应当宣阳化湿，通利三焦，芳香醒脾，兼以导滞。

方中藿香梗、佩兰均为辛窜芳香之品，可疏通肌腠，化湿透邪，藿梗又有行气之功，苏梗宽胸利膈，理气和中。淡豆豉味辛微温，宣阳化湿。肺主一身之气，外合皮毛，主宣发肃降，为水之上源，肺气宣则气机畅，表气通，湿可外散，肺气宣则水道通调，三焦畅达，水湿得以下行，故用杏仁开宣肺气，以奏"启上闸，开支河，导水势下行"之功。蔻仁辛温芳香，和中理气化湿，气化则湿亦化。栀子皮苦寒，清热利湿，泻三焦之郁火。茯苓皮淡渗利湿行水。苡仁米甘淡渗利湿邪，使之从小便而出，生用兼可清热，炒用又能健脾。杏仁开上，蔻仁畅中，茯苓皮、苡仁渗下，合用之则分消走泄，使湿去热孤。陈皮理气健脾燥湿，醒脾开胃。鸡内金、焦神曲消食化滞，助中焦运化。章虚谷说："三焦升降之气，由脾鼓动，中焦和则上下顺"（《医门棒喝》）。中焦和，脾胃健运，则水湿自化。总之本案湿重热轻，故治疗以祛湿为主，湿去则热亦不能独存矣。又配入西洋参补气养阴，清火生津，既助栀子以退热，又防暑热伤阴耗气，兼可制约祛湿药物之燥烈之性。肥甘油腻之品，易损伤脾胃，阻滞气机，加重病情，故必须禁止，代之以清淡、稀软、易消化之品。不可不慎。

◎ **热入营血温疹案**

蔡左，28岁。

温疹一涌而发，面红身热，口干心烦，皮肤斑疹甚密，六脉洪滑而数。温邪蕴热深入营血，势将神昏致厥。甘寒育阴，凉血泄热。荤腥油腻皆忌，防其增重。

细生地八钱　元参八钱　知母三钱　麦门冬三钱　僵蚕三钱　蝉衣一钱　杏仁三钱　生石膏八钱　连翘三钱　忍冬花三钱　花粉三钱　犀角一钱（煎汤兑）　紫草三钱

〔按〕本按属于外感温邪，卫气营血俱病，外发斑疹之证。斑与疹均为肌肤表面之红色皮疹。其点大成片，不高出皮肤，扪之不碍手，压之不退色者为斑；形如粟米，高出皮肤，扪之碍手，压之退色者为疹。斑之形成，乃血气两燔所致。外感温邪，阳明受病，气分热炽，内迫于血，气血两燔，邪热迫血妄行，灼伤血络，使血溢于脉外，瘀阻于肌肤而成斑。疹之所成，乃卫营合邪。温邪外袭，表气不畅，肺卫失宣，邪热内窜营分，鼓动气血外行于表，使血瘀滞于肤表血络之中而成疹。章虚谷说："热闭营中，故易成斑疹，斑从肌肉而出属胃，疹从血络而出属肺"（《医门棒喝》）。陆子贤说："斑为阳明热毒，疹为太阴风热。"本案患者，感受温邪，肺胃同病，入营迫血，热毒深重，闭遏于里，鼓动气血，故见斑疹一涌而发，密布于肌肤。热盛于里故身热。阳明之经行于面部，阳明里热蒸于上则面红。热伤阴津则口干，病偏于卫气则口干欲饮，病偏于营血，则口干反不欲饮。脉洪滑且数，为气热沸腾之象。心主血脉，营血通于心，营血热炽，上攻于心则心烦。若温邪蕴热，久郁不解，上闭心窍，则神昏谵语。热闭于里，阴阳气不相顺接，则发为四肢厥逆。病势深重，治疗刻不容缓。陆子贤指出："斑宜清化，勿宜提透；疹宜透发，勿宜补气"（《六因条辨·斑瘀疹瘰辨论》）。即指治斑宜清胃泄热，凉血化斑，治疹宜宣肺达邪，清营透疹。若斑疹同见，当以化斑为主，兼以透疹，不可妄用升提和滋补，否则必助长热势或致邪热内闭，发为吐血衄血、神昏、痉厥之症。本证虽卫气郁闭，亦不可辛温发散，恐其伤阴助热；气热虽炽，亦不可苦寒攻下，恐其伤阳导致邪陷。只可宣肺泄卫，清热泄火，甘寒育阴，凉血化斑。胆欲大而心欲细，孟浪不得。

方中蝉衣、僵蚕，开肺气，散风热，透疹外出。杏仁宣通肺气，助气机之流转。连翘、忍冬花，清热解毒，轻宣疏散，透热外达。石膏味辛甘而气大寒，入肺胃经，能内清肺胃之火，外解肌肤之热，并能生津止渴除烦。知母味甘苦而气寒，清三焦之火而润燥养阴，与石膏相配，名曰白虎，有金飚退热之势，大清肺胃气分之热而保津液。花粉、麦门，甘寒育阴，清热润肺。生地、玄参，甘苦而寒，清热凉血，养阴增液解毒。犀角苦咸性寒，入胃经而清热，入心肝而凉血止血，安神定惊，擅解血分之热毒。紫草甘寒，归心、肝经，专入血分而凉血活血，解毒透疹，兼滑肠道。诸药相配，两清气血，宣肺透邪，使邪热退，则血自止而斑可化，气机调，营卫通而疹可透。

辛辣荤腥油腻之品，能助火敛邪，壅塞胃肠之气，使邪毒内闭不得外透，故均在所忌，防其加重病势，可服食清淡流质易消化之品，以助生津退热。

◎ **风温蕴热入营发疹案**

施小孩，3岁。

发热三四日，两目眵封，流泪较多，两耳后似有小点，上腭红晕瘀点，阵阵腹中作痛。风温蕴热入营，势将布疹。用宣疏清化方法。深恐连热增惊，饮食宜慎。

蝉衣一钱　炒牛蒡子二钱　僵蚕二钱　鲜芦根三钱　钩藤二钱　川贝母二钱

〔**按**〕发疹之证，缘由感受风热邪气，肺卫失宣，体表气机不畅，风热邪气内窜营分，鼓动气血外行于表。卫有邪阻，营有热逼，气血郁于体表不得宣扬，血瘀于肤表血络之中而成疹，其形如粟米，高出皮肤，拂之碍手，压之退色。

肝胆同属风木，足少阳胆经之分支"从耳后入耳中，出走耳前，至目锐眦"，足厥阴肝经"循喉咙之后，上入颃颡，连目系"。小儿为纯阳之体，阳常有余，今受风热之邪，风气通于肝，风热之邪极易循肝胆经脉上扰，故见两目眵封，泪水汪汪，两耳后小疹点，上腭红晕瘀点等发疹之先兆症状。肝气横逆于中，则腹中阵阵作痛。卫气郁遏则发热，若发热持续不解，则有引动肝风而见惊厥之虞。疹之发也，自上而下，从上腭、口腔、耳后，继而头面及背部，逐渐遍及胸腹四肢，约3~4天内，以手足心见者为出齐。总以红活荣润，渐次出齐者为顺。治疗当用宣肺疏卫、辛凉清解之品以透疹外出，肺卫畅达，气机流畅，风热外散，疹毒得以尽透而出，则营热自解，此亦为透热转气法。此外，治疗本证切忌早用过用寒凉，以防疹毒内闭。

方中蝉衣甘寒，入肝肺二经，既能清开肺气，疏散风热，透疹外出，又能清散肝经风热。牛蒡子辛苦而凉，升浮之中又有清降之性，既能外散风热，又能内解热毒，疹出之初，是为必用。肺胃为风热毒邪常犯之地，故用芦根之甘寒，清肺卫而生津液，肺热清则肺气宣而卫气和，促使疹毒透发。川贝母清热化痰而润，助肺气宣降。钩藤、僵蚕，清热平肝，祛风透疹。辛温升提之品切忌。

除药物治疗外，还应对患儿加强护理，室内应通风，勿过寒勿过暖，宜潮润，避免强光刺激，以保护眼睛。饮食宜清淡易消化，肥甘荤腥当忌。

◎ 虚喘案

例1 周左，70岁。

肾为生气之本，肺主一身之气。金水不能相生，喘哮经久难痊。舌光滑而体胖，脉虚软而两尺无力，用金水互生方法，宗督气丸。

五味子三钱　熟地黄四钱　上肉桂一钱半　干姜一钱　白芍三钱　半夏三钱　山萸肉二钱　老山参二钱（另煎兑）　蛤蚧尾一对（另煎兑）

〔按〕喘哮经久不愈，舌体胖而光滑，脉虚软而尺部无力。此虚喘在肾，故用补肾纳气法，乃取子虚补母之义，故曰金水互生也。

例2 通县孙某，男，65岁。初诊日期：1927年12月。

患者久喘，时轻时重已历三十年余，入冬以来病势日渐增重。自觉下肢清冷如冰，小溲清长，大便质稀。经常腰痛，天寒尤甚，夏季稍轻。头晕后脑作痛，胃纳不佳，精神萎靡，形体瘦弱，面色青黄，舌白苔腻质略红。曾用中西药物及注射针剂等皆不效。观其面黄形瘦，呼吸急促，闭目难睁，苔白腻润。脉象两手寸关虚滑似洪，按之软弱，尺部若无。此系幼年过度劳损，肾气早衰，金水不能互生，元阳不足，中焦寒冷，运化失职。当以温命门、补下元而治其本，辛开郁、肃肺气，少佐敛阴，防有脱变之虞。

川桂枝三钱　白芍四钱　细辛一钱　干姜一钱　芡实米五钱　党参四钱半夏三钱　五味子二钱　蛤蚧尾一对（另煎兑）

二付。

二诊：前投填补下元、肺肾同治，使其金水之气互生，喘逆稍轻，已能平卧。诊其脉象滑大而软，尺部无力。仍属下元不足，根蒂不固，中阳虚亏，再行填补肺肾方法。

南百合三钱　熟地黄五钱　上台党三钱　甜杏仁三钱　五味子二钱　干姜一钱　细辛五分　桂枝一钱　白芍八钱　蛤蚧尾一对（另煎兑）

三诊：继服填补肺肾方药六剂之后，喘逆已平，胃纳渐开，精神已渐恢复，舌面渐布有苔，脉沉弱似已有神，夜间已能入睡，喘逆汗出未作。肾损及肺，下元亏耗，仍议填补法。

台党参一钱　仙茅三钱　仙灵脾三钱　芡实米八钱　胡桃肉六钱　熟地黄五钱　五味子二钱　生牡蛎一两　紫河车二钱（研冲）

十付。

四诊：前进填补方药十剂，以金水相生为主，喘咳已平，行动似已有力，夜已平卧安寐，饮食二便如常，腰痛大减，面色萎黄。再以前方增损，以古法膏滋药缓调之。

台党参一两　黄芪二两　甜杏仁一两　款冬花一两　阿胶二两　马兜铃三钱　熟地黄一两半　生地黄一两半　芡实米一两　仙茅一两　仙灵脾一两　半夏八钱　胡桃肉一两　五味子六钱　茯苓一两　远志一两　白芍一两半　生牡蛎二两　珍珠母二两　紫河车一具（焙黄研）

上药选配道地，如法炮制，共入紫铜锅内，以文武炭火浓煎，约八小时，至气味相透，滤净渣滓，再以文火煎去其水分，使其浓度较高，将方中阿胶烊化，再加冰糖半斤，蜂蜜半斤，拌匀，再加肉桂粉一钱，再拌，以滴水成珠为度，俟冷成膏，放入瓷罐内收贮，避免阳光照射。每日早晚各服一匙，加温水送下。如遇感冒暂停。经服一年而基本痊愈。

〔按〕本例久喘不已，治之非属易治。诊脉两尺若无，下虚显然。从按之虚软且弱来看，定是下虚已极，金水不能相生。先父尝谓："诊脉需察四部，浮、中察其标象，按、沉定其本质。"今脉来洪滑，按之软弱，知其本质属虚，故两投填补之剂，遂得喘定平卧，胃开神复，脉转沉弱，已无喘脱之虞。终以填补膏滋药久服固本，而竟全功。

◎ 阳气虚弱喘满肿胀案

赵右，72岁。

秋令渐深，肺金行令，肺主一身之气，性喜肃降，肺气不足则肃降力差，中阳虚必少气无力，下肢沉重作肿，喘满不能平卧。益其气兼化湿邪，湿邪化则肿胀自退。当忌盐类。

绵黄芪八钱　西洋参三钱（另煎兑）　杭白芍三钱　炙杷叶三钱　桂枝二钱　白术二钱　防己四钱　茯苓三钱　生姜三片　大枣五枚

〔按〕肺居上焦，其气以清肃下降为顺，职司一身之气，主通调水道；脾位中土，为气血生化之源，主运化水湿。脾化生精微以充肺，肺肃降气机以助脾。今肺脾两虚，水谷不化精微，则气血亏损，宗气生化乏源，呼吸失助，肌肉失养，故见少气不足以息，体倦无力。水液之代谢，有赖于肺气之通调，脾气之转输，还要靠肾阳蒸腾化气为之主持。患者年愈古稀，肾气必衰无疑，肾气不足，肺气不降，脾气不运，则水湿留聚，水湿流注于下，则下肢沉重肿胀，水气上凌于肺，肺气益不能降，则见喘满不能平卧。治疗当运脾降肺，益气化湿，通阳利水。盐类能伤肾助湿，故在所忌。

方中用大剂黄芪，甘温入脾肺，补气益阳，"内补治虚喘"（《药性论》），利水消肿胀。西洋参苦微甘而气寒，入肺肾而补气养阴清火。白术、茯苓，健脾益气，燥湿利水。炙杷叶降气平喘，化痰止咳。防己苦辛而寒，入肺、膀胱经，善能利水消肿，祛风止痛。用白芍苦酸入肝、脾，养血敛阴，利水缓急。《本经》称其："主邪气腹痛，……止痛，利小便，益气。"桂枝辛温发散，通阳化气，利水消肿。大枣甘温，补脾益气养血安神以助参芪。生姜辛温，通阳利水，和胃调中以助苓、桂。二者合用，能调补脾胃，协和诸药。脾气健旺，肺行治节，水道通调，则肿胀自退。

◎ 阳气不足久咳肿胀案

贾左，66岁。

久咳，面目一身皆肿，日晡下肢肿势尤甚，六脉皆是沉弱无力。中阳不足，水饮不化。益气温阳，兼以化饮。

粗桂枝三钱　淡干姜二钱　炮附子三钱（先煎半小时）　吴茱萸二钱　云茯苓三钱　法半夏三钱　炒白术三钱　炒川椒二钱　防己三钱

〔按〕本证与《金匮要略》所载饮证相类。《金匮要略·痰饮咳嗽病脉证并治》

云："咳逆倚息，短气不得卧，其形如肿，谓之支饮。"水液属饮，全赖阳气以转输、蒸化。久咳伤肺，复加年高气弱，脾肾之阳不足，尤其中阳一虚，不能运化水谷精微，则上不能输精以养肺，则咳嗽难愈，下不能助肾以制水，则水湿泛滥，饮邪流溢，故面目一身皆肿。日晡指下午三至五点左右，为阳明中土司令之时，今中阳不足，水液下趋，故日晡下肢肿势尤甚。脉沉主里，阳虚无力推动血液运行故脉沉弱无力。总属阳微阴盛，本虚标实之候。仲景云："病痰饮者，当以温药和之。"（出处同上）故治疗应温阳益气以化水饮。

方中桂枝辛温，通阳补中，利水化饮。《本草疏证》指出："和营、通阳、利水、行痰、补中、下气，为桂枝六大功效。"配伍干姜，取其辛热之性，既温肺散寒以化饮，又温运脾阳以祛湿。附子大辛大热，补火助阳，温肾暖脾。《本草纲目》引张元素云："附子以白术为佐，乃除寒湿之圣药。"白术苦温，健脾燥湿；茯苓甘淡，健脾渗湿，两药合用，一以化既聚之饮，一以杜生饮之源，标本同治。吴茱萸辛苦而热，暖脾胃以散寒邪，"利五脏，去痰冷逆气"（《名医别录》）。川椒乃"纯阳之物，其味辛而麻，其气温以热。入肺散寒治咳嗽；入脾除湿，治风寒湿痹，水肿泻痢；入右肾补火，治阳衰溲数、足弱、久痢诸证。"（《本草纲目》）。防己化气行水，利湿消肿。半夏燥湿化痰，降逆止咳。阳旺气足，饮除湿化，肿咳可愈。

◎ 阴虚气弱自汗案

董左，45岁。

汗出多于午后，汗后形寒，脉象虚濡按之若无，口干思饮，自觉乏力。养心阴护心阳，补益其气。

五味子三钱　西洋参三钱（另煎兑）　防风二钱　黄芪五钱　白术三钱　麦门冬三钱　莲花头两枚　生牡蛎八钱

〔按〕汗为心液，乃水谷精气所化。汗出之因，或为热邪蒸动，迫津外泄，即《内经》所谓"阳加于阴谓之汗"，或由卫气不固，腠理疏松，阴津外泄。本案侧重于后者，肺主气，外合皮毛，能布散卫气于体毛，使腠理固密，开合有度，不妄作汗。今肺气不足，则卫气不布，肌表疏松，腠理开泄，故身常汗出，汗后卫气益虚，故形寒畏冷。午后为一日中阳气最盛之时，阳热扰动，津不内守，故汗出多见于午后。汗为心液，汗出日久，心阴受损，脉道空虚，故脉象濡按之若无。阴虚不能潮于上，则口干思饮。气虚机体失养，则倦怠乏力。本证气阴双亏，故治当养心阴、护心阳、补气固表。

本方系由生脉散、玉屏风散和牡蛎散三方化裁而来。方中，五味子补心、肺、肾经，五味俱备，唯酸独胜，性温且润，上能收敛肺气而止咳喘，下能滋肾水以固下元，内可益气生津宁心除烦，外可收卫气肥腠理而止汗，故以为君，仿"肺欲收，急食酸以收之"之意。生牡蛎、莲花头，其味皆涩，本方用之，意在收涩止汗。汗出之因，在于肺虚卫气不固，汗出日久，则损伤阴津，终致气阴两亏，故用西洋参甘寒，补气养阴，清火生津。黄芪补脾益肺，实卫气而固表止汗。白术味甘苦而气温，入脾胃走中焦而补气血生化之源，且可固表止汗，乃培土生金法也。防风走表祛风，兼御风邪。麦门冬甘寒养阴，清热除烦。诸药相配，补中有散，散中有敛，温中有清，固表而不留其邪，祛邪而不伤正，气旺表实，津液充盛，则汗出可止。

◎ 湿郁痞满案

苏右，40岁。

湿郁胸中，肺气失宣，自觉痞满，故右脉濡滑，右脉弦细，此木郁脾胃受克，宣郁化湿，调养肝胃。

半夏三钱　苏梗二钱　茯苓四钱　木香一钱半　砂仁壳五分　鸡内金三钱

〔按〕肺的生理功能概括起来讲，可以说有宣、降两个方面。所谓宣，是指宣发，即宣布、发散。肺主宣发主要体现在以下两个方面：一是由于肺气的推动，气血津液始能布散全身，以温润肌腠皮毛，五官九窍；二是指肺气通鼻窍、玄府等完成气体交换。降，是指肃降，即清肃下行之义。肺居胸中，为身之华盖，其气以下降为顺，肺主肃降，使人体气血津液精微物质向下向内运行。肺的宣降作用是相对而言的，二者常常是互相配合，完成人体气血津液的代谢。如在水液代谢方面，肺的宣降就起着重要作用。肺气宣发，不但可将饮食精微宣发于全身，并能主司汗液的排泄；肺气肃降，可使多余的水液下输于肾与膀胱，从而保持水液代谢正常运行。从本案的病理情况看，肺失宣降，气聚生湿，湿郁气中，则胸闷痞满。另外，肺主一身之气，调节着全身各脏腑组织的活动，肺气郁闭，湿聚胸中，气机阻塞不畅，而影响肝之疏泄，脾之运化，导致木郁不舒，横克脾土，故见右脉濡滑，此为湿郁阻肺，左脉弦细，此为木郁不达，土反受克之象。故以宣郁化湿为主，兼调肝胃。

苏梗性味辛而微温，能行气宽中，《金匮要略·痰饮咳嗽病脉证并治》提出："病痰饮者，当以温药和之。"故大凡水饮湿聚之病，当用温化之品，以行之散之。苏梗性温，宣降肺气，使停聚之水湿得行。用半夏燥湿化痰，入肺、脾、胃经。古云：“脾为生痰之源，肺为贮痰之器。”半夏具有温燥之性，用于脾不化湿，痰涎壅盛，上逆于肺，凝聚不散之证。苏梗与半夏相配降气化痰湿。茯苓甘平，利水渗湿，药性平和，利水而不伤正，助脾运化水湿，使肺清肃下行。木香行气调中，运行脾胃气滞。砂仁化湿行气，用于湿阻中焦脾胃气滞，并能辛散温通，为醒脾和胃之要药。脾胃气运，肺气自得宣降，故用木香配砂仁开通气机。用鸡内金化滞调气，以助水湿消散。细看上述方药有半夏厚朴汤之义，只是用木香、砂仁取代厚朴，并加鸡内金以化积滞，实为脾肺并治，调肝亦寓在其中矣。

◎ 湿阻脾阳案

杨左，40岁。

湿为阴类，困束脾阳，腹中疠痛，积滞不舒，舌白腻润，脉象沉缓濡软，便溏乏力，胃纳不甘。温化其湿，以醒脾阳，调畅三焦，宣展气机。

川桂枝一钱半　炒川椒七分　白蔻仁五分　土炒白术三钱　半夏三钱　木香二钱　炮姜炭二钱

〔按〕湿盛则濡泄。脉来沉缓濡软，全是湿盛之征。中阳一运，湿邪易去，故用温阳调气旋运中阳方法。

◎ 寒湿阻遏腹痛案

杨左。

暑令过服寒凉，腹中阵阵作痛，苔白淡腻滑润，两脉沉涩近迟。寒湿阻遏，脾阳不运。温其寒邪，以缓疼痛。

炒川椒一钱半　川桂枝三钱　炮姜一钱　白蔻仁五分　艾叶炭一钱　法半夏三钱　木香二钱　茯苓三钱

〔按〕脾胃同居中焦，为气机升降之枢纽，主运化水湿，脾胃之运化要靠中阳之温煦、推动。患者中阳素亏，复于暑令天气炎热之时，暴进冷饮或过服寒凉，以图一时之快，致使中阳益伤，运化失职，寒湿内阻，而有冰伏之势。中阳不能温煦，气机为寒湿阻滞而不伸，故腹中阵阵作痛。阳虚寒湿潮于上，故舌淡白而苔腻滑润，寒则涩而不流，寒湿阻遏，气血运行不畅，则两脉沉涩近迟。寒湿下注，阳气不能外达，还可见腹泻便溏、四肢厥逆等症。寒湿颇重，非辛温之品不能开其郁邪，散其寒邪，非燥烈之品，不能除其水湿，解其冰伏。

方中川椒辛热有小毒，走脾胃散风寒而温中除湿。川桂枝暖中焦散风寒而通阳化气除湿，解血脉之寒凝。炮姜、艾叶炭，辛苦而温，偏入血分，通血脉，温经散寒以止腹痛。白蔻仁、木香，辛温芳香，醒脾胃，开湿郁，畅气机，配半夏之苦温燥湿，以开中焦气分之郁闭。茯苓甘淡而平，可健脾通阳，化膀胱之气而利湿。本方辛温燥烈，气厚力雄，使中阳振奋，气机宣通，寒湿得除，而诸症可瘳，正所谓离照当空，则阴霾自散矣。

◎ 气郁停饮胸胁满胀案

陆右，30岁。

恼怒之后，胸胁满胀，水饮不化，肝逆犯胃，脉象沉小且滑，大便通而不畅。和肝降胃，行气化湿。

法半夏二钱半　青、陈皮各二钱　杏仁三钱　黄芩三钱　白芍三钱　干姜一钱　茯苓三钱　砂仁五分（研冲）

〔按〕水饮入胃，经脾的吸收，将水液中的精气，首先向上输送于肺，在肺的作用下，将其中清纯的部分，散于全身而濡养各脏腑组织器官，其余的部分，一经肺的宣发作用输布于皮毛而为汗，一经肺的肃降作用，下达于肾和膀胱，成为尿液排出体外，这就是水液代谢的基本过程。由此可见，在这一过程中，脾胃起着转输的作用。《素问·经脉别论》说："饮入于胃，游溢精气，上输于脾，脾气散精，上归于肺，通调水道，下输膀胱，水精四布，五经并行。"从本病案看，由于脾胃转输不利，水饮不化，停蓄于中，再加上恼怒之后，肝气郁结，横克脾土，脾胃受克，运化更加无力，故胸胁满胀，乃气郁饮停所致。脉象沉小且滑，沉脉主里，湿饮阻滞脉道则脉小，滑脉主司痰饮内蓄。水饮内停脾胃肠间，气郁不舒，则大便通而不畅。总之，为肝失条达，水饮内蓄脾胃。故以和肝降胃、行气化湿为治。

药用半夏、陈皮、茯苓相合而成二陈汤方义，是治疗湿痰的一张主方，无论是痰涎吐咯上出的有形之痰，或水湿凝聚胸膈，留于肠胃，致痞满壅塞、头眩心悸等症的无形之饮，只要是属湿痰停蓄，常以本方化裁。半夏燥湿化痰，和胃健脾；陈皮善理肺脾之气，行气润燥，调中消痰。再以茯苓甘淡渗湿，脾胃调，水湿运，湿痰自消。本方在临床上，还可随症加减，正如前人所说："二陈汤为治痰之总剂，寒痰佐以干姜、附子；热痰佐以黄芩、瓜蒌……"在本病案用药中，就加入干姜、砂仁，用以温散化饮。而加入黄芩清化湿热之品，这是根据脉象沉取见有滑象，为湿饮内郁，恐其渐趋化热，并且半夏与黄芩相配，辛开苦降，燥化湿邪，确得古人治痰饮之妙。再用杏仁开宣肺气，肺气宣发，水液散布，肺气肃降，水液下行，故痰饮易化。用青、陈皮及白芍，疏肝理气，调和肝胃，气道畅达，水道通行，饮邪不生，诸症必愈。

◎ 木郁克土嗳噫案

吴右，48岁。

情志不遂，饮食不调，嗳噫时作，脘腹胀闷，脉象弦滑，右关独盛，舌苔根黄且厚。此是木郁胃受其制。疏调气机，少佐化滞。

旋覆花二钱　苏梗、叶各一钱半　青、陈皮各二钱　大腹皮三钱　半夏三钱　枳壳二钱　瓜蒌皮五钱　鸡内金三钱

〔按〕肝的生理功能主疏泄，即疏通、畅达宣泄之义。肝的疏泄功能正常，在情志方面，则心情舒畅。疏泄太过，即肝气呈亢奋状态，临床常称为"肝气逆"，表现为性情急躁易怒、失眠多梦、胸胁胀痛等。疏泄不及，即肝气呈抑郁状态，临床上常表现为"肝气郁结"，简称为肝郁，常表现为情志不遂，闷闷不乐，意志消沉。在消化方面，肝失疏泄，可影响脾胃之气的升降和胆汁的分泌、排泄，从而出现消化功能异常的病变，如嗳噫时作、脘腹胀闷。患者脉象弦滑，脉弦主郁，滑为痰食积滞，右关独盛，说明肝郁明显。舌苔根黄且厚，胃肠积滞郁热，是木郁胃受其制，脾胃失于运化和降，肠道积滞不化。故疏调气机以解肝郁，调和肠胃，少佐化滞。

药用旋覆花苦辛微温之品，消痰行水，降气止逆，调理肺脾之气而疏解肝郁。用苏梗宽胸利膈，顺气降浊，以其芳香轻灵，助肝气畅达疏泄，胃气和降。用半夏燥湿化痰，降逆止呕，配旋覆花、苏梗降气之力更强。青皮辛散温通，苦泄下行，疏肝破气，散结消滞，陈皮性较温和，偏入脾肺气分，二者相合有疏调肝脾之妙，一则横疏一则降逆。用枳壳行气消积，化痰除痞，用于痰浊气滞，胸脘痞满，配青、陈皮行气消痰，以通痞塞。用大腹皮下气宽中，利水行痰，用于湿阻气滞，脘腹痞闷胀满；用瓜蒌皮消化痰热，利气宽胸；鸡内金消食导滞，调畅气机，三药相配，除积滞，利气机，导浊下行。故痰湿化，气道畅，则百病不生。

◎ 肝木乘土呕吐案

孙右，52岁。

七情郁结，木土不和，肝热胃受其克，土郁气反上逆，呕吐月余不止。分调升降，呕吐自愈。

川黄连一钱五分　干姜炭一钱　法半夏二钱　乌梅炭一钱　黄芩二钱　炒

官桂一钱　砂仁壳一钱（研）　茯苓三钱

〔按〕肝为刚脏，气升于左，在五行属木，主疏泄，主藏血，性喜条达而恶抑郁，体阴而用阳。肝之疏泄功能正常，则人体气机调和，精神愉快，协助脾胃气机升降，以防脾土壅滞，又可促进胆汁之分泌、排泄，助脾胃之消化功能。然就脏腑之特点而言，肝气易郁，肝阳易亢，脾土易虚，若其人忧思恼怒，所愿不遂，七情郁结，便可致肝气郁滞，气机不畅。"气有余便是火"，气郁日久，不得发泄，便可化热化火，肝热上冲，肝气横逆，恃强凌弱，乘脾克胃，侮其所胜，遂致木土不和。但肝气之所以能横犯脾胃，必先有脾土之虚，若脾土不虚，纵有肝木之盛，亦不受侵。肝气犯胃，胃气不降反上逆，故见呕吐。中阳本虚，故病延月余而不愈。除此之外，尚可见胁腹胀痛、口苦、泄泻等症。治当扶土抑木，燮理气机，以复其升降。

方用黄芩、黄连苦寒，清泄肝胃之热以平其冲逆之势；干姜炭、官桂辛热，温中补阳，厚脾胃止泄，寒热并用，以能除其格拒之势。干姜炒炭，守而不走，温而不散。乌梅酸涩收敛，养肝之阴，缓肝之急，止呕止泻，炒炭用，旨在增其收涩之力，且能防其留邪。砂仁壳辛温芳香，辛温能行气温中，芳香能化湿醒脾，用之可调中健脾，理气止痛，止呕止泻。半夏辛温而燥，化痰饮，和胃气，止呕逆。茯苓甘淡，健脾补中，利水渗湿，扶助中土。本方既用姜、桂、夏、砂之辛，复有芩、连之苦，辛以开通郁闭，苦以降逆泄浊，辛开苦降，调理气机，使之升降有序。更有乌梅之酸收缓急，茯苓之淡渗调中。且寒热并投，各得其所。用药虽少，立意颇深，痼疾虽久，亦可痊矣。

◎ 臌胀案

宗左，43岁。

面色萎黄黧黑，形体日渐消瘦，腹大如鼓，筋突脐陷，曾呕血便红，小溲短少。每于心情抑郁，右胁下疼痛立增。半年来伙食难进，左脉沉细小弦且急，右脉沉弦急数，臌胀已成，治之非易，姑予一方，以慰来者之望，备候诸名家正之。

杏仁三钱　半夏三钱　陈皮二钱　小青皮二钱半　蝉衣一钱半　炙杷叶三钱　赤芍二钱　焦三仙各三钱　木香二钱　旋覆花三钱　商陆一钱

〔按〕此臌胀重证，缘于肝经郁结日久，化热克土，三焦不畅，气机不调。从脉象沉弦急数看，知郁热阴伤，皆非佳兆也。处方以调气机为主，希图木土和协，以期三焦通畅。缓以调治，切不可孟浪攻邪，图快一时，不利于病，反致后患矣。

◎ 火衰胃反案

例1　周左，65岁。

肾虚命火式微，中阳不能化气，胁腹痛胀且满，食后难以运化，反逆而上，呕吐完谷，大便不解，夜不能寐，倾诊六脉沉微，尺部尤甚。夫肾为胃关，真火不足，胃失下降之能，阳虚故自觉形寒。温命火以降其逆，胃气行则大解自通。

淡吴萸二钱　上肉桂一钱半　熟附片三钱　干姜一钱　茯苓三钱　砂仁五分（研冲）　胡桃肉四钱　半夏三钱

〔按〕腹痛胀满，呕吐便闭，安得不疑其邪实为患？今切得六脉沉微，尺部尤甚，因思王太仆有云："病呕而吐，食久反出，是无火也。"证属命门衰微，中阳不运，故投温下暖中降逆之剂。

例2　瞿左，65岁。

呕恶漾吐，状如完谷，半年未愈，舌白淡润，大解不通，两手脉息沉弱且涩，再按若无。老年肾虚，命火式微，脾胃无阳以化其气，腹胀且满，食后尤甚。夫肾为胃关，真火不足，胃气无下降之能，阳虚故呕恶漾吐，自觉畏寒。温命火以降其胃，阳气行则大便自通。

淡附片五钱　干姜二钱　淡吴萸二钱　上肉桂一钱半（研冲）　半夏三钱　当归三钱　熟地黄三钱　炒川椒一钱半　生牡蛎五钱

〔按〕食入反出，漾吐完谷，是无火也，故脉沉弱重按即无。补火生土，降逆通阳，治在中下二焦，阳气行则大便自通，大便通则呕吐当止，此间至理存焉，学者当深思之。

例3　孙左，75岁。

面色萎黄无华，形体日渐消瘦，中阳不足，健运失司，朝食暮吐，完谷不化，腰腿酸乏无力，两脉虚濡沉缓。温阳益气，降逆止吐，生冷油腻皆忌。

半夏三钱　吉林参一钱半（另煎兑）　茯苓三钱　公丁香五分　熟地黄四钱　高良姜一钱　土炒白术三钱　干姜一钱　炒川椒一钱半　淡附片二钱（先煎）

〔按〕朝食暮吐，是谓胃反。《金匮》有大半夏汤，是治从中焦也。今脉见虚濡沉缓，更知中阳不足为本，故用温阳益气，降逆止吐方法。师仲景心法而变通其方药。

◎ 中阳不足反胃案

冯左，73岁。

朝食暮吐，完谷不化，脉象沉迟无力，面色萎黄削瘦。久病中阳不足。当益气温阳，助其真火。

吉林参三钱　公丁香五分　干姜二钱　淡附子三钱（先煎）　炒川椒一钱
半夏三钱　茯苓三钱　熟地三钱　肉桂一钱（研冲）

〔按〕本案属于"反胃"证。反胃之证，多由饮食不当，饥饱无常，或嗜食生冷，损及脾阳，或忧愁思虑，有伤脾胃，以致中焦虚寒，不能运化水谷，饮食停留，终致呕吐而出。反胃日久，可致肾阳亦虚，所谓下焦火衰，釜底无薪，不能腐熟水谷也。《圣济总录·呕吐门》云："食久反出，是无火也。"本案患者为一年逾古稀之老翁，命门火衰，无以上助，病延日久，中阳既虚，肾阳亦亏，无火消谷，食停中脘，胃中浊气上逆，故见朝食暮吐，完谷不化。水谷不化精微，气血亏虚，面色失荣则萎黄，形体失充则瘦削。阳气无力鼓动血脉，则脉来沉迟而无力。《临证指南医案·噎膈反胃》云："夫反胃乃胃中无阳，不能容受食物，命门火衰，不能熏蒸脾土，以致饮食入胃，不能运化，而为朝食暮吐。治宜益火之源，以消阴翳，补土通阳，以温脾胃。"

方中人参味甘微苦气温，大补元气，补脾生津养血。附子大辛大热，具纯阳之性，功专助阳气，能大补命门真火，逐除风寒湿邪，能上助心阳，下补肾命，内温脾土，外固卫阳，《本草汇言》称附子乃命门主药。参、附相配，功擅益气回阳，救逆固脱，以壮真火。干姜辛热，主入中焦，偏于回阳温中散寒，与附子同用，则兼温中下，补阳助火。《本草求真》云："干姜大热无毒，守而不走，凡胃中虚冷，无阳欲绝，乃以附子同投，则能回阳立效，故书有附子无姜不热之句。"肉桂辛甘大热，纯阳之性，能外散风寒之邪，内补肾命之火。温下元补肾命，功近附子；温中焦暖脾胃，效似干姜。川椒辛热有小毒，入脾、胃、肺、肾经，《本草纲目》谓其能"散寒湿，解郁结，消宿食，通三焦，温脾胃，补右肾命门"。丁香辛苦而温，辛温相合，则温中散寒，味苦则降逆止呕，入脾胃则暖中焦而降胃气，入肾经则温下焦而助肾阳。熟地甘微温，养血滋阴，补精益髓，盖真水真火同寄于命门，真火衰则真水亦不足，补真水亦助真火之源，即张景岳所谓"善补阳者，必于阴中求阳，则阳得阴助，而生化无穷"。半夏辛温而燥，"消痰，下肺气，开胃健脾，止呕吐，去胸中痰满"（《药性论》）。茯苓甘淡而平，既能补脾益心，又能利水渗湿，助人参健运中焦，协半夏化饮降逆。本方组方法度谨严，立意颇精，功专力宏，用之当效。

◎ 木郁晨泻案

孙右，45岁。

黎明即泄，腹中绞痛，便色深黄气恶，脉来弦细急数，舌瘦干红，心烦失眠。此木郁乘脾，病在少阳厥阴，何以专事补中。泄其肝热，调其木土，甘以缓急，则晨泻自减矣。

陈皮二钱　白芍三钱　防风三钱　川黄连二钱　木瓜三钱　炙甘草二钱
灶心土八钱　升麻炭三钱

〔按〕经云："暴注下迫皆属于热。"大凡腹痛欲泄，势不可缓者，多是热迫。黎明者阳之初升，少阳当令，亦为厥阴之尽，泻物臭秽难闻，全是肝经郁热，况脉弦细急数而舌红心烦并见，弦细者肝郁之征，急数者热迫之甚，故以苦坚泄热，甘以缓急，升和以疏解木郁而缓其急便为治疗此证之大法。

◎ 暑湿蕴热吐泻案

赵左，39岁。

暑湿蕴热中阻，发为呕吐泄泻，舌垢腻，脉濡滑。暑伤元气，湿阻中阳，故胸中满闷，四肢乏力。芳香逐秽以定其呕，苦折其热兼以止泄。

苏叶二钱　藿香三钱（后下）　黄芩二钱　川黄连一钱半　木香一钱　厚朴二钱　陈皮二钱　净黄土四两（入煎）

〔按〕盛夏季节，流火铄金，雨水滂沱，天暑下迫，地湿上蒸，湿热相合，氤氲难解。人生活于气交之中，调摄一有不慎，即易感而成疾。暑湿伤人，多从口鼻而入，先伤脾胃，散漫游行。脾与胃同居中焦，为气机升降的枢纽，职司运化，为水谷之海，脾气主升清，胃气主降浊，一升一降，保持着饮食物的正常消化吸收和气机的升降平衡。盛夏季节，人们每喜贪凉饮冷，使脾胃受伤，消化呆钝，再感暑湿，必内舍于脾胃。暑湿蕴热互阻于中，脾胃运化失职，升降逆乱，清气不升则泄泻，浊气不降则呕吐。暑邪易消耗人体元气，元气匮乏，则四肢乏力。湿性黏腻，易阻人体气机，湿阻于上，大气不展则胸中满闷不舒。舌苔垢腻，脉象濡滑，提示暑湿秽浊内郁，病由湿邪秽浊而生，必当以芳香辟秽以逐之；疾因暑邪蕴热而起，又须以苦寒折热以泄之。

方中苏叶、藿香，辛温芳香，化湿辟秽。厚朴、陈皮，苦温燥湿，疏利化浊，降逆和胃。木香辛苦而温，其气芳香，性温通而行窜，行气异滞，健运中焦。黄芩、黄连，苦寒折热，燥湿泄浊。黄土温中健脾，止呕止泻。本方寒温并用，辛苦齐施。即有苏、藿之辛开升清，复有芩、连之苦泄降浊，再有朴、陈、木香斡旋气机。辛开苦降，以复中焦脾胃的升降平衡。当升者升，当降者降，则吐泄焉能不止。殆此即吴鞠通"治中焦如衡，非平不安"之意也。

◎ 暑湿吐泻案

沈左，30岁。

暑湿蕴郁中焦，发为呕吐泄泻，脉象濡滑，舌垢腻厚。暑伤元气，湿阻中焦，故胸满闷而四肢酸楚乏力。脾胃升降失常，故吐泄作焉。芳香宣化以逐其秽，苦坚折热防其成痢。饮食当慎，生冷皆忌。

藿香叶三钱（后下） 川黄连一钱 佩兰叶三钱（后下） 姜川朴一钱 法半夏三钱 广木香二钱 灶心黄土一两 冬瓜皮八钱

〔按〕脉濡滑而苔垢腻，暑湿之征明可见矣。药用芳香以化湿浊，苦坚以泄暑热，辛开以畅气机。凡治暑湿，法当宗此。

◎ 暑湿蕴热成痢案

郑左，40岁。

暑湿蕴热外迫，内伤积滞不消，身热憎寒，腹中绞痛，大便有脓，气坠不畅，脉虽濡滑按之滑数。急用芳香升降，分化湿滞，仿逆流挽舟方法。

葛根二钱 苏叶二钱 炒官桂一钱 炮姜一钱 草豆蔻五分 木香二钱 赤芍三钱 莱菔子三钱 黄连二钱 黄芩三钱 焦三仙各三钱

〔按〕本案属于暑湿挟滞，将成痢疾之证。夏秋之交，暑湿蕴蒸，人体消化功能呆滞，加之人们恣食生冷，每易损伤脾胃，致运化不及，湿邪积滞内停，此时再受外界暑湿，致卫气不开，三焦不利，暑湿与积滞相合，蕴郁不化，胶着不解，搏结于肠道，阻碍气机，腐败气血，脓血杂下，痢乃作矣。古人云："无积不化痢"，此之谓也。暑湿蕴热外迫，卫气不和，故见身热憎寒。湿热积滞阻于肠道，气机不通，故见腹中绞痛，大便气坠不畅。脉濡滑而数，说明暑湿蕴热兼有食滞。治疗当以解暑化湿导滞为急务，兼调气血，俟卫疏暑解湿化则热自清矣，痢焉不除？方用芳香祛暑、升降气机、分化湿滞之品，药力以疏解暑湿为主，与病势似相逆，故曰"逆流挽舟"之法。

方中葛根甘辛性凉，解肌发散，透暑外出，又能升发清阳，鼓舞脾胃清阳之气而止泻痢，故为逆流挽舟之主帅。苏叶辛温芳香，既能疏卫透表化湿，又能理气宽中和胃。黄芩、黄连苦寒清热燥湿，厚肠胃坚阴止痢。草豆蔻辛温而燥，温中行气，开中焦湿郁。木香辛苦温，其气芳香，性温通而行窜，长于行气导滞，健脾胃而止腹痛。炒官桂、炮姜，温中焦，散寒凝，开湿邪，以解除湿热裹结之势，又可温经止痛。赤芍辛苦微寒，凉血散瘀而通脉。莱菔子、焦三仙消积导滞，疏通胃肠气机。本方辛苦并用，辛开苦降，调理气机，透邪外出，气血两调，"和血则便脓自愈，调气则后重自除"（《血证论·便脓》）。暑解湿化，热清滞消，气血和畅，痢难成矣。

◎ 痢疾案

例1 赵右，35岁。

痢下赤白兼有，脉来弦滑濡数，舌黄腻而口干，心烦躁急而小便赤黄，全是湿热积滞互阻。拟用升降分化，导滞折热。古人每谓痢无补法，无积不化痢，故当慎饮食，忌荤腥为要。

葛根三钱　黄连二钱　赤芍三钱　木香二钱　炒官桂一钱　炮姜二钱　焦山楂三钱　槟榔三钱

〔**按**〕此治痢常法。脉弦滑多是有余之积滞，濡数乃湿热互阻之象，用仲师葛根芩连汤。加木香调气，气调则后重自除；官桂活血，血和则便脓自愈。炮姜温中化湿邪以缓腹痛，山楂、槟榔以导积滞。组方严谨，知其必效。

例2 邢右，75岁。

休息痢时发时愈已三十年余，每于夏秋之交必然发作，经月略轻。观其舌垢腻根厚，脉象滑濡沉取弦数。缘由早年患痢，曾用鸦片，涩止固肠过早，积滞未化，蕴热不清，已成休息痢矣。老年气血不足，本虚邪实，攻补两难，拟用枳术丸攻补兼施以观其后。

炒枳实四钱　焦白术三钱　木香一钱　砂仁一钱　当归尾二钱　白芍三钱　赤芍三钱　槟榔二钱　艾炭一钱　焦三仙各三钱

经服十余剂后，逐渐痊愈。

〔**按**〕病延三十余载，时至老年未痊。老年正虚当补，然苔黄腻根厚，脉滑濡沉取弦数，滑濡是湿痰之象，沉取弦数是内有郁热之疾，皆为邪实之象。单投扶正，不无恋邪之虞；一味攻邪，又恐伤正为祸；不得已勉用攻补兼施法，补中有泻，泻中有补，使邪去而正不伤，加减出入而获速效。

例3 马左，30岁。

脉象濡滑，沉取细数，腹痛里急后重，大便滞下带血。暑湿蕴热，深入营分，势将成痢。用升降通泄方法。

藿香梗三钱　葛根三钱　黄芩三钱　川黄连二钱　厚朴二钱　半夏三钱　赤芍三钱　焦三仙各三钱

〔**按**〕脉来濡滑，知其暑湿之盛；沉取细数，又见营热之深，见证已属痢成。方用藿香梗、葛根升其清；黄芩、黄连泻其热，赤芍凉其血；厚朴、半夏辛开气机；焦三仙消导其滞。故曰升降通泄方法。

◎ 阴虚火旺不寐案

高右，50岁。

肝气郁久化火，热灼真阴又伤，阴不足则阳有余，有余者邪热之盛，不足者正阴之虚，脉来细数，心烦躁急。养血育阴以治其本，清泄肝热求其寐安。

丹皮二钱　赤芍三钱　川石斛三钱　炒山栀二钱　生地黄三钱　钩藤三钱何首乌三钱　黄芩三钱　远志肉三钱

〔**按**〕肝的疏泄，对气机的调畅有重要作用。肝的疏泄功能正常，气机调顺通畅，气血才能和平，脏腑功能始能协调，五志才能安和，心情因而舒畅。如果肝失疏泄，气机不调，就可引起情志异常变化，肝郁不舒，疏泄不及，郁久则化火，肝火亢盛，扰乱心神，则心烦急躁，失眠多梦，夜寐不安。火热炽盛，又易耗伤真阴，真阴不足，肝火又旺，则脉见细数。故养血育阴以降其虚火，清泄肝热以退其邪亢。

药用丹皮辛苦微寒，清热凉血，活血化瘀，用炒山栀泻火除烦，凉血解郁，二药相配，清泄肝火。用黄芩清热燥湿，泻火解毒，善清肺肝郁热，用钩藤清热平肝，治疗肝经有热，头涨头痛等症。上述四药相合，清泄肝经实火，平潜肝阳之亢。用生地黄清热凉血育阴，用赤芍清热凉血祛瘀止痛，二药相配又能滋养阴血以清解虚火。用石斛滋养胃阴，生津除烦，用首乌补益精血。肝为藏血之脏，精血充足，肝有所藏，肝的疏泄功能才能正常，而后天的阴精阳气全化源于脾胃，故用石斛与首乌相配，有先天与后天相配之妙。再加远志宁心安神，使君火内定，君相和谐，故病自安。

◎ 肝阳上亢眩晕案

胡右，65岁。

肝阳上逆，冲犯清明，头晕耳鸣，心悸不安，甚则呕逆，四肢发麻，脉弦且细，沉取有力。平肝降逆，摄纳心神。

白蒺藜三钱　法半夏三钱　生石决明一两　朱茯神四钱　菊花三钱　白芍三钱　晚蚕沙三钱　生牡蛎一两

〔**按**〕所谓肝阳上逆，系指由肝阴不足所致肝阳升动太过，亢而为害所出现的证候（多属本虚标实）。因其本病阴虚，标病阳亢，所以病理上又称阴虚阳亢。其特点是阳亢于上，出现上盛的症状，阴虚于下而见下虚的病候，病理上虽属上盛下虚证，其实质是肝本身阴阳失调。可以从阳亢开始，"阳盛则阴病"

124

导致阴虚，初期表现为实证，后期则为虚实错杂；亦可以从阴虚开始，渐至阳无所制而升动，则为本虚标实证。如本病案，以症测之，是从阳亢开始导致阴虚。肝肾阴虚不能制阳，阳亢于上，清窍被扰则头晕耳鸣；阴虚阳亢而精血不足，心失所养，故心悸不安；阳亢欲于化风，冲逆于胃，则呕逆；阴虚阳亢，气血周流不畅，则四肢发麻；脉弦主郁，细为阴伤，沉取有力。证乃阳亢化风内扰，故平肝降逆以制其阳亢，摄纳心神，求其寐安。

药用白蒺藜苦平之品，平肝疏肝，用于肝阳上亢所致的头痛、眩晕；用菊花疏风清热，清利头目，泄肝经风热、实火；用晚蚕沙平肝除浊，泄化滞气，三药相配降肝之逆。用半夏燥湿化痰，降胃止呕；用茯神化湿健脾，兼以安神，二药相合，和胃降逆，化痰安神。根据上述两组药物可以看出，在脏腑上常常是肝、脾共调；在病邪上往往风、痰同治，而根据临床表现再有所侧重。加白芍和肝柔肝，使其疏泄条达。用生石决明咸寒之品，平肝潜阳，用生牡蛎咸寒散结，重镇潜阳，治疗肝阳上亢之眩晕。浮阳下潜，阴精谧藏，则诸症可除。

◎ 肝脾两伤眩晕案

许右，67 岁。

阴虚则阳亢，亢则化火，心烦失眠。六脉细数，细为血少，数乃阴伤。头眩目花，舌红光绛，全属忧思抑郁引起肝脾两伤。木喜调达，土当疏泄，肝得血而能养，脾欲调而运化。清肝养阴，和血通络。

生地黄三钱　白芍三钱　清阿胶三钱（烊化）　炙鳖甲四钱　钩藤三钱　当归身三钱　炙甘草一钱　木瓜三钱　生牡蛎八钱

〔按〕本病案应与上一案结合起来看，上案提到"肝阳上亢"证其来源有两个方面，一为由阳盛致阴虚的阳亢；一为由阴虚而致阳盛的阳亢证。本案为阴虚导致阴不制阳而成的阳亢证。肝阳上亢，扰动心神，则心烦失眠。阴虚血少，虚热内生，则六脉细数。阴虚阳亢，髓海空虚，则头眩目花。肝肾阴虚，营分郁热，则舌红光绛。阴虚阳亢的成因非常复杂，一般而言，先天不足、肾阴虚多影响肝阴不足（肝肾同源），后天失养，阴精耗伤；或因饮食不节，恣嗜辛辣，肥甘化热伤阴；或因情志刺激，忧思抑郁，久而化火伤阴，阴虚不制其阳，升动太过。本案素有情志不遂，郁久化火，损伤脾阴，又逢年老阴衰，故肝脾阴衰，以致阳盛亢逆，故以清肝养阴活络为法。

药用生地甘苦之品，清热凉血，养阴生津；用白芍柔肝养血；当归补血和血为主，上药共合，成四物汤之义，是为补血之剂，不仅血虚之证可用其补血，即血滞之症亦可加减运用，于虚热之症亦可化裁。用阿胶育阴养血，此血肉有情之品，滋阴润燥，清心除烦；鳖甲咸寒滋阴，入于阴分而清阴分虚热，二药相配，清虚热，滋真阴，降相火游动。用钩藤平肝潜阳息风；用生牡蛎重镇潜阳，平肝阳之亢逆；用木瓜缓肝急，疏通筋脉，三药相配，平肝降逆。用炙甘草调和诸药，缓和药性。从上药可看出，组方一则养血育阴补其不足，一则镇肝潜阳制其有余，故稍加炙甘草从中调和之。

◎ 眩晕案

例1 梁左，46岁。

平素恣食肥甘厚味，既嗜好鸦片而又有酒癖，形瘦骨立，面色黑浊。自述大便经常干结，状如羊矢，七八天始通一次，小溲色黄且少。心烦口干，喜饮浓茶，近日来中脘水声辘辘，今晨眩晕恶心，不能站立。舌红苔白腻，脉象左手弦细有力，按之弦滑，沉取搏指。此肝经郁热，饮邪中阻，甚则胁痛即作，当急攻其热饮。先予控涎丹二分，即刻服，另疏汤剂。

苏子三钱　莱菔子三钱　白芥子二钱　川楝子三钱　元胡一钱　太乙玉枢丹五分（研细末分送）

药后两小时腹鸣作泄数次，量多色深气臭，次日即愈。

〔**按**〕病者吸毒嗜酒，形瘦面苍，便结溲黄，心烦口干，左脉弦细有力。素嗜鸦片，阴液早伤，阴伤则阳亢化火，故形瘦骨立，面色黑浊，大便干如羊矢，口干喜饮浓茶。阴伤火盛，故脘中辘辘，眩晕恶心，舌苔白腻。今脉按之弦滑，知为热饮内蓄，沉取脉象搏指，定是邪实为主，故当急攻其热饮，投控涎丹而愈。

例2 孙某，女，65岁。

素患眩晕，每于恼怒之后，病势必作。发则眩晕呕吐，心中烦热，急躁易怒，夜间恶梦惊醒，甚则夜游。形体削瘦，面色不华，两颧发红，舌干瘦中裂、糙老质红，两手脉弦滑而硬，按之搏指有力，沉取细弦略急。老年血虚阴液早亏，虚热上扰，脏躁已久，当以甘寒泄热之法。忌辛辣油腻，当戒烟酒为要。

生石决明一两（先煎）　旱莲草三钱　女贞子三钱　生地黄三钱　白芍三钱
竹茹二钱　黄芩三钱　龙胆草一钱

服前方药三剂后，眩晕大减，原方续服六剂而愈。

〔**按**〕老妪眩晕，怒则必作，烦躁易怒，形瘦颧红，舌干红中裂，显系肝热阴伤。切脉弦滑而硬，按之搏指，知其肝热无疑。沉取细弦略急，此全属阴伤，肝失涵养，肝阳必亢。故投甘寒泄热而愈。

例3 周翁，86岁，江苏吴县。

年逾杖朝，过劳则眩晕必作，近来尤甚。老人面色㿠白，行动迟缓，言语声低。诊其脉迟缓虚濡，六部皆然，两尺无根力弱。据述每于过度劳累，则眩晕必增，胃纳不佳，近十年来喜暖畏寒明显，全是阳气不足之象。肝肾两亏，虚损之渐，所谓元真不足，下虚上实。当填补下元，治在肝肾。

淡附片二钱　肉桂一钱　仙茅三钱　仙灵脾三钱　白芍三钱　山萸肉三钱
熟地三钱　黄芪三钱　潞党参三钱

服药二剂后，病势大减，五剂则愈。改用丸药缓调以求根除。

〔按〕杖朝之翁，劳则晕作，喜暖畏寒，面㿠白，声低微，六脉迟缓虚濡，尺部力弱。脉证合参，确属老年下元早亏，根蒂不固。故用填补下元方法而效果甚捷。

◎ 肝风案

例1 余右，58岁。

风木司天，春夏阳升之候。操持过劳，五志气火交并于上，头晕目眩，下肢无力，每因恼怒之后，四肢抽搐必作，血虚经络失养故也。两脉弦滑，按之弦细略数。治以柔肝息风，少佐潜镇，静摄休养，防其厥变。

沙苑子五钱　生地黄三钱　钩藤二钱　生白芍四钱　丹皮二钱　木瓜三钱
阿胶珠三钱　生牡蛎四钱

〔按〕木少水涵，肝阳化风，故平日头目眩晕，恼怒每致搐作。脉来弦滑有力，见风阳鸱张之标，按之弦细略数，主阴虚血少之本。故用柔肝息风潜镇方法。

例2 胡右，56岁。

上盛下虚，瘛疭少力，时或头眩目黑。其阴亏虚于下，阳无阴恋，势必上扰，予养其阴以潜浮阳，俟脉象弦急渐转缓和为吉。

淡苁蓉六钱　熟地黄五钱　旱莲草三钱　女贞子三钱　木瓜五钱　白芍
四钱　炙龟板五钱　生牡蛎四钱

〔按〕证见瘛疭，是阴虚风动之象；脉来弦急，有阴阳离决之虑。故急投育阴潜阳之剂，必俟其脉转和缓，始入坦途也。

◎ 肝火头痛案

孙左，45岁。

阴之不足，阳之有余。有余者邪气之热，不足者真阴之虚。脉见弦细而数，故心烦急躁，失眠头痛。用养血育阴，清泄肝木之法。

丹皮四钱　生白芍五钱　贡阿胶三钱　川石斛四钱　炒山栀一钱半　生地黄六钱　何首乌四钱　莲花头二枚　晚蚕砂三钱

〔按〕脉见弦细而数，证见烦躁失眠头痛，显是阴虚火旺，故滋少阴之阴以治本，清厥阴之热以泄标。尤妙在加入莲花头二枚，用以升清安神兼保心气。晚蚕砂三钱以泄浊，如此则气机流畅，期在必效。

◎ 目疾金星障案

汪左，34岁。

左目赤晕，羞明畏光，瞳孔四周斑点已有十余枚。心烦急躁，夜不成寐，五心灼热，顷诊左脉细弦小滑数，右部沉弦而急数，病已月余矣。肝开窍于目，目乃火户，五脏六腑之精气上注于目，缘是血虚阴伤，木郁化火，五志过劳，阴液衰耗，肝热化火，郁于血脉，久则瞳孔四周生斑，金星障重症。当用清肝热，缓肝急，滋肾水，求其郁开阴复则斑点自退矣。辛辣油腻皆忌。

防风二钱　川芎三钱　夏枯草三钱　木贼草三钱　生地黄三钱　白蒺藜三钱　赤芍三钱　茺蔚子三钱　当归三钱　蝉衣二钱　羚羊角粉一分（分两次冲）三付而愈。

〔按〕两脉皆见弦数，为血虚阴伤，木郁化火。火盛阴液必伤，风火上扰，结于血分，故瞳孔四边生斑。火郁当发，木郁应开，阴伤当养，故急急先清肝热，热清火灼必减，再用养血育阴疏风退翳，故目疾"金星障"能愈。

◎ 阴虚肝郁胁痛案

张右，45岁。

素禀阴分不足，形体日渐削瘦，性情急躁，五心灼热，夜寐不宁，胸胁串痛，嗳噫时作，两手脉象弦细且急，舌红干裂。血虚阴伤，肝失涵养，木郁不能调达，虚热化火。疏调木郁，滋养阴分。

柴胡七分　苏梗二钱　郁金一钱　白芍三钱　半夏三钱　旋覆花二钱　生地黄四钱　生牡蛎三钱

〔按〕胁痛是以一侧或两侧胁肋疼痛为主要表现的病症，疼痛性质有胀痛、串痛、刺痛、隐痛等，疼痛部位有时延及胸胁或胁腹，是临床上比较多见的一种自觉症状。《灵枢·五邪》"邪在肝，则两胁中痛"，指出了胁痛的发生主要是由于肝脏病变所致。《医述》引《会心录》，在总结前人经验的基础上，指出："胁痛一证，不徒责在肝、胆，而他经亦累及之，有寒热虚实之不同，痰积瘀血

128

之各异。"本案患者素禀阴分不足，形体削瘦，既有血虚阴伤之本，又有木郁不达、虚火内灼之标，故见性情急躁，五心灼热，夜寐不安等阴虚火旺之证。肝郁不舒，气失疏泄，则胸胁串痛，嗳噫时作。弦脉主郁，细为阴伤，郁而化火则脉象弦细且急。舌红干裂为血虚阴伤之象。治宜疏调木郁，畅达气机，滋养阴分，以复本元。

柴胡性味辛苦微寒，为疏肝解郁之要药，能调达肝气而疏调肝郁气滞，可治胸胁胀痛之症。白芍酸苦微寒，养血敛阴，柔肝止痛，与柴胡相配，一散一收，调畅肝郁。郁金本为活血化瘀之品，功善活血止痛，又能行气解郁，乃血中之气药，故肝气郁滞日久血瘀内阻所致的胸腹胁肋胀痛每多选用之，更与白芍相配，加强解郁止痛之力。苏梗能宽胸利膈，降逆止呕，用于胸腹气滞，胁腹胀痛等症，助柴胡疏达气郁，调理气机。旋覆花消痰行水，降气止呕，配苏梗、半夏，止嗳逆呕恶，旋覆花又善理气止痛，如与新绛、葱白相配成旋覆花汤，治瘀血停着之胁痛不止，本案用旋覆花既可配苏、夏止呕，又可配白芍、郁金以治胁痛。生牡蛎消痰散结，重镇启开幽门之闭。生地黄滋阴养血，配白芍增强补血之功。本方用药精炼，配伍严谨。为了更加明确其配伍关系，特总结如下。

第一组药：疏肝解郁止痛。其中柴胡配白芍，疏肝解郁；白芍配郁金，理气活血，解郁止痛；白芍、郁金配旋覆花，理气血，止胁痛；柴胡配苏梗，加强柴胡疏解肝郁之力；柴胡、苏梗、白芍、郁金、旋覆花相配，相互协同，疏肝解郁，理气活血，止胸胁痛。

第二组药：顺气降逆止呕。其中苏梗配半夏，降气止呕；苏梗、半夏配生牡蛎，理气降逆，重镇开关止噫；苏梗、半夏、生牡蛎与旋覆花相配，升降浮沉，顺脾胃之性，调中州之枢而呕恶自止。

第三组药：用生地黄与白芍相配，滋阴养血，兼护其本，药味虽少，但不能缺，可谓面面俱到矣。

◎ **木郁胁痛案**

张右，40岁。

素体阴虚血少，两脉弦细且急，按之弦而有力。细为血少，弦脉主郁，急躁有力皆是血虚肝失涵养，故郁怒胸闷，嗳噫不舒。血少络脉失养，木郁不能条达。宜舒肝理气以缓胁疼。

柴胡五分　茯苓三钱　盐炒砂仁三分（研冲）　川郁金一钱半　橘子叶一钱半

白芍三钱　半夏曲四钱　旋覆花二钱

〔**按**〕由脉弦细知其血虚，按之弦急有力，定其肝郁之甚。故选用疏肝而不伤阴者为治。白芍柔肝养阴，旋覆花肃肺降逆，砂仁轻投，盐炒欲其润下降逆，俱见用药之精审。

◎ 血虚胁痛案

例1　孙右，59岁。

血虚营阴不足，肝木失其涵养，络脉不和，胸胁胀痛，自觉气短乏力，面色萎黄不华，胁肋疼痛，按之则舒。养血柔肝，和络安神。

熟地黄八钱　炙鳖甲三钱　法半夏三钱　何首乌三钱　茯神三钱　木瓜三钱　沙苑子三钱　清阿胶三钱（烊化）　赤、白芍各三钱

〔**按**〕胁痛一证与肝、胆、肾三脏的关系密切。《景岳全书·胁痛》从临床实际出发，根据病因的不同，分为外感与内伤两类，并提出以内伤者为多见。归纳内伤胁痛的发病原因，包括肝火内郁、郁结伤肝、痰饮停伏、外伤血瘀及肝肾亏损等。本案盖属血虚营阴不足，阴血亏虚，肝络失和，疏泄不利，故胁肋疼痛，按之则舒。究其病因，大抵由于久病体虚，或劳欲过度，精血亏损，肝肾不足，血虚不能养肝，肾虚不能藏精，络脉失其濡养而致胁痛，精血虚少，不能上荣于面，故面色萎黄不华。血虚不能充养全身，故自觉气短乏力。治当养血柔肝以治其本，和络安神，兼缓疼痛。

药用熟地黄养血滋阴，补精育髓，常用于阴亏血少之证，如眩晕、心悸、潮热、盗汗等。用白芍养血敛阴，柔肝止痛，加赤芍活血化瘀，通络止痛，二药配合有敛有行，和肝而胁痛可止。用何首乌补益精血，滋补肝肾。用清阿胶补血滋阴，润燥生津。以上四药，养血滋阴以扶助正气。用鳖甲滋阴潜阳，善入络脉，止胁腹虚痛。用法半夏燥湿化痰，与茯神相配健脾化湿，清心安神。用沙苑子滋肾阴，潜肝阳，补肾固精，治虚劳腰胁痛。用木瓜柔筋活络，缓急止痛。从本方看，一则滋养阴血，二则健脾化痰，三则疏筋活络止其痛。故正复则邪退，邪去则正安。

例2　孙右，31岁。

久病之后，正气早衰，血虚络脉失养，四体麻木时作，左侧胁肋隐约微痛，得按则舒，过劳即重，心悸怔忡，夜寐不宁。养血柔筋以治其本，和络安神求其寐安。

熟地黄三钱（砂仁五分同拌炒）　当归三钱　炙鳖甲三钱　首乌藤五钱　旱

莲草三钱　女贞子三钱　杭芍三钱　沙苑子三钱　木瓜三钱

〔按〕本病案与上一案病机、症状皆有相似之处，但此与上案临床表现更为突出。久病之后，体虚羸弱，肝失所养，诸症俱见。肝主藏血，是指肝脏具有贮藏血液和调节血量的功能，在生理状态下，人体各部分的血液流量，常随着人体的活动情况、情绪变化以及外界因素的影响而有所改变，当人在劳动工作或情绪激动时，机体各部分的需血量增加，循环血量也须相应增加，这时，肝脏就把贮藏的血液排出，以供机体活动需要。而当人在休息及情绪安定时，全身活动量减少，机体所需血量亦减少，部分血液便贮藏于肝脏。《素问·五脏生成》说："故人卧血归于肝，肝受血而能视，足受血而能步，掌受血而能握，指受血而能摄。"而在病理情况下，肝血不足（肝血虚）则出现各种异常表现，如不能濡养于筋，则筋肉拘急，屈伸不利；络脉失养，则四肢麻木时作。肝脉布胁肋，肝失所养，则左侧胁肋隐约微痛，得按则舒。过劳则耗血伤气，故病重。血虚不能养心，故心悸怔忡，夜寐不宁。故养血柔筋以缓疼痛，和络安神求其寐安。

药用熟地黄养血滋阴，补精益髓；白芍养血敛阴，柔肝止痛；当归补血活血止痛，三药相配成四物汤去川芎之义，治血虚诸症，多依此化裁。肝血亏虚，络脉失养，故胁肋隐痛，精血充足，经脉调畅，则病自去。用旱莲草滋阴益肾，凉止清热，配女贞子补益肝肾，清其虚，二药相合，成二至丸之义，用于肝肾不足，骨蒸劳热，腰膝酸软等症。鳖甲咸寒，滋阴退蒸，沉降潜阳。用何首乌补肝肾，益精血，治疗血虚阴亏，心悸失眠，头晕耳鸣，常常选用。沙苑子补肾固精，肾虚腰痛，单用本品也常获效。用木瓜疏肝柔筋，祛湿化浊，常用于筋脉拘急，腰腿痹痛。以上诸药，既有四物汤、二至丸等药填补肝肾精血，又有鳖甲、沙苑子、木瓜等味疏肝通络，可望阴阳调和而病愈。

◎ 气滞血瘀胁痛案

施右，60岁。

胁下肋间络脉瘀滞，时或发为疼痛，病由肝气郁结而起，病延两年有余，仍须用王清任通络逐瘀方法。

紫苏梗二钱　紫降香一钱半　炙元胡一钱　金铃子二钱　藕节三钱　炒僵蚕三钱　真新绛屑一钱半　炙鳖甲三钱　炙香附三钱　当归尾一钱半

〔按〕肝居胁下，其经脉布于两胁，胆附于肝，其脉也循于胁，故胁痛之病，主要责于肝胆。肝主疏泄，性喜条达，若情怀不遂，肝失条达冲和之性，气机郁结，脉络阻滞，气不得通，则胁肋胀痛，气行时易时艰，故疼痛休作交替。气为血之帅，气行则血行，气止则血瘀，且肝又为藏血之脏，病程迁延，久治不愈，气病必及于血，病入血络，瘀滞不通，则痛势加重，固定不移，如割如刺，甚至形成癥瘕积聚，即叶天士所谓"久病在络，气血皆窒"（《临证指南医案·胁痛》）。治疗自当行气血、通络脉、逐瘀滞以止疼痛，宗王清任法。

方中紫苏梗理气和中；炙香附疏肝解郁，行气止痛，二者合用，以疏通气分之郁闭。金铃子苦寒性降，入肝胃，疏泄肝热，行气止痛；元胡辛苦气温，苦能导郁而通经，辛能行散而宣滞，既能入肝经走血分，又能入脾肺走气分，有"行血中气滞，气中血滞"之功，为活血利血止痛之要药，二者相配即金铃子散，可使止痛之力倍增。藕节、当归尾、新绛，活瘀通络止痛，疏通血分之瘀滞。降香气香辛散，温通行滞，有活血散瘀、止血定痛之功。僵蚕、鳖甲，其味皆咸，能软坚散结，消癥破积。综观全方，以通散为主，气血并治，其功专而力宏，纵是陈年痼疾，亦能克也。

◎ 血虚抽搐案

穆右，59 岁。

操持过劳，五志气火交并于上，头晕目眩，下肢无力，每遇恼怒则抽搐必作，血虚经络失养之过耳。柔肝息风，少佐潜阳，静摄休养，防其厥变。

熟地黄四钱　白芍三钱　钩藤三钱　沙苑子三钱　丹皮三钱　宣木瓜三钱
枸杞子三钱　菊花三钱　生牡蛎八钱

〔**按**〕痉证是以四肢抽搐、项背强急，甚至角弓反张为主要表现的病证。《内经》曾以外邪立论，认为风寒湿邪，侵袭人体，壅阻经络而成，而后世又提出内伤致痉的理论。《景岳全书·痉证》篇说："凡属阴虚血少之辈，不能养荣筋脉，以致搐挛僵仆者，皆此证。"本病案患者操劳过度，素体气血不足，不能上奉于脑，不濡筋脉，加之五志气火交并于上，故头眩目晕，下肢无力。每遇精神刺激，气血上壅，不能荣筋，则抽搐必作。故以柔肝息风，少佐潜阳，急则治其标；静摄休养，以复元神，且防其痉厥之变。

药用熟地黄养血滋阴，补益精髓。《珍珠囊》言其"主补血气，滋肾水，益真阴。"用白芍阴柔收敛之品，养血敛阴，柔肝平肝。用枸杞子滋补肝肾，填充下元。三药相合，养血养阴，壮身之根本。用丹皮清化郁热，泄相火之翻腾，与上药共配，有补有泄，交通阴阳。用钩藤平肝潜阳，息风止痉。用菊花疏风泄热，平肝阳之亢逆。沙苑子滋补肝肾，养血益精，药用种子能下降，潜肝阳下行。用生牡蛎咸寒重镇之品，镇肝潜阳，息风止痉。用木瓜柔肝缓急，舒筋活络。上药共配，益精血、补肝肾以治其本，平肝阳、息风动而止痉厥。

◎ 真阴亏损瘛疭案

甄左，73 岁。

血虚络脉失养，瘛疭时或发作，动则头晕目眩，脉象细弦小滑。全属真阴不足，血虚失养。养真阴兼潜虚阳。

炙鳖甲三钱　木瓜三钱　茯苓三钱　炒山栀二钱　熟地黄四钱　当归三钱
生牡蛎三钱　五味子二钱　鲜荷叶一张

〔**按**〕此为水不涵木，虚风内动之候。肝为风木之脏，赖肾水以滋养。肾为寒水之脏，藏精生髓。今患者年逾古稀，肾气已衰，真阴亏损，髓海失充，加之阴虚不能制阳，虚阳上浮，旋扰清空，故动则头晕目眩。肾水亏虚，不能涵养肝木，肝血亦亏，络脉失养，筋脉拘急，则手足蠕动，甚或瘛疭时作。脉细为阴血不足，弦主肝阳偏旺，滑主有热。舌象多见光红无苔或龟裂。

本证与热盛动风虽均为肝火内动，但病机有虚实之别，症状有缓急之异。热盛动风多见于热性病的极期阶段，为"热极生风"，其证属实，多伴有壮热、肢厥，脉象弦滑而数，且手足抽搐频繁有力；本证多见于大病后期或年高体弱之人，为"血虚生风"，其证属虚，故呈现一派虚象，乃血虚不能养筋之故，两者不难鉴别。虽有浮阳在上，也是阴不守阳，阳气独发。故治当滋养阴血，潜阳息风。

方中当归甘辛而温，入肝经以补肝血之不足。熟地黄甘温入肝肾，养血滋阴，补精益髓。张介宾云："阴虚而神散者，非熟地之守，不足以聚之；阴虚而火升者，非熟地之重，不足以降之；阴虚而躁动，非熟地之静，不足以镇之；阴虚而刚急者，非熟地之甘，不足以缓之。"（《景岳全书·本草正》）炙鳖甲、生牡蛎并用，取其介类有情之重镇，味咸入阴和阳，以潜纳虚阳之浮升。木瓜酸温，入肝经以柔肝舒筋活络。五味子酸甘温，滋肾生津，收敛浮阳。炒山栀苦寒，清泻肝经有余之热。茯苓甘淡而平，滋补厚味中用之，使滋而不腻。《名医别录》说它可"开胸府，调脏气，伐肾邪，长阴，益气力，保神守中"。用鲜荷叶之妙，在于清透上焦浮游之热，宣透络中痹郁之邪。本方酸苦甘咸并用，寒温补泻齐施，使真阴盈满，龙火蛰伏，气血流畅，筋脉得养，则肝风可止。

◎ 湿热成痿案

朱右，51 岁。

痿证多是湿热，病在阳明，以宗筋纵而下肢痿软不用。今诊两手脉息均属濡滑，按之弦细数。舌质红而苔白腻根厚。半年来所服皆为散风温寒之品。按照痿证法规治疗，不外祛风、化湿、清热、温寒之法。湿未祛而热势增，久病深入络脉。当以甘寒泄热，凉血化湿，苟能怡情调养，百日即可复原。

川黄柏三钱　苍术二钱　沙参三钱　麦门冬三钱　防风三钱　防己三钱
川萆薢三钱　木瓜三钱　莱菔子三钱　赤芍三钱　桑枝三钱

〔按〕经云："湿热不攘，大筋软短，小筋弛长，软短为拘，弛长为痿。"今脉濡滑苔腻，濡滑主湿邪与痰互阻，湿盛已属显然；然按之脉反弦细数，弦则主郁，细为阴伤，数为热象，参之舌质红，则又属阴伤有热；况久服温燥，必伤阴增热，故以凉血泄热化湿为治。认证真切，故敢许以百日可效。

◎ 湿热阳痿案

项左，男，24岁。

婚后阳事不举，嗜睡，日渐增重，近两月来病势尤甚，工作中即可熟睡，体丰日增，面色赤红。今诊六脉濡软且滑，按之濡滑而数，沉取弦数且有力，舌苔垢腻根厚质红。此湿热蕴郁，宗筋痿软。当用清化湿浊，分利三焦，兼以导滞。切不可以肝肾两亏而投温补也。

柴胡二钱　藿梗三钱　苏梗三钱　独活一钱半　草蔻一钱　车前子三钱
山栀三钱　黄芩三钱　龙胆草三钱　醋大黄三钱

二诊：服前方药两剂后，嗜睡大减，阳痿明显好转。今诊左手弦滑而沉取濡数，右手关尺濡滑数而沉取力减。舌虽白滑根腻垢厚质红，此湿热久蕴积滞不化，阻于厥阴，宗筋不用。前药后大解畅通三四次，腑热因之而减。再以活血通络以缓筋急，阳事自可复矣。

蝉衣二钱　僵蚕三钱　泽兰叶四钱　片姜黄一钱　川楝子三钱　防风二钱
杏仁三钱　大黄粉五分（冲）　龙胆草一钱（研冲）

并嘱患者忌：蒜、葱、韭、辣椒、茴香、酒、烟等。每早晚各行路五里。

三诊：前方连服三剂之后，阳痿、嗜睡皆愈，六脉平和，其病若失。并予丸方巩固。

柴胡五钱　黄芩八钱　防风六钱　荆芥穗五钱　龙胆草五钱　大黄五钱
山栀五钱　赤芍一两　郁金八钱　杏仁八钱　蝉衣五分　焦三仙各一两　槟榔一两　莱菔子一两

上药选配道地，如法炮制，共研为细末，水泛为丸，每日早晚各服一钱，白水送下，如遇感冒或有其他不适则暂停。

忌荤、腥、鱼、肉、蛋等饮食。每日早晚必须走路三至五里。

〔按〕患者年轻力壮，体质强实，婚后阴伤，过食肥甘，湿热下注，宗筋纵痿，故阳痿而嗜睡。俗医皆以阳痿为肾虚下元不足，往往专事补阳，不能结合脉色，不辨证而给以温补。古人称阳痿为筋痿，宗筋纵。厥阴之脉络阴器，湿热下迫，筋痿纵软无力。《素问·痿论》说："肝气热则胆泄口苦，筋膜干，筋膜干则筋急而挛，发为筋痿。"又说："思想无穷，所愿不得，意淫于外，入房太甚，宗筋弛纵，发为筋痿，及为白淫。"故《下经》（古医经）曰："筋痿者，生于肝，使内也。"这都说明肝与筋的关系和成痿的道理。

《素问·生气通天论》说："因于湿，首如裹，湿热不攘，大筋软短，小筋弛长，软短为拘，弛长为痿。"这是说明湿热致痿的道理。结合本病看，患者乏力、体胖、嗜饮酒等，这全是湿与热结合的结果，不是肾虚下元不足。所以在临床治病时，必须抓住望闻问切的客观依据，必须掌握好中医理论，才能取得有效的结果。

◎ 虚劳潮热案

门右。

肝肾阴虚已久，见证已属劳怯，面㿠形瘦，纳谷不甘，骨蒸潮热，夜间汗出，舌光绛而无苔，脉弦细小滑数。滋养肝肾以退潮热，培补后天，求其纳谷。

鳖血拌炒银柴胡二钱　香青蒿二钱　地骨皮三钱　杭芍三钱　茯苓三钱
熟地四钱　山药三钱　丹皮二钱　清阿胶三钱（烊化）

〔按〕本病属虚劳气阴两虚之证。热邪久羁，肝肾真阴大伤，余热深伏阴分而不得出，故见骨蒸发热，肾主骨髓也。其热势不高，入夜增重，发作有时，犹如潮汐之涨落，故曰潮热。夜间卫阳行于内，已虚之阴不能配阳，阳热扰动，故汗出淋淋。肾藏真阴，为一身阴液之主，肾阴虚则一身之阴俱虚，肌肉失充则形体消瘦，脾胃失濡则运化无权，气血生化匮乏，故见纳谷不甘，面色㿠白。脾胃不运，则肝血肾精无源，形成恶性循环。舌光绛无苔，脉弦细小滑数，均为肝肾阴液亏损，虚热内伏之象。

先天之本在于肾，后天之本在于脾，调补脾肾是治疗虚劳的关键，尤当重视胃气之调和。《不居集·上集·卷十》云："虚劳日久，诸药不效，而所赖以无恐者，胃气也。养人之一身，以胃气为主，胃气旺则五脏受荫，水津四布，机运流通，饮食渐增，津液渐旺，以致充血生精，而复其真阴之不足。"本案即以补先天为主，兼顾后天。

方中熟地、阿胶、杭芍，滋阴养血，填精补髓，治在肝肾。山药、茯苓，补中焦，健脾胃，以助气血生化之源。银柴胡甘微寒，入肝胃，善退骨蒸，清虚热，以鳖血拌炒则入血分，退血热且能潜阳。青蒿苦寒，其气芳香走窜，凉血清热，透邪外生。地骨皮味甘微苦而性寒，清降之中又有滋补之性，入肺、肾经，"能上清肺热以滋水之上源，下滋肾水以壮水之下源"，清气分而退有汗之骨蒸。牡丹皮味辛苦而气微寒，寒而不凝瘀，辛而不过散，入心、肝、肾经，清血分而泻阴分之伏火，退阴虚之骨蒸。诸药合用，使阴血得生，真精得补，脾肾和调，生化有源，疾可渐愈。

除药物治疗外，加强锻炼，增进体力，饮食有节，起居有常，与病情康复相关甚密，不可不知。

◎ 劳怯案

例1 施左，17岁。

肝肾阴虚已久，见证已属劳怯。脉来弦滑小细数，形瘦纳呆，面色黑浊，骨蒸潮热，夜间盗汗，舌光绛而无苔，前板牙干燥而无液。滋养肝肾以退潮热，培补后天以求纳谷。

鳖血拌炒银柴胡一钱　生白芍四钱　香青蒿二钱　川金石斛三钱　地骨皮三钱　生地黄四钱　山药八钱　丹皮三钱　鸡内金二钱

〔按〕劳怯之证，阴虚之舌，损而更见肾水之亏，纳呆又属胃阴之乏，参之脉弦细小数，知其先后天俱损，而以阴虚为甚，故以滋阴退热为法，先后天同治也。

例2 李右，40岁。

肝肾阴虚已久，见证已属劳怯。形体消瘦，面色青黑，骨蒸潮热，夜间盗汗。脉象弦滑小细数。便干溲赤，闭经一年有余。滋养肝肾以退其潮热，培补后天以求纳谷。病势较重，怡情调养为要。

银柴胡一钱（鳖血拌炒）　杭白芍三钱　香青蒿二钱　地骨皮三钱　熟地黄三钱　生地黄三钱　怀山药六钱　生薏仁米三钱　连皮茯苓三钱　清阿胶五钱（烊化）　香稻芽三钱

〔按〕本例主症是骨蒸潮热盗汗，皆是肝肾阴伤之象，细数亦阴伤之脉。治当滋补肝肾以退潮热，然参入培补后天之品，以求纳谷为佳，实为高明之着，否则专进滋腻，胃纳日呆，何以中焦取汁奉心化赤而为血？根蒂不足，安能取效乎？

◎ 肾虚足跟疼痛案

郑左，70岁。

足跟偏右疼痛，肾家根蒂之虚，顷诊两尺无力。当从温养少阴，少佐填下之品。

核桃肉三钱　覆盆子三钱　破故纸三钱　旱莲草三钱　炒小茴一钱　熟地黄八钱　上肉桂末五分（冲）

〔按〕肝主筋，肾主骨。筋能束骨，维持关节活动。骨能张筋藏髓，为人体支架。筋之灵活劲强，骨之坚固耐久，均赖肝血肾精以滋养，故肝肾气盛，精血充盈，则筋骨强劲，关节滑利，活动轻捷自如。中年以后，肝血肾精渐亏，筋骨失养，形体渐趋衰惫。"肾主腰脚"，足跟为肾之经脉所过，今患者年过八八，肾气已衰，筋骨失养，故足跟疼痛时作。尺脉为肾所主，尺脉无力，"肾家根蒂之虚"无疑。治当温养少阴，补血填精，缓缓图治。

方中核桃肉甘温，补肾助阳强筋骨，治"腰脚重痛"（《本草纲目》）。覆盆子甘酸微温，入肝、肾，可"益肾脏而固精，补肝虚而明目"（《本草备要》）。破故纸辛苦大温，益气为用，能振阳化阴，补肾而固脱，益命门真火以温运脾阳。小茴香辛温芳香，入肝肾走下焦，理气散寒止痛。肉桂辛甘大热，补命火，壮元阳，温肾经而止痛。熟地黄甘微温，生精血，填骨髓，助肾气之化生。取旱莲草酸甘微凉之性，一以助熟地滋补肝肾，一以制诸药之温燥。诸药相合，温中有滋，阳中有阴，共奏温养少阴之功。

◎ 肾虚足痛案

于左，72岁。

足踝偏右疼痛有年，肾家根本已虚，不得润淖其脉。两手脉象沉弱，尺部尤甚。养其少阴，填补下元。

肉苁蓉四钱　炙龟板三钱　沙苑子八钱　宣木瓜三钱　茯苓三钱　破故纸三钱

〔按〕足踝偏右痛处不移，何以独从肾虚调治？以高年患此，两脉沉弱，尺部尤甚，故用填补下元方法。填补之中，参以木瓜、茯苓利湿舒筋，尤见配伍之妙。肾虚痹痛，治可仿此。

◎ 肾虚脾湿腰痛案

王右，65岁。

虚在于肾，湿在中宫，脉象濡缓无力，面色淡黄略白，自觉乏力腰痛。肾虚当填补，湿郁宜分化，一方两法，分途调理。

芡实米三钱　桑寄生三钱　炒杜仲三钱　熟地黄四钱　半夏曲三钱　陈皮丝二钱　茯苓三钱　炒白术三钱　冬瓜皮五钱

〔按〕肾虚又见脾湿，最难调治，填补滋肾往往助湿腻胃，健脾燥湿而又恐其伤阴。观此方平补肾气与和中健脾同用，无寒热温燥之偏颇，足见配伍之妙用。濡是气虚，缓为不足，用药当分清主次，切勿混淆。

◎ 肝郁化火吐血案

辛左，46岁。

暴怒之后，吐血盈口，胸胁刺痛，血色瘀紫滞黯。病由情志抑郁而起，五志气火内燔，脉象弦数，皆属热象。清热育阴和血止红。速扫尘氛，宽怀自解。徒恃药石无益也。

苏子、梗各二钱　前胡一钱　川贝母三钱　旋覆花二钱　紫降香一钱　白檀香一钱　片姜黄二钱　杏仁泥三钱　茅根六钱　鲜藕二两（打汁兑）

〔按〕肝喜条达而恶抑郁，情志不遂，则肝气不得疏泄而郁结于中。暴怒伤肝，肝气横逆犯胃，损伤胃络，血随肝气上冲则吐血盈口。《素问·举痛论》指出："怒则气逆，甚则呕血……"肝居胁下，其经脉布胁肋，气机郁结，血脉不畅，血液瘀阻于胸胁，则胸胁刺痛不移。血色瘀紫滞黯，亦为瘀阻之象。气有余便是火，气郁日久，化火生热，五志气火内燔，则见脉象弦数，还可见心烦急躁口苦等症。

吐血证之治，《先醒斋医学广笔记·吐血》曾作精辟论述，本案之治与其仿佛，故录之以飨读者。内云："吐血三要法：宜行血不宜止血。血不行经络者，气逆上壅也，行血则血循经路，不止自止，止之则血凝，血凝则发热恶食，病自痼矣。宜补肝不宜伐肝。经曰：五脏者，藏精气而不泻也。肝为将军之官，主藏血。吐血者，肝失其职也。养阴则阴气平而血有所归，伐之则肝虚不能藏血，血愈不止矣。宜降气不宜降火。气有余即是火，气降则火降，火降则气不上升，血随气行，无溢出上窍之患矣。降火必用寒凉之剂，反伤胃气，胃气伤则脾不能统血，血愈不能归经矣。"

本案方中用苏子、苏梗、前胡、杏仁、川贝母等降肺气之品，盖肺与胃经脉相连，肺主一身之气，肺气降则胃气亦降，气为血帅，气降则血降，气降则火亦降矣。旋覆花降胃中之逆气。白檀香利膈宽胸，行气止痛，醒脾和胃。紫降香、片姜黄，活血散瘀，下气止血定痛。茅根甘寒，清热育阴，凉血止血。鲜藕凉血止血，化瘀养阴。

除服药外，还应乐观豁达，少欲无私，怡情养性，力戒恼怒，以除发病之因，否则徒恃药石无益也。

◎ 气虚吐血案

耿左，78岁。

零星吐血，遇劳即发。面色萎黄削瘦，气短声怯乏力，心悸慌乱，大便溏薄。实热吐血当清当降，因虚见红宜补宜和。静摄休养，宽胸自解。

生黄芪五钱　老山参二钱（另煎兑）　冬虫夏草三钱　生甜冬术三钱　油当归三钱　杭芍三钱　旱莲草三钱　女贞子三钱　炒枣仁三钱

〔按〕吐血之症，有虚有实。实证吐血，多过食辛辣炙煿，胃中积热，或情志不遂，气郁化火，肝火犯胃，致胃火冲激，胃络受伤，血随胃气上逆，呕吐而出。治疗当用清热泻火降逆之法。虚证多由思虑过度，劳倦内伤，脾气亏虚，统摄无权，血液外溢所致，亦可由阴亏血少，虚热内生，扰动血络引起。治疗当采用健脾益气摄血，滋阴养血和络之法。实证之吐血，病势多急暴，吐血量多而色鲜红；虚证之吐血，病势多缓慢，吐血量少而色黯淡。本案零星吐血，遇劳即发，显属虚证。面色萎黄削瘦，是血虚肌体失养。气短声怯乏力，是气虚肺脏失充。心悸慌乱，缘由气血两亏，心神不守。大便溏薄，提示脾气亏虚，运化失职。可见本证是气血两亏，心脾肺俱不足。当用健脾益气养血和络之法治之。

方用人参味甘微苦气温，补脾益肺，大补元气而养血生津，且可宁神益智。黄芪甘温入脾、肺经，为补气升阳之要药。白术甘温益脾胃之阳气，苦温燥脾胃之寒湿，助中焦运化，以补气血生化之源。冬虫夏草，益肾补肺，止血化痰。当归补血和血。白芍养阴敛阴。旱莲草、女贞子，补益肝肾，滋阴养血，凉血止血。炒枣仁养心阴，益肝血而宁心安神。

在服药治疗之时，还应静摄休养，保持心情舒畅，使气血不受外界扰动，以利止血。

◎ 气虚吐血案

袁某翁，75岁。

吐血遇劳即发，面色萎黄不华，脉来细弱无力，气短乏力，胸满闷而不欲食，夜少寐而心悸时作。夫实热吐血，当清当降；因虚见红，宜补宜和。静摄少劳，宽怀自解，不可专以药石为务也。

老山参一钱半（另煎） 炙黄芪三钱 炒白术三钱 甜冬术三钱 朱茯神三钱 炙黑甘草二钱 熟地黄五钱 八宝古墨一钱（研冲）

〔按〕遇劳即发之吐血症，见细弱无力之脉，宜益气摄血为治。所谓"因虚见红，宜补宜和"者是也。倘若脉兼热象，沉取搏指者，即使证属虚怯，也不可纯投补摄，必脉证皆纯虚无热方可用之。

◎ 肝郁吐血案

程右，24岁。

吐血盈口，两胁刺痛，血色黑紫成块，心悸怔忡不眠。禀质薄弱，五志气火内燔；忧思抑郁，形体日渐消瘦，病又半载有余。两手脉象弦细而数，按之且有急意。缘由恼怒之后，肝经络脉受损，劳怯之渐，治之难痊。宜速扫尘氛，宽怀自解，徒恃药石，亦无益也。

前胡二钱 川贝母二钱 沙参五钱 麦门冬三钱 丹皮三钱 鲜藕汁二两 花蕊石三钱 牛膝一钱 蒲黄炭三钱

〔按〕郁怒忧思，五志化火，气血拂郁，络脉受损，故脉来弦细急数。治以甘寒育阴泄热，参以化瘀止血。情志为病，当以宽怀怡情为要。故曰徒恃药石无功也。

◎ 肺热衄血案

衄血多是肺热，邪热迫营，血则外溢。右手寸关弦数而滑，鼻为肺窍故耳。清其阳络，血液自止，少佐化瘀，防其留邪。

鲜侧柏叶四钱 鲜茅根八钱 小蓟三钱 醋制花蕊石三钱 蒲黄炭一钱半 黄芩三钱 竹茹三钱

〔按〕鼻为肺窍。正常情况下，肺气以清降为顺。今肺中积热，肃降无权，邪热内迫营血，损伤阳络，则血液不循常道而妄行，经肺窍奔涌而出，是为鼻衄。右手寸关部候肺胃，肺胃有热，脉必应之，弦数为邪热内郁不得伸，滑主血中有热，脉流薄疾。治疗必用清肺泻热、凉血止血之法，方能遏止其奔涌之势。"清其阳络"者，即清肺之络脉也。肺热得清，络和血宁，则出血可止。少佐化瘀之品，旨在疏通脉道，防其留邪也，因清热之品多寒凉，而血脉"寒则涩而不流"也。清、止、通三法并用，庶无弊端。

方中侧柏叶、茅根、小蓟，清热、凉血、止血。花蕊石、蒲黄炭，止血化瘀而不留邪。黄芩撤肺中之热而治鼻衄之源。竹茹清胃降逆，且能疏通络脉。

药证相符，想来用之必效也。

◎ 肺热鼻衄案

黄左，38 岁。

鼻衄缘于肺热，脉右数大，寸部尤显，按之有力，此为热迫血络上升。鼻为肺窍，清肺热兼以凉血，佐化瘀防其留邪。

白茅根四钱　竹茹二钱　蒲黄炭三钱　小蓟三钱　川黄连一钱半　鲜侧柏叶三钱　醋制花蕊石二钱　牛膝一钱

〔按〕右寸数大独甚，显是肺热明征。清热凉血乃正治之法，佐化瘀以防留邪，庶免后患之虑。方中用牛膝一钱，意在引血下行，鼻衄用之，每获良效。

◎ 病温尿血案

钱左，30 岁。

病温伤阴，尿血时作，膀胱灼热刺痛，双手脉象沉细且数。清心热，利火府，以通为用。

细生地三钱　滑石三钱　淡竹叶一钱　旱莲草三钱　血琥珀五分（馒头皮包吞服）　川雅连一钱　清阿胶一钱半（烊化）

〔按〕凡膀胱灼热刺痛者为火无疑，况两脉沉细且数乎？故用导赤方法。方中泻火通淋，养阴，化瘀，止血。用意极为周到。

◎ 冲任失和癸事淋漓案

褚右，46 岁。

癸事淋漓不止，发已半载有余，面色萎黄，指爪无华，左寸关细小且滑，按之弦而急躁，右脉弦小略数，舌红口干，心烦，夜不安寐。全是失血过多，冲任失和，肝气横逆，厥阴失和。养血育阴以治其本，升和疏化少佐止红。辛辣宜忌，切不可恼怒动气，防其成崩。

醋柴胡一钱　醋升麻一钱　当归二钱　白芍四钱　细生地四钱　清阿胶三钱（烊化）　黄芩二钱半　生牡蛎四钱

〔按〕患者癸事淋漓不止，病延半年有余，失血过多，阴亏血少，冲任不固。血不上荣则面色萎黄。肝藏血司血海，冲脉附于肝肾，失血过多，血海空虚则肝血亦虚。肝血为魂之所寄，肝血虚则无以制肝阳，肝阳上亢，魂不守舍，而见心烦，夜寐不安。肝阳上亢，肝气横逆，又可扰动气机，使血不循常道而外溢，加重出血。肝主筋，其华在爪，肝血不足则爪指无华。左寸关脉细小而滑，说明心肝阴血不足而有热，按之弦而急躁，说明肝阳偏亢。右脉弦小略数，舌红口干，均为血虚阳旺之征。综观本案，以阴亏血少、冲任不和为本，以肝阳偏亢、厥阴失调为标。治当养血育阴、调理冲任以治其本，抑肝潜阳、升和止血以治其标。

方中当归甘辛而温，补血和血，调经止痛。白芍甘苦酸而气寒，入厥阴肝经，味酸则能柔肝止痛，敛阴止血，味苦则能降泻，平抑肝火，味甘则补血养阴，故崩中漏下、心烦不寐、月经不调等症，白芍为必用之品。阿胶甘平，为血肉有情之物，能补血养阴而润燥，且因胶质黏腻，能凝固血络，故又善于止血。生地甘苦且寒，能滋阴养血，清热凉血止血。柴胡辛苦且微寒，性升散而疏泄，"为肝之所喜"，疏肝解郁以防肝气横逆。柴胡与白芍相配，柴胡理肝之用，白芍补肝之体，一散一敛，一补一泻，刚柔相济，以复肝木曲直升降和达之性。冲任不固，血液下泄日久，清阳亦随之下陷，出血益发难止，故用升麻配柴胡，升阳举陷，流通气机，且能防止生地、阿胶等滋腻碍胃。醋制者，既能引药入肝，又可防其升散太过。生牡蛎咸涩而微寒，育阴潜阳以平肝气之横逆，收敛固涩以止血液之淋漓。诸药合用，使阴血充足，肝气条达，冲任调和，则漏下难疾可望向愈。

辛辣之品可以动火助热，恼怒恚恨可使肝气逆乱，肝阳鸱张，均可使气血运行逆乱，迫血妄行，恐有成崩之虞，慎之戒之！

◎ 中消案

祁左，45岁。

善食渴饮，半年来日渐增重，两手脉息洪滑，按之弦实有力，舌红且干，大便秘结，汗出夜间尤甚。此属中消，病在阳明，急当泄热攻腑，茹素减食。

生石膏一两　　知母五钱　　花粉三钱　　醋大黄三钱　　元明粉三钱（冲）　　元参一两　　生地黄一两　　寒水石五钱　　飞滑石五钱　　紫雪丹三钱（冲）

〔按〕两脉洪滑，按之弦实，知标本皆热；且消饥渴饮，汗出便结，舌红且干，全是阳明热盛之象。故急急清泄阳明，用白虎、承气、甘露、紫雪合方。重病重治，非大将不能克敌也。

◎ 烂喉痧疹重证案

某男，1926年3月10日于北京。

身热连续已逾六朝，头晕面红，唇口皆青，咽肿白腐，舌红尖锋起刺。前服甘寒滋腻，苦寒泄热，烧势不退，胸闷异常，神志萎靡，面颊青暗，两手脉象沉伏，溲少深黄。此属烂喉痧疹，斑疹内闭，不能外透，寒凉遏阻，气机不畅，大有内陷之势，亟以芳化疏透，宣其气机，希图郁开气畅斑透神清，即可转危为安矣。

佩兰叶三钱　蝉衣二钱　僵蚕三钱　杏仁三钱　片姜黄三钱　炙杷叶三钱
前胡二钱　浙贝母三钱　竹茹二钱　炒牛蒡子二钱　菖蒲二钱

二诊：1926 年 3 月 11 日。

药后幸神志已清，遍体痧瘰密布，咽肿白腐依然，面色青暗渐解，舌红起刺如前，两脉弦滑且数，小溲赤短，大便略干，胸中堵满已缓。温热毒邪，痧瘰斑疹，壅滞气分，逼入营血。烂喉痧瘰险证，虽已得缓解，斑疹透而未齐，仍需清化宣达为治。甘寒滋腻之品，暂勿轻投。

蝉衣一钱　僵蚕三钱　连翘三钱　银花三钱　赤芍三钱　炒牛蒡子二钱
杏仁三钱　陈金汁一两（冲）　甘中黄三钱　芦根三钱　茅根三钱

二付。

三诊：1926 年 3 月 14 日。

前服清化宣解方药二付，斑点成长，痧瘰已透，神志虽清而目眵尚多，口角破裂，咽仍红肿，白腐已退。今诊两脉滑濡略有数象，二便尚可。温热蕴郁渐解，营血之热外达，斑疹出齐，再以甘寒育阴方法。仍须忌口避风，防其本不胜病，诸当小心为务。

鲜生地一两　元参三钱　蝉衣一钱　僵蚕三钱　赤芍三钱　炙杷叶三钱
川贝母三钱　麦门冬三钱　丹皮二钱　黄芩三钱

二付。

四诊：1926 年 3 月 16 日。

身热退而神志甚清，目眵甚少，喉肿已退，舌红质绛且干，斑疹已退，阴液大伤。仍以甘润益阴方法，饮食寒暖诸需小心。

细生地一两　南沙参一两　麦冬三钱　知母二钱　丹皮三钱　赤芍三钱
芦根一两　茅根一两

二付。

五诊：1926 年 3 月 20 日。

连服宣透清化，甘寒滋润之品，斑疹已退，身热已退净，顷诊脉象两手细小滑匀，咽部肿痛已解，连日来夜寐安好，胃纳已复，二便如常，舌净质红略干。此温热发斑，烂喉痧瘰重症，目前初见向愈，阴伤已极，拟再以育阴折热，化瘀和营法治之。仍忌荤腥两周为盼。

鲜生地二两　麦门冬三钱　鲜石斛八钱　赤芍三钱　丹皮三钱　僵蚕三钱

川贝母三钱　郁金二钱　茯苓三钱

　　三付。

　　〔**按**〕患者服上诊方药三剂之后，诸恙皆安，调养二周而愈。1920 年左右，烂喉痧痧症在北京地区流行甚广，病势甚重。回忆幼年，先父每于冬春忙于诊治本病，日以数十。1950 年以后，由于卫生条件好转，从未看见过烂喉痧痧之重症。附记于此。

　　温热之邪，从口鼻吸受之后，热势渐增，不论在卫在气或入营内陷，皆需宣透为吉，最忌寒凉，防其凉遏入里。以寒则塞而不流，气机不畅，热邪不能外达。过服寒凝之品，故面色青暗，胸闷气促，甚则神志欠明，邪热内逼入营矣。如再不懂透热转气之法，一误再误则病无愈期。

　　面色晦滞，青暗不明，两眼无神，全是气机不畅，郁结之象，必须以轻清宣疏，展气机以开其郁，从营转气出卫为法。如不能透转气机，则病必内陷而重矣。

第四章　宫廷内部脉案

慈禧皇太后脉案

◎ 内热新感鼻衄案

光绪某年四月二十九日臣佟文斌、赵文魁请得老佛爷脉息，浮数而滑，左关弦数。此系肝胃有热，兼受风凉，以致头晕鼻衄，身肢酸倦。谨拟疏解清热止衄之法调理。

荆芥炭三钱　薄荷二钱　甘菊三钱　防风二钱　粉丹皮三钱　黑山栀三钱元参四钱　军炭三钱　生地四钱　犀角一钱五分（另煎兑）　侧柏炭三钱　生草一钱

引用鸡内金三钱。

〔按〕脉息浮数而滑，浮则在卫分，数乃一息六至，滑脉为阴中之阳，又主痰疾，确是卫分风温病。左关弦数乃心肝郁热之象。本病乃内蕴郁热为主，身热头晕全是风热上受之象。心肝之热迫及血分，故鼻衄、身肢酸倦、疲乏无力。文中所谓兼受风凉，实乃温热内蕴，故方中不以解表、发汗为主，而用疏解之法，温热之邪由疏解而祛；又因温邪内蕴，故以清热。

方中荆穗炭、薄荷、防风疏解卫分风温，以山栀、丹皮、生地、元参甘寒凉血清热止红，军炭、侧柏炭、生甘草皆活血止红之品，鸡内金以导滞。犀角一钱五分为凉营止血之良药，清代本品甚多，故古方记载每用数钱。今日货源缺乏，用时仍以粉剂为好，用量只可 0.3~0.6g 或 1~2g，也可以用水牛角、广角代用。

◎ 感寒化热案

五月初七日申刻臣张仲元、赵文魁请得老佛爷脉息，左寸关弦数，右寸关浮滑而数，感寒化热，蓄滞不清，以致头晕恶寒，身肢灼热酸疼，口干恶心，精神懒倦。谨拟清解化热之法调理。

南薄荷一钱五分（后下）　葛根三钱　淡豆豉三钱　荆芥一钱五分　酒黄芩三钱　桑叶三钱　白菊花三钱　知母三钱　鸡内金三钱　甘草一钱

引用广皮三钱。

〔按〕诊脉左寸关弦数，右寸关浮数说明体内蕴热，可能是感寒化热，也可能本来就是风热上受，不可拘泥于"有一分恶寒，就有一分表症"的老套。温病学从康熙四十余年兴起以来至今二百多年，人们总是不能正确认识，风热从口鼻吸受而来，温乃热邪，从口鼻经咽喉、气管而至肺，肺主皮毛，故曰在卫，这与伤寒皮毛受寒不同。因为没有风邪寒邪，也没有伤及皮毛，故脉不缓不紧而动数，两寸独大，故温病以清为主，最忌解表、发汗。

本方先以辛凉微温疏卫分以解除郁热，须候郁开热解，再行化热，故用葛根辛温、薄荷辛凉、淡豆豉宣疏、荆芥辛微温散风疏表，共以开郁结，决不可以发表求汗，而与苦甘之品黄芩、桑叶、菊花、知母，甘寒、苦寒泄热搭配得当，则不会发汗伤津损伤阴分。再以甘草和中，内含助消化功能，广陈皮和胃宽中，合为疏卫清化之佳方。一定嘱患者禁食荤腥，防其胃中积滞，发热可能因之再起。

◎ 蓄滞下痢案

五月初八日臣张仲元、赵文魁请得老佛爷脉息，左关沉弦，右寸关滑而近数，表感已解，内热渐轻，唯胃气欠和，蓄滞不清，以致大便下痢，右腹中作疼。谨拟和胃分利之法调理。

炒杭芍三钱　东楂肉四钱　葛根二钱　黄连一钱（研）　炒薏米三钱　炒扁豆三钱　桑叶三钱　甘草二钱

引用猪苓三钱。

〔按〕清初名医喻西昌治痢用逆流挽舟方法，这是中医治疗痢疾的最有效方法，《内经》中总论及治病求本，这就是本。古人每云：无积不化痢，痢无补法，治痢必先疏卫、升阳、开郁、导滞。若表气不和，内有积滞，蕴蓄不化必发为痢。今人治痢每用苦寒，想以清热消炎为主，甚至有以土霉素、黄连素等为治痢之要药。不知中医治病必求其本病乃积滞与表邪内郁，凡暑热外不能从表解，必内郁化热而发痢病也。

从本病例来看，虽是五月（农历）天气初热，若饮食失慎，可致蕴热内停。证属外受热邪，内有湿滞。老佛爷脉象左关沉弦，右寸关滑而近数，也说明表邪已解，内热未清，夹有蓄滞，胃气不和，故化而成痢。方中用葛根升阳明而解表邪，热郁与表闭全能因升阳解表而解。用黄连苦泄内热，苦坚其阴而止泄祛暑。以桑叶清热而祛风，辅葛根疏解消化之不足。山楂肉是化肉食之良药，老佛爷以食肉为主，故当用之以化。芍药甘草以缓急解除腹痛。用猪苓清化湿邪而降浊也。

◎ 肝热胃饮呕吐案

某某年九月十三日戌刻臣佟文斌、赵文魁请得老佛爷脉息，左关弦数，右部沉滑。此系胃蓄饮滞，肝热上乘，以致有时头晕，食后作呕。谨拟清肝调胃之法调理。

菊花三钱　薄荷三钱　天麻二钱　羚羊角二钱（另煎兑）　陈皮三钱　法半夏二钱　竹茹二钱　姜朴三钱　枳实三钱（炒）　槟榔三钱　焦三仙六钱

引用一捻金一钱分冲服。

〔**按**〕从左关弦数来看乃肝经之郁，郁久化热之象，脉右部沉滑，脉沉主里，又主水蓄，脉滑为痰，是有形之阴邪。其症有时头晕，食后作呕，也说明肝热上乘，胃蓄饮滞。针对病因采用清肝热、定头晕、降逆逐饮以调胃腑之方法。

方中以菊花、薄荷、天麻清肝经之风热，且能定肝热引起的眩晕。羚羊角色白入肝、肺二经，在清肝肺之热中确是妙药。陈皮、半夏、姜朴、枳实合用具有平胃和中，展气退胀之功，又能降逆定呕，所以在肝热蓄饮、头晕、恶心、木郁上逆、胃气失降时，用之甚效。本方陈皮和胃宽中，法夏降逆和胃，姜川朴以宽中焦而展气，枳实破气结而兼导滞，竹茹和胃止呕，槟榔化水邪而导积滞，焦山楂化肉食，焦神曲以化面食，焦麦芽以化稻谷之积又能通导胃肠，共为清肝热，降逆气，宽中导滞之功，故一药而愈。

方中最后，引用一捻金一钱五分，随汤药送服。考一捻金散，为六科准绳方，治小儿重舌、木舌。药用：雄黄二钱、硼砂一钱、脑子少许、甘草五分。研为细末用。一捻金为临床小儿科常用药物，一般用于小儿蕴热口疮、重舌、木舌等症。因本品能清热化痰，故在痰热便秘时常用。北京地区药店甚多，配方也不一致，是否还加有清泄痰热之品也不一定，故录之以供参考。

◎ 肝郁气滞肢冷案

十二月二十八日亥刻臣张仲元、赵文魁请得老佛爷脉息，左寸关沉弦，右关沉滑。肝气郁遏，壅滞胃肠，以致心慌气短，四肢觉凉。谨拟调气和胃之法调理。

化橘红二钱　法半夏二钱　朱茯神四钱　炒杭芍三钱　青竹茹二钱　西洋参二钱（研冲）　朱麦冬三钱　霍石斛三钱　远志肉一钱五分　鲜青果七枚（打）

水煎服。

〔按〕病决不可只从症状上来认识，必须深入，从本治疗，本者何？脉、舌、色也。本案症状是，心慌气短，四肢发凉。粗看可能认证为中虚，心气不足。尤其是老佛爷，更要以补为主，不辨证，不细察，只从表象立法则大谬大误矣！今诊左寸关沉弦，右关沉滑，故不从中虚辨证，左寸关心肺肝胆，沉则主里，弦则为郁。右关脾胃之脉，沉滑者痰食积滞，非虚证也。一般虚衰之疾，脉必沉虚细弱，三部无力。想推测本案舌象必是舌红且干，心烦唇红，因方中用朱麦冬、霍石斛、远志肉、青果全是甘寒和阴之品。

本案认证为，肝气郁遏，壅滞胃肠，形成肝郁致厥，这与中阳虚、气不足正好相反。故用西洋参、青竹茹、朱麦冬、霍石斛甘寒泄肝经郁热，兼以缓急。炒杭芍酸甘寒益阴折热以缓其热郁之急。法半夏有升清降浊之功，佐橘红为二陈和胃宽中以调达中官，朱茯神、远志肉用以养心安神，求其安寐。引用鲜青果用其苦甘泄热而生津液。总之是以和阴折热为主，兼以养肝阴折虚热，调达气机，故用药一剂而瘥。

宣统皇上脉案

◎ 胃蓄饮热，微感风凉案

宣统九年[①]正月十三日酉刻：赵文魁请得皇上脉息，左寸关浮数，右寸关洪数。胃蓄饮热，微感风凉。以致头晕肢倦，胸满作呕，手心发热，舌苔白、根略厚。今拟清解止呕化饮之法调理。

粉葛根二钱　薄荷一钱　连翘二钱　竹茹一钱　焦三仙各三钱　橘红八分
枳壳二钱（炒）

引用：清麟丸一钱（煎）。

---

① 注：清·宣统帝溥仪，1909 年登基，1911 年（宣统三年）辛亥革命成功，推翻了清王朝的统治，但在北京紫禁城故宫内，溥仪仍保持着他的"皇帝尊号"，直到 1923 年被冯玉祥逐出故宫为止。在这段时间中，宫中有关溥仪的文字记载仍记作宣统某年。当时，先父仍任"清太医院院使"，每逢给溥仪看病，仍用旧制，由"太傅""少傅"陪同诊治，必先经共同协商才开方用药。

正月十四日：石国庆、赵文魁请得皇上脉息，左寸关浮缓，右寸关清数。外感渐解，惟肺胃湿热尚盛，以致身肢疲倦，胸满干呕，皮肤微热，饮食欠香。今议用和解清肺化滞之法调理。

粉葛根一钱五分　薄荷八分　炒栀二钱　蒌皮三钱　焦三仙各二钱　枳壳二钱（炒）　酒军一钱五分　竹茹一钱

引用：法夏一钱、酒芩三钱。

正月十六日：石国庆、赵文魁请得皇上脉息，左关和缓，右寸关滑缓，诸证均愈。惟肺胃浮热未清，今议用清肺导热之法调理。

干麦门三钱　陈皮一钱五分　蒌皮三钱　木通一钱　细生地三钱　草梢六分

引用：鲜竹叶十片。

〔**按**〕本病脉象左寸关浮数，右寸关洪数，是属外感病。因浮则主表、主卫分证；数乃热象，右寸关洪数，洪是热象，数亦主热。总的看来是：胃蓄饮热，微感风凉，故头晕肢倦，胸满作呕，手心发热。从舌苔黄白并不发干说明胃蓄热饮，表感风邪。治疗必须用清解其热兼以化饮定呕治之。

从用药方面可以看出：葛根、薄荷以辛开疏解其表分，连翘、橘红、竹茹以清解和胃定呕理气，用枳壳、焦三仙以和胃清里，兼以导滞消化。理法方药丝丝入扣，故而见效。

◎ **风热在中焦案**

宣统十年正月初九日，赵文魁请得皇上脉象，左关右寸均浮，左寸右关略有数象。此风热在中焦，宜清散。

小生地四钱　浙贝母二钱　柴胡七分　生白芍三钱　花粉三钱　炒山栀一钱五分　酒炒黄芩一钱五分　枳壳一钱　甘草五分　麦门冬二钱　鲜荷叶边一圈

正月初十日皇上脉象较昨日已见平和，唯寸关尚带数象，余热未净，宜清凉解散。

小生地四钱　枯芩一钱五分　薄荷叶八分（后下）　生白芍二钱　浙贝母二钱　泽泻一钱五分　知母一钱五分　直僵蚕一钱　甘草五分　炒山栀一钱　甘菊花二钱　竹沥半杯兑服

正月十一日皇上脉象两寸及左关略数，余均和平，宜用清润之剂以祛余热而生津液。

明玉竹三钱　酒芩一钱　知母一钱五分　生白芍二钱　小生地三钱　炒山栀一钱　浙贝母二钱　连翘一钱五分　花粉三钱　甘草五分

引用竹沥半杯。

正月十二日皇上脉息两寸右关略数，肺胃之间尚有余热未净，宜清解。

银花二钱　浙贝母二钱（碎）　泽泻二钱　连翘一钱五分　炒山栀一钱　薄荷叶八分　小生地三钱　直僵蚕一钱　甘草五分　麦冬二钱（去心）　花粉三钱

引用生青果五枚。

〔按〕第一诊：脉象左关（中焦肝胆之位）右寸（上焦肺为主）浮者，病在表位，属卫分；左寸（上焦心膈）右关（脾胃）略有数象，为有热。从脉象来分析，此为风热在上中二焦肺胃之部位。根据浮数之脉可以定为风热上犯，所以一定有头痛、恶风、咽干、舌红、苔白且干。本病不是着凉，没有浮紧脉，故当清散，不需解表。以清祛其热散疏其卫分。

宣统皇帝，素质阴不足，体瘦多火，热郁于内故头目胀痛，且干渴。方中用鲜荷叶边一圈，以其清头目而定风热之头痛。用浙贝母、柴胡以宣阳，同时用炒山栀苦泄心热，且能宣郁疏解而祛风热，炒黄芩、枳壳、甘草疏泄肺热，且宽气机，兼折其热。方中生白芍、花粉、生地、麦门冬皆为甘寒育阴泄热之法也。

第二诊：脉象较昨日好转，已见平和，寸关尚带数象，此病已向愈，余热未清，患者理当舌红口干，心烦起急。所以，用清解法以清其余热，散其郁结，防其留邪。

方中用薄荷叶，辛凉清热以疏卫邪；浙贝母宣散风热之邪而止咳嗽；炒山栀苦以泄热，性宣疏卫，能升能降，热清郁宣则神安。黄芩、知母、菊花、生甘草皆属清风热以泄其火。热盛阴伤则当以和阴泄热，故用生地甘寒润燥，滋阴降火，生白芍甘酸寒养阴增液以折热。用僵蚕以清上焦之风热而定眩晕。泽泻通利水道而祛下焦之湿。

第三诊：正月十一日方，从脉象上看出，两寸及左关略数，余均和平，可能沉取有弦细之象，故断为阴不足为主，所以用清润之剂以祛余热而生津液。方中以甘寒育阴为主，药用明玉竹、生白芍、小生地以育阴清热为君，以炒山栀、浙贝母宣阳开郁以疏散上焦之风热为臣，黄芩、知母、连翘、花粉、甘草以清余热为佐使之品也，引用竹沥者以清化痰热，防其热盛喘咳。

第四诊：正月十二日从脉息两寸右关略数来看，乃肺胃之间尚有余热不清，若纯是阴伤则即愈，看来仍有热未净，或饮食失慎，胃热上蒸，肺受其灼，故两寸左关略数，仍当以清解方法。故方中改用银花、连翘、薄荷、浙贝、山栀、直僵蚕，以其清热疏风以宣其郁热也。麦冬、甘草、花粉、青果甘苦寒以泄上焦之热，泽泻利水道而通三焦，故服药即愈。若不慎忌口，仍有热势增重之虞。

◎ **中州蓄饮，外受暑邪案**

五月十四日戌刻，赵文魁请得皇上脉息：左寸关弦数，右寸关浮数。中州蓄饮，外受暑邪，以致头晕肢倦，时作呕逆，手心烧热，舌苔滑白。今拟清暑止呕化湿代茶饮调理。

藿香叶一钱五分　苏梗一钱五分　川连一钱五分（研）　陈皮二钱　大腹皮、子各二钱　木通一钱五分　条芩二钱　竹茹一钱

引用益元散三钱（包）、三仙炭各二钱。

〔**按**〕病属内有停饮，外受暑邪，"热得湿而愈炽，湿得热而愈横"，暑湿相合，弥漫上下，郁遏阳气，可见头晕、肢倦、呕逆诸症。治当清暑止呕，芳香化湿。药用藿香叶轻清走上，芳香解暑，兼能理气止呕，川连、条芩苦寒燥湿清热，苏梗、陈皮、大腹皮理气宽中燥湿，竹茹清热止呕，木通、益元散清暑利尿，三仙炭消食导滞。合方代茶饮，以使三焦畅，湿热清而病解。

五月十五日赵文魁请得皇上脉息。左寸关弦数，右寸关浮象较减，右关仍觉滑数。暑邪微轻，唯中州湿饮尚盛，以致头晕、肢倦、湿热下行。今拟和中化湿代茶饮调理。

藿香梗二钱　粉葛二钱　茅术二钱（土炒）　陈皮二钱　赤苓皮三钱　猪苓二钱　扁豆三钱（炒）　川柏二钱　六一散三钱（包煎）　木通一钱

〔**按**〕药后暑邪渐解，中州湿饮尚盛，故仍有头晕、肢倦等征象，拟和中化湿法。遵循"通阳不在温，而在利小便"这一基本原则，药用赤苓皮、猪苓、扁豆、木通、六一散等健脾利尿；伍以藿香梗芳香化湿，理气和中；粉葛升阳；陈皮理气健脾；川柏清化湿热。合方代茶饮服，使湿有去路，邪热亦随之而祛，气机调畅，则病向愈。

五月十六日赵文魁请得皇上脉息，左寸关弦缓，右寸关滑而微数。诸证轻减，唯湿热未清，胃气欠和，今拟和胃化湿代茶饮调理。

赤苓皮三钱　扁豆三钱（炒）　苡米三钱（炒）　新会皮一钱　冬瓜皮二钱　壳砂六分　木通一钱

引用焦槟榔二钱、六一散三钱（包煎）。

〔**按**〕服药二日，诸证轻减，脉症合参，证属湿热未清，胃气失和，拟化湿和胃之法，邪去而正安，不可一味壅补。药用赤苓、扁豆、苡米健脾益气，淡

渗利尿；木通、六一散利尿清暑；冬瓜皮肃肺化痰兼以通利小便；壳砂醒脾和胃；焦槟榔通畅肠腑。湿热去，气机调，胃气安和。

五月十七日赵文魁请得皇上脉息，左寸关弦缓，右寸关滑缓。诸症均愈，唯中焦浮热未清，今拟和中清热代茶饮调理。

赤苓皮二钱　扁豆三钱（炒）　新会六分（白去）　寸冬二钱（带心）　淡竹叶六分　栀皮一钱五分（炒）　木通一钱

水煎代茶。

〔按〕调理数日，诸证均愈，唯中焦浮热未清，以清淡平和之品清热利湿、健脾和胃而收功。

◎ 宣统皇上代茶饮方

中药水煎代茶饮是一种服药的形式，一般用于大病之后的调整阶段，或是平时没有大病而略施小方进行调理的方法。它是用小剂量，轻药煎汤代茶使用，既方便，又减少服药的痛苦，故取名为"代茶饮"。这种剂型不分头煎与二煎，也不要求每次必须喝多少。一般是轻剂，略煎，100~500毫升即可，随时代茶饮用之。

在清廷宫内先父经常用此法，进行保健调理用。出宫后，在民间治病时，先父多在大病愈后或慢性小恙时，用代茶饮方法进行调治，经过一段恢复之后，或用丸药、散药以缓调理。今录数方参考之。

宣统某年十月十五日寅刻皇上代茶饮方：

大生地四钱　杭芍四钱　归身三钱　五味子五粒　朱茯神四钱　丹皮一钱五分　泽泻二钱　陈皮一钱五分（白）　广木香一钱五分（研）　枣仁二钱（炒焦）　瓜蒌皮三钱　苏梗五分

水煎代茶徐徐饮之。赵文魁谨拟。

从方药中推敲，大生地、杭芍、归身是四物汤去川芎，以养血育阴为主。五味子酸咸以收涩、敛阴，并加茯神、枣仁以安神。丹皮以凉血化瘀泄其虚热。泽泻祛湿利水兼泄虚热。用陈皮、木香、苏梗、瓜蒌皮调气机以畅胸阳。总之，是养血补阴，养心安神，少佐理气之品，既能养血育阴以安心神，又能疏畅气机泄其虚热，故用本方代茶饮之。

同年十月十五日卯刻，照原方加姜川朴六分。

这是寅刻之后的一个时辰，就是上方服后二小时，再诊皇上脉象。可能是方中滋养药物略多，出现脘间闷胀，微有恶心，故于原方中加姜川朴六分。

同年十月十五日巳刻皇上代茶饮方：

生地黄四钱　杭芍四钱　归身三钱　丹皮二钱　赤茯苓二钱　莲心三分
醋柴胡五分　胆草三分　鲜竹叶二十片　山药二钱（炒）泽泻二钱　酒芩二钱
水煎代茶饮。

本方与上方不同点是：去茯神、枣仁、五味子，且加用莲心、醋柴胡、胆草、鲜竹叶、黄芩。说明皇上的热郁胆火之象明显，故改以苦泄折热之法。因为血虚阴分不足是其痼疾，所以仍用归、地、芍等养血之品。

同年十月十五日未刻皇上代茶饮方：

知母三钱　生石膏六钱　苦杏仁三钱　杭白芍三钱　枳壳二钱　炙香附二钱　麦门冬三钱　五味子五分（搥）鲜竹茹二钱　甘草梢五分

引用半夏一钱。

方中君以知母、生石膏，知其为热在阳明。杭芍、麦门冬、五味子酸甘寒以泄热育阴。杏仁、鲜竹茹、甘草梢用以泄热和胃，利胆安神。方中香附、枳壳是理气分而通其便。加半夏者是降逆和胃。总的看来，目前仍是胆火胃热为主，养心补血虽为本，仍为辅佐之用。

同年十月十五日申刻，仍照未刻原方，再进一剂。

同年十月十五日酉刻皇上代茶饮方：

干、鲜生地各四钱　杭芍三钱　归身三钱　丹皮二钱　生石膏三钱　知母二钱　盐川柏一钱五分　浙贝母二钱　鲜竹叶二十片　泽泻二钱　莱菔子一钱五分（炒炭）酒芩二钱　木香槟榔丸二钱（包煎）

水煎代茶饮。

从本方用药中可以清楚地看出，首用干、鲜生地黄是以补肾、育阴、填补为主。生地味甘寒，增液、育阴，填补下元，固肾气；归、芍、生地是四物汤少川芎，补阴养血，若血足阴复则虚热自减。虚热灼阴，阴伤则火甚，虽是相火亢胜，但火胜之时，亦当苦泄折热，故方中用知母、生石膏以清气热，用竹叶、黄芩、黄柏泄其虚热，这只是一时的用法，俟热减仍以育阴为主。丹皮以凉血育阴；浙贝以宣郁，清心肺之热且能化痰；少用泽泻者以祛湿而泄虚热；因考虑有停滞故用莱菔子、木香槟榔丸以导滞通腑，祛其滞热。

同年十月十五日戌刻皇上代茶饮：

方用泽泻二钱　竹叶二十片　浙贝母三钱　橘红一钱五分　酒芩二钱　苏子五分（炒）竹沥水一钱（兑）

从上方之药物看出，仍是宣肺化痰，兼泄湿热。竹叶、黄芩以清心肺之热，苏子以降逆除痰，浙贝母以宣肺疏表兼以祛痰。总之，全以清泄上焦肺胃之热，兼以化痰方法。

〔按〕寅刻之方乃养血补阴，益心气而安神，少佐理气之品。在同日两小时后，即卯时则加姜川朴六分以畅中焦。可能因服养血安神之剂后，出现脘间闷满或微有恶心，故增宽中之药。

经过两个时辰，四小时后，巳刻之方生地、杭芍、归身、丹皮以养血，去茯神、枣仁、五味子养心之品，又加醋柴胡、胆草、竹叶、黄芩之泄肝药，这就说明皇上此时是肝胆郁热为主。寅刻之方专以养血安神就不太合适。

同天过了午时，到未刻，就是上方服后四小时，从方中可以推断，病情又有变化，故改用清阳明气热之白虎，加白芍、麦门冬、五味子泄热育阴，杏仁、甘草、鲜竹茹以泄热和胃、利胆安神。总之，是改用清法少佐育阴之方。

接着未刻即申时，皇上病情脉象皆无大变化，脉仍有力，口干心烦、阵阵躁汗出等尚在，故仍照未刻原方，再进一剂。

同日酉刻，再行检查，从方测其脉证，看出邪热未退，阴液早伤，故用生地、杭芍、当归、丹皮以滋阴折热，并佐以清气热之品。

从戌刻增减用药来看，仍按未刻原方加泽泻以通水道，竹叶以清心热，浙贝母以宣肃化痰，酒芩、苏子、竹沥以清肃化痰清其热。

十月十五日寅刻、卯刻、巳刻、未刻、申刻、酉刻、戌刻共七方。在一天之中，经七次诊治，有时处方变化不多，有时也有明显变化，可以清楚看出中医临床比较细致，辨证仔细，用药认真推敲，用药不必每日一剂，每剂二煎。中医文献中也能反映出这一情况。如吴鞠通《温病条辨》中银翘散方按曰："病重者，约二时一服，日三次，夜一服；轻者三时一服，日二服，夜一服。病不解者作再服。"一日七诊既体现了清王朝对皇上的重视，更体现中医治病要根据患者的情况，再根据舌、色、脉症的变化辨证论治。时时刻刻以病为根据，随时改变治疗的方针或方法，病变则药变，脉改则必有不同的病机，这才是中医治病的精髓所在，也是辨证论治的优越性，是非常科学的，疗效也是比较满意的。

十月二十六日皇上代茶饮方：

鲜、干生地各三钱　杭芍三钱（炒）　寸冬三钱　知母三钱（生）　瓜蒌四钱　酒芩二钱　枳壳一钱五分（炒）　法夏一钱五分　浙贝二钱　橘红一钱五分　赤苓二钱　泽泻二钱　竹沥水三钱（兑）　木香七分（煨）　甘草梢五分　鲜竹叶十片水煎代茶。

〔按〕本方以干、鲜生地为君药，方中的指导思想是填补下元；用杭芍之酸甘寒以养血育阴；麦门冬色白入肺，甘寒液多，故清心肺上焦之热；知母味苦性寒能清热解毒，入肺胃肾三经，滋阴降火，润燥滑肠；瓜蒌开肺气而畅中焦，润便利膈；酒黄芩上走能泄肺热；浙贝母性能宣肺化痰；橘红、半夏二陈以降逆祛痰湿；木香以理气而止腹痛；赤苓、泽泻以祛湿利尿；甘草、竹叶以清心与小肠之热；竹沥为化痰清热之上品。本方是以培补肾阴为主，滋阴制火，润肺利膈，兼以化痰祛湿。

十月二十六日酉刻，改鲜、干生地各四钱，浙贝三钱，法半夏一钱，加炙香附二钱、鲜石斛二钱。

〔按〕从增量干鲜生地各四钱不难看出，仍是加强填补肾阴，以泄虚热。加鲜石斛以增津液而泄虚火，因石斛味苦甘而泄虚热，增津液而补阴之不足。方中加炙香附者，以疏调气机而开其郁，凡是开郁舒气之药皆为辛燥之性，唯香附既能辛香开郁理气止痛，而性凉不燥，所以选它以助泄热。

十月二十六日亥刻皇上代茶饮方：

大生地三钱　白芍三钱　苏子一钱（研）　木香一钱五分（研）　溏瓜蒌三钱　枳壳二钱　浙贝二钱　云苓二钱（研）　鲜竹叶二十片　陈皮二钱　苦梗二钱　酒芩一钱

水煎代茶。

〔按〕经过两个时辰之后，在亥时诊治改方，以生地、白芍养阴和血为君；浙贝母以宣阳开肺气；苏子以降逆气而降痰；木香疏调气机以缓痛；溏瓜蒌以开胸痹而利肺气，通大肠且能润便；枳壳乃陈皮之未成熟者，开气之力较为有力，配合苦桔梗为枳桔汤，最开胸痹而利肺气；陈皮和胃理气机而宽中，佐枳壳之不及；酒黄芩以泄肺热；鲜竹叶以清心导赤。总之本方改成以调气机、宽胸阳为主，养血填补之力较上方差。

十月二十六日皇上漱口方：

生蒲黄一钱（包）　石膏三钱（生）　赤芍二钱　银花一钱　川锦纹一钱　川椒一钱　薄荷七分　食盐一钱（研）

水煎俟凉漱口。

〔按〕由于肾气不足，虚热上炎，故口腔作痛。前方养阴，俟肾阴复则虚火自熄，但皇上生活不能安心静养，故服药不少，各方照顾，仍然效果不太明显，乃以外漱口方法以缓解口腔疼痛。

十月二十七日子刻皇上代茶饮方：

生石膏五钱（研）　连翘三钱　元参四钱　没药二钱　蒲公英二钱　赤芍三钱　僵蚕二钱　薄荷一钱

水煎代茶。

〔按〕这个方子是以清胃热为主，所以首选生石膏甘寒微辛以清胃热。用连翘、蒲公英以清热解毒。元参咸寒以滋阴泄热。用赤芍之酸甘寒凉血化瘀泄热。方中之僵蚕、薄荷是疏风缓痛之药，用以清疏止痛，病本是肾虚，在胃热上扰之时，也必须治标，这是急则治标之理，但必须清楚，缓来仍当治本。

十月二十七日皇上漱口药方：

梅花点舌丹六粒（包研）　冰硼散三包（包）　银花二钱　乳香二钱　生石膏四钱（研）　生蒲黄一钱（包）　川椒一钱五分　食盐一钱五分

水煎漱口。

〔按〕中医治疗口腔炎症，疗效比较满意，这是由于中医是在辨证论治的基础上选择用药的，不同的证，有不同的病机，选用的药味也不同，不是千篇一律用口腔清洁剂。例如：阴分不足，治以滋养为主；若是因热而起的口腔疾病，就以清热为主。总之，口腔的疾病仍须看脉、舌、色、证来分析应用。如：脉有力、舌红、口干，热为主时，当以清热为主；若舌苔根部厚黄糙老，腹胀，矢气恶臭，属胃家实热，当以攻腑泄热。若脉细弦滑数时，就应以甘寒泄热为主。若舌淡，脉虚热，面萎黄时，当然要考虑中阳不足，或是虚热上炎，是时用肉桂、黄连（交泰丸）方可奏效。要知道，并不是只凭采用凉、泄、清、养血、补阳、阴阳相交就可简单生效，还必须与疏调、疏化、清风、宣郁等方法结合起来应用方可，不然也是无效的。

本方是以生石膏、银花清热解毒，生蒲黄以活血化瘀。用乳香、川椒以止疼痛。用食盐降逆而泄虚热，且引热下行。方中梅花点舌丹与冰硼散都是止痛生肌之品。经过辨证论治，多方面照顾细致处理下，它的疗效肯定会好。

十月二十七日丑刻皇上代茶饮方：

生石膏五钱（研先煎）　橘红一钱五分　浙贝母三钱　丹皮二钱　赤苓三钱　苏子七分　知母三钱　炒山栀三钱　连翘二钱　白芍二钱　炙香附一钱五分　苦杏仁三钱　甘草五分　银花二钱　元参三钱　灯芯一钱

〔按〕本方从生石膏、知母、连翘、银花、元参来看，仍是以清热为主，气分之热当未清除。丹皮、炒山栀、白芍、香附、杏仁、甘草，都是和阴、凉血，以泄虚热；浙贝母、苏子、橘红、竹沥水、灯芯是以降逆、宣郁、化痰兼以泄心热。总的看来，本证还是热伏于内，阴分不足。

十月二十七日酉刻皇上代茶饮方：

干、鲜生地各四钱　生石膏四钱　知母三钱　枳壳二钱　橘红一钱五分元参三钱　法半夏一钱　麦门冬三钱　竹叶二十片　泽泻二钱　白芍三钱　酒芩二钱　浙贝三钱　苏子七分　甘草五分

引用竹沥水三钱（兑）、鲜石斛四钱。

〔按〕生地、生石膏、知母、麦冬、元参、白芍、鲜石斛配合应用，这说明肾阴不足，肺胃生热，所以清气之热与甘寒养阴共同应用。

十月二十八日戌刻皇上代茶饮方：

干、鲜生地各四钱　归身三钱　杭芍三钱　元参三钱　生石膏五钱　知母三钱　竹叶二十片　浙贝二钱　炒栀仁二钱　酒芩二钱　寸冬三钱　花粉二钱鲜石斛三钱　橘红一钱五分　礞石滚痰丸二钱（包煎）

〔按〕本病案用礞石滚痰丸二钱布包煎，说明是以清化痰浊兼导郁热为主，礞石是清化涤痰之品。黄芩、沉香等是清肺降气，是比较强烈之药。干、鲜生地各四钱是以滋补肾阴兼甘寒泄热之品，又配以大队养血育阴之味，如归身、杭芍、元参、知母、寸冬、花粉、石斛等，全是滋补育阴以泄虚热。方中又有清胃热之生石膏、清心热之山栀和竹叶、清肺热之黄芩，并佐用橘红以和胃，同时可以防其寒凝。总之，本方是以育阴养血为主，同时也治其标热，乃标本兼顾之方也。

十月二十七日亥刻皇上代茶饮方：

干、鲜地黄各四钱　归身三钱　杭芍三钱　生石膏五钱（先煎）　知母三钱浙贝母三钱　橘红一钱五分　元参三钱　鲜石斛三钱　法夏三钱　酒芩二钱赤苓三钱　鲜竹叶二十片　泽泻二钱　竹沥水三钱（兑）

赵文魁谨拟。

〔按〕一个时辰之后，也就是两个小时之后，症状无大变化，只是药味增加半夏三钱、赤苓三钱，竹叶改为鲜竹叶，以增其苦泄之功，加泽泻以利水泄其湿浊，去礞石滚痰丸是减其化痰导滞之猛。若正实邪实可攻，今皇上体弱多病，不可长期过用猛烈之药，故仍以养血育阴为主。

皇后脉案

◎ 肝肺结热，外感风寒案

正月初五日赵文魁请得皇后脉息：左寸关微弦，右寸关浮滑。肝肺结热外感风凉，以致头闷肢倦，咽痛作嗽。今拟清热和肝理肺之法调理。

板蓝根一钱五分　连翘二钱　薄荷一钱五分　苏梗、子各一钱　杏仁二钱（研）　赤芍二钱　元参三钱　黑栀子二钱　酒芩二钱　瓜蒌四钱　陈皮一钱

引用鲜青果五个（打）、干寸冬三钱。

〔按〕平素肝郁不疏，日久化火内蕴，偶感风凉即成内外相引之势，肺卫郁闭，肝热结阻枢机不利，升降出入失和，气不畅达则热邪难清，故治疗应以清热调理肝肺气机并举，用药清透之中注意升降。方中连翘、薄荷清中寓有宣透之意；杏仁苦降且可宣阳，调肺之要药；苏梗、子并用，宣降并调；瓜蒌开肺之结气；陈皮调中焦滞气。上药共用，起调气机以助清热之作用。栀子炒黑，黄芩酒制，皆取其清热同时宣阳之功。板蓝根解热毒以利咽。元参育阴液以制阳邪。赤芍一味血分之药，凉血活血即可助清泄肝热，但毕竟不是血分证，故不可为主药。引用鲜青果以开肺肝结热，麦冬增液润燥以防火势增重。

◎ 皇后代茶饮方

正月初六日皇后代茶饮方：

大青叶一钱五分　元参二钱　连翘二钱　花粉一钱五分　薄荷一钱　黄芩二钱　赤芍一钱五分　炒栀二钱　杏仁八分（炒）　鲜青果五个（打）　干寸冬二钱

水煎代茶。

〔按〕此案证属肝肺结热，外感风凉。煎药代茶频服，取其药力缓和且持久。本方以清热育阴之品为主，佐杏仁、青果以开结气，以方测证可知，热郁于内，日久有化燥伤阴之势。治以清透并举，泄热与养阴共施，煎汤频服，冀其郁热渐次透泄，阴液渐增，病起于渐，则去之亦渐。

正月二十八日申刻皇后代茶饮方：

南薄荷一钱　粉葛一钱　淡豆豉二钱　木通一钱　泽泻二钱　赤芩三钱　槟榔一钱　条芩二钱　鲜竹叶二十片　姜朴一钱五分　陈皮一钱五分

水煎代茶。

〔**按**〕此案证属肝肺结热，兼有新感。本方方义以清透疏泄为主，薄荷、粉葛、淡豆豉开其卫表，木通、泽泻、赤苓渗利下焦，姜朴、陈皮、槟榔通畅中下，三组用药共起斡旋三焦气机、调整升降出入之作用。气机既已调畅，稍加清泄则滞热便可透达，此即疏化之法，热邪留恋不清之证用之最宜。

二月十三日酉刻皇后代茶饮方：

大瓜蒌二钱　姜朴一钱　青皮一钱五分　赤茯苓三钱　泽泻二钱　川连八分（研）　甘草三分　新会一钱五分　赭石二钱（煅）　鲜竹叶二十片　木通一钱五分

水煎代茶。

〔**按**〕患者平素心情抑郁，肝气不疏，郁而化热。此热得之气郁，为胶滞之热，纯清之无益，须以调畅气机为先，顺势透达热邪，寓清泄于调理之中，调气以助祛邪，清泄滞热又是气机畅达之根本，两个方面协调并举，代茶饮以取缓图，意在使胶滞留恋之热尽除。方用瓜蒌、姜朴、青皮三味疏郁宣上畅中；赤苓、泽泻、木通导下以开通，务使三焦通畅，气机升降自如；川连与竹叶清泄心肝之火，借三焦之通道由下而行，赭石重降以作导引，使火直趋下焦，而防其上炎。全方疏调中寓有清泄之意，治中有防，处处紧扣病机。

三月十四日午刻皇后代茶饮方：

杭白芍三钱　归身三钱　醋柴胡一钱五分　升麻五分（炭）　牡丹皮三钱　赤苓四钱　元参三钱　牡蛎三钱（生）　没石子二钱（研）　黑栀三钱　酒芩三钱　甘草五分

水煎代茶。

〔**按**〕观其方药，可测皇后之疾，多为肝阴不足，肝经郁热，热在血分。方中白芍、归身养肝阴；醋柴胡、升麻解肝郁；丹皮、赤苓、元参、牡蛎、黑栀、酒芩、甘草苦甘泄热以凉血；没石子味苦性温，《本草求真》称其能治一切虚火上浮、肾气不固之证，以其味苦性降，不为走泄，有收摄之功，本方中用之，多取其能降虚火上浮之力。诸药合用确有养阴凉血、疏肝泄热之功。

三月二十五日酉刻皇后代茶饮方：

大瓜蒌四钱　胆草一钱五分　青皮一钱五分　薄荷一钱　赤茯苓二钱　粉葛一钱五分　连翘二钱　天麻一钱五分　郁李仁三钱（研）　枳壳一钱五分　大黄二钱　木通二钱

水煎代茶。

〔**按**〕肝热化火，肝火上炎，急当泄肝热，降肝火，以宣清窍。方中大瓜蒌、胆草凉肝泻火；青皮、薄荷、赤苓、粉葛、连翘、天麻疏肝解郁，清热平肝；郁李仁性滑气降，枳壳下气宽中，大黄泄热通滞，木通导热利尿，诸药合用潜降肝经火热，从二便分消。

四月二十日酉刻皇后代茶饮方：

藿香梗四分　粉葛一钱　木通一钱五分　泽泻一钱五分　益元散二钱（包）
竹叶二十片　赤苓三钱　薄荷五分　煅赭石三钱　橘红一钱　花粉二钱

水煎代茶。

〔**按**〕肝热不解，心神不宁，当以疏肝调气导赤清心为法，故用藿梗、粉葛、薄荷、橘红疏肝调气；木通、泽泻、赤苓、益元散、竹叶导赤清心，也取"实则泻其子"之法，赭石、花粉镇肝和胃。

四月二十五日皇后代茶饮方：

粉葛根一钱五分　薄荷八分　连翘二钱　苏梗三分　赤茯苓二钱　木通一钱
五分　竹茹二钱　川连六分（研）　益元散二钱（包）　酒芩二钱　赭石三钱（煅）

水煎代茶。

〔**按**〕法续四月二十日方，估计证变化不大，故仍用疏肝泄热，清心导赤为法。

五月初十日亥刻皇后代茶饮方：

酒胆草一钱五分　青皮一钱五分　杭芍二钱　丹皮二钱　夏枯草一钱　黑栀三钱　酒芩二钱　木通一钱　益元散二钱（包）　赭石二钱（煅）　泽泻二钱
元参三钱

水煎代茶。

〔**按**〕肝热不解，心火难降，故方中用酒胆草、青皮、杭芍、丹皮、夏枯草、黑栀、酒芩、赭石镇肝泄热，木通、益元散、泽泻、元参导赤清心，诸药合用，使心肝之热并解。

五月十二日子刻皇后代茶饮方：

青皮子一钱五分（研）　元胡二钱（炙）　姜朴一钱五分　枳壳一钱五分
杭白芍三钱　丹参二钱　黑栀二钱　蒌皮三钱　朱赤苓三钱　香附一钱（炙）
黄连八分（研）　赭石二钱（煅）

水煎代茶。

〔**按**〕肝热久不得解，气血同病，当以疏肝调气、泄热和血并重。方中青皮子、姜朴、枳壳、香附、姜皮疏肝调气；元胡、白芍、丹参柔肝和血；黑栀、朱赤苓、黄连、赭石镇肝泄热，导赤清心，仍为心肝并治，气血并调之剂。

五月十三日戌刻皇后代茶饮方：

杭白芍三钱　黑栀三钱　抚芎一钱五分　丹皮二钱　大腹皮、子各二钱　木通二钱　赤苓四钱　条芩二钱　益元散二钱（包）　青皮三钱（研）　薄荷八分　赭石三钱（煅）

水煎代茶。

五月十四日皇后代茶饮方：

杭白芍三钱　归身四钱　莲心二钱　丹皮三钱　朱茯神三钱　炒栀三钱　酒芩三钱　醋柴胡一钱五分　焦枣仁三钱　赭石三钱（煅）　寸冬三钱（朱）　荷叶二钱（炭）　磁朱丸三钱（包）

赵文魁谨拟。

五月十七日亥刻皇后代茶饮方：

杭白芍三钱　黑栀三钱　醋柴胡一钱五分　丹皮三钱　荷叶炭二钱　酒芩三钱　升麻五分（炭）　棕炭二钱　珍珠母三钱　青皮二钱　沉香五分（研）　香附一钱（炙）

水煎代茶。

五月十八日戌刻皇后代茶饮方：

粉葛根二钱　薄荷一钱　杭芍三钱　丹皮三钱　大腹皮、子各二钱　姜连五分（研）　木香二钱（研）　黑栀三钱　没石子三钱（研）　醋柴胡一钱五分木通二钱　陈皮三钱

水煎代茶。

〔按〕五月十三日至十八日代茶饮方，立法皆宗丹栀逍遥之意，因证化裁。以方测证，多有肝郁血虚发热证。若兼小便不利，腹胀满者，加木通、赤苓、益元散清热利湿，青皮、赭石、腹皮子利气除胀满（如十三日方）。若心神不安者，用莲心、枣仁、朱茯神、磁朱丸养心清热安神（如十四日方）。兼少腹坠胀，经水不调者，加香附、沉香理气调经，升麻举陷，荷叶炭、棕炭止血（如十七日方）。若兼表邪不解，内陷阳明者，加葛根、黄连、木香等，有葛根芩连合芍药汤之意。观诸方立法灵活，处方严密，药治准确，值得学习。

端康皇贵妃脉案

◎ 肝胃有热，略感风邪，牙龈肿痛案

正月初二日，赵文魁等请得端康皇贵妃脉息，左关弦数，右部沉滑。肝胃有热，略感风邪，以致牙龈肿痛便秘烦急。今议用化风清肝调胃之法调理。

荆芥穗三钱　防风三钱　薄荷二钱　甘菊三钱　次生地六钱　玄参六钱胆草三钱　赤芍四钱　生石膏六钱（研）　炒栀四钱　枳壳四钱　瓜蒌六钱

引用酒军三钱。

漱药方：

川羌活二钱　防风二钱　细辛六分　红花二钱　生石膏四钱　银花二钱食盐二钱

水煎兑醋少许，随时漱之。

〔按〕本案为素体肝胃郁热，挟感外风，致风火热邪上壅，龈为胃之络，故见牙龈肿痛。胃热则便秘，肝热则烦急。脉左关弦数，右部沉滑，为肝胃郁热之象。证属内外同病之实热证。治当表里同治以疏风清肝调胃之法。

用荆芥穗、防风、薄荷疏散外风；甘菊、胆草泻其肝热；石膏、炒栀、枳壳、瓜蒌、酒军泻胃腑之热，合而治之于内。以胃为多气多血之腑，肝为藏血之脏，故用赤芍、生地、玄参凉血消肿。更配合漱口汤方治疗局部牙龈肿痛，其方意亦在于疏风散热消肿。唯方中用细辛，其性虽热，然配于大队清泻药中，可远其热性而取其辛味，《本草备要》谓之："辛散浮热，故口疮喉痹、鼻渊齿痛者宜之。"

◎ 肝胃结热，稍感风凉案

正月初七日，赵文魁等请得端康皇贵妃脉息，左寸关弦数微浮，右部略滑。肝胃结热，稍感风凉。今议用清表调胃舒化之法调理。

荆芥穗三钱　防风三钱　薄荷二钱（后下）　甘菊三钱　鲜石斛四钱　花粉四钱　酒芩三钱　炒山栀三钱　酒胆草三钱　瓜蒌六钱　枳壳四钱　酒军三钱

引用郁李仁四钱（研）、橘红三钱。

〔按〕左寸关弦数微浮，浮脉主表，属卫分证，弦数为肝阳有余之象，右部略滑，亦是积滞结热表现。脉案中虽未详谈及症状，以脉测症，当有身热、微恶风寒等表证，和头痛、口渴、心烦、胸胁痞闷不舒、大便干结等热郁之证。

舌质或红，或舌边尖红，苔薄黄或黄腻。治疗上，一则轻清宣解，以祛外风；一则寒凉降泄，以除郁热。气机调畅，外风得散，邪有出路，则诸症向愈。

方中薄荷辛凉清疏，与辛温之芥穗、防风共用，加强其宣散疏解之力。石斛、花粉，甘寒清胃，生津止渴。栀子苦寒泄热，以利三焦，配伍甘菊、酒芩、胆草，疏利肝胆，解其郁结之热。瓜蒌、枳壳、橘红，宽胸散结，理气和络。引用郁李仁、酒军，导滞通腑，使肝胃结热从下而行。

诸药配伍，使上焦得开，中焦调畅，下焦通利，共奏清表调胃舒化之功。

◎ 肝经有热，胃蓄湿饮，胸膈堵满，头痛案

二月二十三日午刻，赵文魁请得端康皇贵妃脉息，左寸关弦数，右关沉滑。肝经有热，胃蓄湿饮，以致胸膈堵满，有时头痛。今拟清肝调胃化饮之法调理。

青皮子三钱（研） 香附三钱（炙） 瓜蒌八钱（捣） 醋柴胡一钱五分 大腹皮子四钱 羚羊角一钱五分（先煎） 黄连二钱（研） 丹皮三钱 生石膏六钱 枳壳三钱 酒军三钱 胆草三钱

引用薄荷二钱、橘红络各三钱。

〔按〕湿饮与热合而为病，最难解化。非是药不对证，实乃人为之故。嗜肥食甘，人之常情，情志不遂，在所难免。肥甘之味生湿蕴热，既助湿渍又长热势；忧郁气结，升降出入受碍，湿饮与热欲出而何以取道？察贵妃自正月初三日以来，病证总属胃饮肝热，主法用药紧扣病机，理应收效且能持续，今所以不愈者，恐系生活调养不当所致。俗有"病须三分治七分养"之语，很有道理。

本案用方仍宗前法，疏理气机，清肝和胃兼化湿饮，唯石膏性辛甘大寒，一般说虽清热之力较胜，但有碍化湿，今用量不多；似属恰当，若体差、气虚、热轻时似以不用为好。

二月二十四日，赵文魁请得端康皇贵妃脉息，左关沉弦，右关沉滑，肝热轻减，唯气道郁结未疏，以至午间头痛，胸膈间作痛。今拟和肝调气拈痛之法调理。

青皮子三钱 香附三钱（炙） 台乌药一钱五分 元胡六钱（炙） 杭白芍三钱（生） 黄连二钱（研） 羚羊角一钱五分（先煎） 枳壳三钱 佛手柑三钱 瓜蒌六钱（捣） 橘红三钱 军炭三钱

引用霜桑叶二两、醋柴胡一钱。熬汤煎药。

〔按〕单纯气郁，疏之不难，若因邪滞而致气机郁结，疏气与祛邪并用才能收效。本案病已日久，初因气郁而化热、生湿，湿与热留恋不去，反致气郁。

湿饮不除，郁结难开，热虽暂减，终因湿滞复又蕴生。湿热蕴郁，日久由气及血，致使络脉失和，头胸作痛。方中仍以青皮子、香附、元胡、枳壳、佛手柑疏理气机，诸药借柴胡之引，直入肝经，治在中上。桑叶疏风清上明目故定其眩。又以台乌药行气通经，治在下焦，气分之药已备。萸连、羚羊角清泄肝热，杭芍养血柔肝，疏中有养，体用兼顾。霜桑叶轻宣上焦，善走肺络。军炭活瘀，通行十二经，此活络拈痛之药也。全方仍立足于气、血、湿、热，清宣分化，看似平常，实则用心良苦，非医林高手而难为。

◎ **肝经有热，扰动神明，头晕心烦案**

三月初八日，赵文魁请得端康皇贵妃脉息，左寸关弦数，右寸关滑而近数。肝经有热，扰动神明，以致头晕心烦，夜寐不安，胸膈满闷，中气欠调。今拟育神清肝之法调理。

生杭芍四钱　青皮子三钱（研）　元胡三钱（炙）　香附三钱　牡丹皮四钱　羚羊角一钱五分（先煎）　枣仁三钱（焦）　萸连一钱五分（研）　煅赭石六钱　牡蛎四钱（生）　生栀仁四钱（研）　酒军二钱

引用橘红三钱、冬桑叶一两，熬汤煎药。

〔**按**〕肝主升发，阳热最易亢张，浮阳上扰神明，以致心烦头晕，是肝病及心，心肝同病之证。肝经有热为本，神明受扰为标，治当首泄肝热，次安心神。方中生栀、羚羊角清泄肝热又平心火，是一箭双雕之法。青皮、元胡、香附疏理肝经气分，丹皮、酒军调其血分，共建肝用；杭芍养血育阴以护肝体。赭石、牡蛎质重潜降，引浮热下达归于安位。枣仁、萸连二味治在心肝，清心火以除扰神之因，安心神而复神明之用，是治标之专药。引用桑叶轻清宣上，使诸药轻灵活泼而不致凝滞，橘红和中运诸药各达病所。药遵法遣，正与病机丝丝入扣，甚为组方之师。

◎ **肝经有热，胃蓄湿饮，胸满呕恶案**

三月二十七日戌刻，赵文魁请得端康皇贵妃脉息，左关弦数，右关沉滑。肝经有热，胃蓄湿饮，以致时作口渴胸满呕恶。今取清肝调气化饮之法调理。

杭白芍四钱　青皮三钱　姜朴三钱　瓜蒌六钱（捣）　大腹皮子四钱　姜连二钱（研）　丹皮四钱　酒芩四钱　清夏片三钱　枳壳三钱（炒）　酒军二钱　橘红三钱

引用郁李仁三钱、焦楂四钱。

〔**按**〕脉左关弦数主肝经郁热，右关滑而沉为中州停饮。湿饮内停，水津不布，而见口渴；阻遏气机，升降失调，故见胸满呕恶。病在肝胃，治之以杭芍、丹皮、黄芩清泻肝热。姜朴、枳壳、大腹皮调中行气，使气行则湿化。瓜蒌、橘红、清夏、姜连合而清化中焦之热饮。引用郁李仁，《本草纲目》谓之可"下气利水"，而焦楂则有"清痰饮"之功，两者均可增强本方化饮之力。在药物炮制上，使用姜连、姜朴，二者均以姜汁炮制，因姜具有散饮之功，此功从《金匮》治饮诸方中可见一斑。

三月二十八日，赵文魁等请得端康皇贵妃脉息，左关弦数，右关沉滑。肝热欠清，湿饮未净，以致胸满作恶，日晡肢倦。今议用清肝调脾化饮之法调理。

大生地八钱　杭芍四钱（生）　归身四钱　羚羊角一钱五分（先煎）　酒胆草三钱　姜连三钱（研）　橘红四钱　姜朴三钱　青皮二钱　溏瓜蒌六钱（捣）香附四钱（炙）　酒军三钱

引用清半夏四钱、郁李仁三钱。

〔**按**〕脉症如前，可见为药力不足，所以方中加重泻肝胃之品。调肝泻热用羚羊、胆草、生地、白芍、归身、青皮、香附，体用相合，以利肝气调达，可助水饮之布散；泻胃则用大黄与半夏、厚朴、橘红等合用，去其饮热胶结之势。

三月二十九日，赵文魁等请得端康皇贵妃脉息，左关渐缓，右关略滑。肝热轻减，湿饮渐化。议用和肝清热平胃之法调理。

大生地六钱　杭芍四钱　归身四钱　炒栀四钱　酒胆草三钱　黄连二钱（研）　瓜蒌六钱（捣）　青皮三钱　炒枳壳四钱　橘红三钱　茅术三钱（炒）槟榔四钱

引用焦三仙六钱、郁李仁四钱（研）。

〔**按**〕脉症得缓，治后肝热轻减，湿饮颇化，仍守上法，处方减其制而施，去羚羊、大黄，加茅术、焦三仙以顾护中焦后天。

四月初二日，赵文魁等请得端康皇贵妃脉息，左关渐缓，右关滑缓。诸证均愈，唯肝热尚欠调畅，今议用和肝清上调中之法调理。

甘菊花三钱　薄荷三钱　玄参四钱　生地六钱　生杭芍四钱　胆草三钱　抚芎三钱　瓜蒌六钱（捣）　炒枳壳四钱　黄连二钱（研）　花粉四钱　酒军三钱

引用郁李仁四钱（研）、生栀仁四钱（研）。

〔**按**〕病情已基本痊愈，善后调理仍当前后互参，用药仍守清肝和中化饮，其大义如前。

纵观整个辨治过程，可见治饮当明寒热之性，寒饮固当温化，但热饮则宜清化。本证为肝胃不和，饮热互结，前后均守清肝调中化饮之大法。

◎ 肝阳结热，胃气欠和，胸闷口渴案

四月十六日酉刻，赵文魁请得端康皇贵妃脉息，左关沉滑，右寸关滑数。肝阳结热，胃气欠和，以致胸闷口渴，食差神倦。今拟用清肝快脾化饮之法调理。

大瓜蒌六钱　胆草三钱　英连二钱（研）　青皮子三钱（研）　郁李仁四钱（研）　壳砂八分　酒军三钱　炒稻芽四钱　大腹皮子四钱　枳壳三钱

引用橘红三钱、赤苓皮四钱。

〔按〕病起于情志致郁，肝郁克伐脾土，为病在于肝脾。脉象左关候肝，沉主里，弦主郁，沉弦并见，气郁结深，右寸关滑而近数。脾湿胃饮内聚，浮热已现。治当调肝快脾双管齐下，胃湿与肝热兼顾，而重在调气，气机一旦畅通，湿可化，热可散，则可解除木土不和之机。方中集瓜蒌、青皮子、砂壳、腹皮子、枳壳诸畅气机之品于一处，旨在开通上下内外，气行之处，湿与热俱解。胆草、英连清泄肝热浮火，酒军领药下达，又给邪热出路。引橘红、赤苓皮化湿和胃，炒稻芽味香以醒脾，并助脾运。

◎ 肺胃有热，肝气欠调，牙龈肿痛案

五月初十日戌刻，赵文魁请得端康皇贵妃脉息，左寸关弦数，右寸关滑数。肺胃有热，肝气欠调，以致牙龈肿痛，肢臂抽疼。今拟清肝理肺活络之法调理。

川羌活二钱　防风二钱　薄荷二钱　僵蚕四钱（炒）　生石膏六钱（研）　赤芍四钱　元参四钱　寸冬四钱　橘红、络各三钱　枳壳三钱　酒军三钱　条芩四钱

引用瓜蒌六钱（捣）、川柏四钱。

〔按〕牙龈肿痛多究于火，火有虚火实火之别。实火者外感风热之邪，或肺胃蕴热，或肝火炎上。虚火则肝肾阴虚火旺。此案和正月初二日脉案病机相似，病起于肝郁化火，肺胃蕴热，外兼有风热之邪上攻。其病总在中上二焦有热，故脉见寸关弦数或滑数。肢臂抽疼实因风邪阻络，络脉不和而成。施治大法不外疏风散热，清热理中。案中"清肝理肺活络"即是外散风热，内清里热的意思。风得去，火得降，自然活络和顺，肿痛消退。方中羌活配防风理风去肢节疼痛；薄荷、僵蚕疏风清热治牙龈肿痛；石膏、寸冬理肺胃蕴热而生津止渴；赤芍、玄参清血分之热，血热清，热毒得解，则疼痛可缓；条芩、黄柏、酒军旨在加强清热的力量；因病家素有痰热内蕴，故用枳壳、瓜蒌、橘红络行气化痰通络。诸药之用，共奏散风清热化痰之功，其病可望得除。

五月十一日，赵文魁请得端康皇贵妃脉息，左关弦数，右寸关滑数，肺胃结热，肝气欠疏，以致牙龈肿痛，肢倦烦急。今议清上疏肝调胃之法调理。

荆芥穗三钱　薄荷三钱　防风三钱　葛根三钱　生石膏八钱（研）　赤芍四钱　连翘四钱　银花四钱　炙香附六钱　青皮六钱　胆草四钱　枳壳四钱

引用夏枯草三钱、酒军三钱、瓜蒌六钱（捣）。

〔**按**〕此接上案继用清解肺胃方法。因虑病家素有肝郁不遂之疾，故加用疏解肝郁之品，如香附、青皮、夏枯草之类；用微温之芥穗易羌活，有疏散之功而无助热之虞。观全方之药物配伍紧扣肝、肺、胃和风、热、痰，非阅历深者不能为之。

五月十二日，赵文魁请得端康皇贵妃脉息，左关弦而稍缓，右关滑数。肝气渐和，唯肺胃湿热尚盛，以致口渴烦急，龈肿头痛。今议用清上调中化湿之法调理。

甘菊花四钱　荆穗三钱　薄荷三钱　川芎三钱　生石膏一两（研）　胆草四钱　生栀六钱（仁研）　条芩六钱　溏瓜蒌八钱（捣）　枳壳六钱　酒军三钱　郁李仁三钱（研）

引用：西瓜翠衣熬汤煎药。

皮肤作痒擦药方：

炒僵蚕三钱　薄荷一钱五分　羌活三钱　防风三钱　六一散四钱　赤芍三钱　轻粉一钱　青盐三钱

共研细面布包擦之，五月十八日赵文魁谨拟。

〔**按**〕药后脉息弦象稍缓，知药力已行，为肝气转和之征，唯肺胃湿热尚未得尽除，仍仿上法而重调中化湿。观方中药物实以清热燥湿为主，因其湿热之得全是于饮食肥甘厚腻辛辣之品，故调中不在补虚。

擦药方由疏风清热化湿之品组成。据方测证，当为外有风热之邪侵犯表卫，内有湿热蕴郁，与风热之邪交阻络脉，络脉不和，而见皮肤瘙痒，甚有红疹。

◎ 肺胃有热，风湿外搏，皮肤作痒案

五月十九日，赵文魁请得端康皇贵妃脉息：左寸关浮数，右寸关滑数。肺胃有热，外受浮风，以致风湿外搏皮肤作痒。今拟化风清肺胃之法调理。

荆芥穗三钱　防风三钱　白芷三钱　独活三钱　全当归六钱　赤芍四钱连翘四钱　黑栀四钱　生石膏六钱（研）　枳壳三钱　酒军三钱　苦参三钱

引用：炒苍术三钱、川柏三钱。

〔**按**〕病家肺胃素有蕴热，此又感受风湿之邪，故脉见浮、滑、数，因其有蕴热，故须清热，又因有风湿外搏，故又须疏风胜湿。此案旧疾复加新病，故治以去新病为先，兼治其内蕴之湿热。方用防风、芥穗、白芷、独活疏风胜湿，用苦参、黄柏清热燥湿，祛风止痒。引用茅术意在健脾燥湿；余药之用，旨在清化肺胃之热，如此清热疏风化湿之法备，故痒疾可除。

五月二十日，赵文魁等请得端康皇贵妃脉息：左寸关浮数，右部沉滑。浮风渐解，肺胃湿热未清。今议用化风清热除湿之法调理。

川羌活三钱　荆穗三钱　防风三钱　薄荷三钱　粉葛根三钱　秦艽六钱
赤芍四钱　双花四钱　生石膏八钱（研）　川柏六钱　苦参四钱　酒军三钱

引用枳壳四钱、条芩六钱。

端康皇贵妃擦药方：

炒僵蚕三钱　防风三钱　羌活三钱　薄荷三钱　地肤子三钱　蛇床子三钱
青盐四钱　苦参四分

共研细面布包擦之。

〔**按**〕此接十九日案，病机基本同前，风邪稍解，而湿热未清，故仍议用化风清热除湿方法。其风邪在上，故用羌活易独活；风药中用薄荷易白芷且加粉葛根，因为风热之邪上攻，不宜多用辛温之品，以防其助热化火；其湿热在下，故用黄柏、苦参以清利下焦湿热，用枳壳旨在辛开苦降助诸药化湿热，用秦艽祛风湿、舒筋络且除内虚之热。擦药方有疏风清热，燥湿杀虫之功。据方测证，当有头痛、发热、身痒阴痒、心烦口渴、腹胀纳差、口苦、舌红苔黄腻。

五月二十一日，赵文魁等请得端康皇贵妃脉息：左关浮滑，右部滑缓。诸症均愈，唯风湿未净，胃热欠调。今议用化风清热调胃之法调理。

川羌活三钱　荆穗三钱　防风三钱　秦艽六钱　白鲜皮四钱　花粉四钱
川柏四钱　次生地八钱　生石膏一两（研）　酒军三钱　枳壳四钱　条芩六钱

引用薄荷三钱（后煎），西瓜翠衣煎汤熬药。

〔**按**〕药后脉见滑缓，乃向愈佳兆。今脉虽见缓滑，唯风湿未净，胃热欠调，故仍议用化风清热调胃之法，方中药物组成基本同前，用白鲜皮苦寒入脾胃除湿止痒。

五月二十二日，赵文魁等请得端康皇贵妃脉息：左关浮滑，右部渐缓，诸症均愈，唯皮肤作痒。今议用祛风清热化湿之法调理。

川羌活三钱　荆穗三钱　防风三钱　秦艽六钱　酒归尾六钱　赤芍四钱
丹皮四钱　银花四钱　生石膏八钱（研）　枳壳三钱（研）　酒军四钱　川柏四钱

引用郁李仁四钱（研）、蝉衣三钱。

端康皇贵妃擦药方：

川羌活三钱　防风三钱　蛇床子二钱　红花三钱　大青盐六钱　苦参四钱
地肤子二钱

共为细末兑梅花点舌丹十粒，再研，罗布包擦之。

〔**按**〕此案病机同五月二十日案，而病情稍缓，方药分析可参前。方中梅花
点舌丹是清热解毒之方，一般可用于疮疡，或外用。

五月二十三日，赵文魁等请得端康皇贵妃脉息：左关渐缓，右部滑缓。诸
症均愈，惟湿热稍有未清。今议用清热调胃化湿之法调理。

荆芥穗三钱　薄荷三钱　防风三钱　独活三钱　生石膏八钱（研）　花粉
四钱　川柏四钱　小生地六钱　全归六钱　瓜蒌六钱（捣）　枳实三钱（研）

引用酒军四钱、郁李仁三钱（研）。

◎ 肝胃有热，气道欠调，胸胁堵满案

六月初五日，赵文魁请得端康皇贵妃脉息：左关略弦，右部滑而近数。肝
胃有热，气道欠调。今拟用疏肝调胃化湿之法调之。

炙香附四钱　青皮三钱　胆草三钱　瓜蒌八钱（捣）　小枳实三钱（研）
栀子四钱（生研）　台乌三钱　茅术四钱（炒）　大腹皮子四钱　川柏四钱　锦
纹四钱　甘菊三钱

引用薄荷三钱（后煎），西瓜翠衣熬汤煎药。

六月初六日，赵文魁等请得端康皇贵妃脉息：左关渐缓，右部滑缓。诸症
均愈，唯肝胃余热未清。今议用照原方加减调理。

炙香附四钱　青皮三钱　瓜蒌八钱（捣）　黄芩四钱　生地黄四钱（研）
胆草三钱　川柏三钱　茅术四钱（炒）　清夏片四钱　枳壳四钱　锦纹三钱　甘
菊三钱

引用薄荷二钱，西瓜翠衣熬汤煎药。

端康皇贵妃清热化痰膏：

大生地一两　杭芍一两（生）　元胡粉六钱　橘红八钱　溏瓜蒌二两（捣）
枳壳八钱　一捻金四钱花粉一两　法半夏六钱　青皮八钱　生栀仁八钱　黄芩
八钱　炒茅术六钱　芦荟八钱　川黄柏八钱　军炭六钱

共以水煎透去渣，再熬浓汁，兑梨膏十二两收膏，每服一匙，开水送。

〔**按**〕素体痰湿壅盛，更兼情怀不遂，郁久化热，痰热互抱，阻碍气机，是

以有脉弦且兼滑数，治宜疏肝解郁，理气化痰清热。观方中药物与法合拍，故一剂即获显效。此案之妙在于肝胃同治，痰热同治，尤重气机升降。

◎ 肺胃结热，中州蓄饮，滞热下行案

六月二十六日未刻，赵文魁请得端康皇贵妃脉息：左关弦数，右寸关滑数。肺胃结热，中州蓄饮，以致身肢酸倦，滞热下行。今拟清热调中化湿之法调理。

藿香叶三钱　粉葛三钱　苏叶三钱　陈皮三钱　炒茅术四钱　木香二钱（煨）　姜朴三钱　法半夏四钱　六一散六钱（包）　枳实三钱（研）　锦纹三钱　川柏四钱

引用郁李仁四钱（研），西瓜翠衣熬汤煎药。

六月二十七日，赵文魁请得端康皇贵妃脉息：左关弦缓，右关沉滑。诸症均愈，唯湿热尚未调畅，今拟照昨方加减调理。

藿香梗二钱　粉葛三钱　苏梗二钱　陈皮三钱　生石膏六钱（研）　知母四钱　竹叶三十片　鲜茅根四钱　炒枳壳三钱　酒军三钱　法半夏三钱　川柏四钱

引用瓜蒌八钱（捣），西瓜翠衣熬汤煎药。

◎ 肝阳有热，气道欠调，胸膈阻满案

六月二十九日，赵文魁请得端康皇贵妃脉息：左寸关弦数，右寸关滑沉。肝阳有热，气道欠调，以致胸膈阻满，身肢倦酸。今拟清肝调气化湿之法调理。

全当归六钱　杭芍四钱　抚芎二钱　丹参四钱　炙香附四钱　木香三钱（研）　青皮四钱　元胡三钱　炒茅术四钱　川柏三钱　艾炭一分　台乌二钱

引用：泽兰叶三钱、黑栀四钱。[1]

◎ 肝热较轻，气滞湿饮欠畅，胸膈阻满案

七月初一日，赵文魁等请得端康皇贵妃脉息：左关尚弦，右部沉滑。肝热较轻，唯气滞湿饮欠畅。今议用疏肝清热化饮之法调理。

炙香附四钱　青皮三钱（研）　木香三钱（研）　瓜蒌八钱（捣）　大生地六钱　杭芍四钱（生）　全当归六钱　黑栀四钱　牡丹皮六钱　胆草三钱　枳壳四钱（炒）　锦纹三钱

引用大腹皮子四钱、郁李仁三钱（研）。

七月初二日，赵文魁等请得端康皇贵妃脉息：左关渐缓，右关略滑。诸症均愈，唯胃气尚欠条畅。今议用清肝调胃之法调理。

---

[1] 此处剂量《文魁脉学》载：泽兰叶一钱，黑栀二钱。

炙香附四钱　青皮三钱（研）　木香二钱（研）　瓜蒌八钱（捣）　大生地六钱　杭芍四钱（生）　胆草三钱　黑栀六钱　小枳实四钱（研）　锦纹四钱　川柏四钱　焦楂六钱

引用大腹皮子四钱、郁李仁四钱（研）。

照六月初六日清热化痰膏原方加香附一两。

〔按〕病家素有痰热内蕴，肝失条达，胃土不和，时值盛夏，湿困中州，脾阳不运，故身肢倦怠酸乏。先以化湿调中清热之法使湿开热化，一俟湿开热化，则进疏肝清热化饮之品疏化痰热郁滞。上述诸案正是按着这样的层次逐步深入治疗，体现了"急则治其标（新感），缓则治其本"的精神。

◎ 肝阳结热，气滞停饮，胸闷作痛案

八月十四日申刻，赵文魁等请得端康皇贵妃脉息：左寸关弦数，右寸关滑而近数。肝阳结热，气滞停饮，以致胸腹满闷，左胁作痛。今议用疏肝拈痛化饮之法调理。

炙香附四钱　青皮四钱　台乌三钱　枳壳三钱　溏瓜蒌八钱（捣）　法半夏四钱　黄连二钱（研）　元胡三钱（炙）　生杭芍六钱　胆草三钱　焦楂六钱　酒军三钱

引用大腹皮子四钱、沉香六分（研）。

八月十六日，赵文魁等请得端康皇贵妃脉息：左关弦缓，右关滑而近缓。肝热轻减，唯气道欠畅。今议用疏肝调气之法调理。

炙香附四钱　青皮四钱（研）　木香二钱（研）　枳壳三钱　溏瓜蒌八钱（捣）　炒栀四钱　条芩三钱　姜连一钱五分　生杭芍六钱　胆草三钱　楂炭六钱　酒军二钱

引用大腹皮子四钱。

八月十七日，赵文魁等请得端康皇贵妃脉息：左关沉弦，右关沉滑。诸症均愈，唯湿热尚欠疏化。今议用和肝清热调中之法调理。

炙香附四钱　青皮三钱（研）　瓜蒌八钱（捣）　石膏八钱（生研）　大腹皮子四钱　炒栀四钱　胆草三钱　楂炭六钱　小枳实三钱（研）　锦纹三钱　郁李四钱（仁）

引用炒稻芽一两、橘红四钱（老树）。

八月十八日，赵文魁等请得端康皇贵妃脉息：左关沉滑，右关沉滑。诸症均愈，唯气道尚欠和畅。今议用和肝调气之法调理。

　　杭白芍四钱　归身四钱　黄连二钱（研）　壳砂一钱五分（研）　大腹皮子四钱　瓜蒌四钱（捣）　青皮三钱（捣）　橘红三钱（老树）　炒枳壳三钱　香附三钱（炙）　炙草一钱

　　引用炒稻芽六钱、炒栀三钱。

　　〔按〕贵妃之体，素罹肝郁。肝气郁滞，久生郁热；肝失疏泄，水湿不布，凝生痰饮，停于胸胁则为满闷，胁肋为肝之布野，肝郁气结，不通则痛，肝左肺右，故见左胁作痛。脉见弦数、滑数。郁热停饮之征。病起于情志不遂，气机不调，故治重在肝，理气止痛，兼以化饮之法。所以药物以疏解肝郁、清化痰热之品为主。药病合拍，是故药效殊显。

◎ 肝阳结热，湿滞欠调，胸闷作痛案

　　八月二十六日酉刻，赵文魁请得端康皇贵妃脉息：左关弦而近数，右寸关滑数。肝阳结热，湿滞欠调，以致胸膈满闷，腿膝酸痛。今拟清肝活络化湿之法调理。

　　炒栀皮三钱　香附三钱（炙）　橘红三钱　枳壳三钱　焦槟榔三钱　姜连二钱（研）　条芩四钱　瓜蒌八钱（捣）　焦楂炭八钱　酒军三钱　牛膝四钱

　　引用焦稻芽一两、莱菔炭二钱（研）。

　　八月二十七日，赵文魁请得端康皇贵妃脉息：左关弦而近缓，右关沉滑。肝热轻减，湿饮亦调，唯气道稍欠调和。今拟清肝调气化湿之法调理。

　　青皮子三钱（研）　香附三钱（炙）　杭芍三钱（生）　瓜蒌六钱（捣）　大腹皮子三钱　姜连一钱五分（研）　楂炭六钱　橘红三钱　焦稻芽四钱　枳壳三钱　军炭二钱　条芩四钱

　　引用薄荷二钱。

　　〔按〕此二案病机同前述诸案，乃肝郁热兼停湿饮，尤有饮食积滞，故用楂炭、焦稻芽等消导药物，化积滞，畅气机，醒脾胃，使郁热不与湿饮、积滞相搏结，自利于病愈。

◎ 肝经有热，气道欠调，胸膈胀痛案

　　九月初三日申刻，赵文魁请得端康皇贵妃脉息：左寸关滑数，右寸关沉滑。肝经有热，气道欠调，以致胸胁满闷，夜分膈间作痛。今拟用和肝调气疏化之法调理。

　　杭白芍六钱　全归六钱　抚芎二钱　丹参四钱　大腹皮子四钱　台乌一钱五分　沉香五分（研）　泽兰三钱　朱赤苓四钱　丹皮三钱　香附三钱（炙）

引用珍珠母四钱、煅赭石四钱。

九月初四日，赵文魁请得端康皇贵妃脉息：左寸关弦而近缓，右关沉滑。肝热轻减，气道微疏，唯胸次堵闷，两胁胀满。今拟和肝调气开胸之法调理。

炙香附四钱　青皮三钱　台乌一钱五分　沉香五分（研）　杭白芍六钱　全归六钱　丹参四钱　瓜蒌六钱（捣）　大腹皮子四钱　赤苓四钱（硃）　楂炭六钱

引用珍珠母四钱、醋柴胡一钱五分。

九月初五日，赵文魁等请得端康皇贵妃脉息：左关弦而近缓，右寸关沉滑。胁胀渐好，食谷较香，唯胸中堵闷，夜寐欠实，早间身倦。今议用调气豁胸之法调理。

制香附四钱　瓜蒌八钱　炒枳壳三钱　青皮三钱（研）　法半夏四钱　黄连二钱（研）　全当归四钱　丹皮四钱　生杭芍六钱　生栀四钱　郁李仁三钱（研）　枣仁三钱（焦）

引用川锦纹三钱。

九月初六日，赵文魁等请得端康皇贵妃脉息：左关沉弦，右寸关滑而近数。气道尚滞，肝胃欠和，以致胸阻头闷，口渴身倦。今议用调气清胃豁胸之法调理。

炙香附四钱　抚芎二钱　炒枳壳三钱　瓜蒌八钱（捣）　大生地六钱　当归六钱　生白芍六钱　薄荷二钱　法半夏四钱　黄芩四钱　生栀仁四钱　青皮三钱（研）

引用川锦纹三钱、郁李仁四钱。

九月初七日，赵文魁等请得端康皇贵妃脉息：左关沉弦，右关滑而近缓。诸症渐好，食谷较香，唯胸次欠爽，早间身倦。今议用调气和胃之法调理。

炙香附四钱　木香二钱（研）　炒枳壳三钱　壳砂一钱五分（研）　溏瓜蒌（捣）　黄连二钱（研）　法半夏三钱　黄芩三钱　中生地六钱　杭芍五钱（生）　焦三仙一两五钱　旋覆花三钱（包）

引用川锦纹二钱。

九月初八日，赵文魁等请得端康皇贵妃脉息：左关沉弦，右寸关滑缓。诸症渐好，唯胸次觉闷，食后欠爽，早间仍有身倦。今议用调脾和中之法调理。

生杭芍四钱　归身三钱　中生地六钱　炒栀四钱　云茯苓五钱　醋柴胡一钱五分　炒白术三钱　木香一钱五分　溏瓜蒌六钱（捣）　砂仁一钱五分（研）　焦楂肉四钱　甘草一钱五分

引用旋覆花三钱、赭石四钱。

端康皇贵妃清燥调胃化痰膏：

炙香附六钱　木香五钱　溏瓜蒌二两（捣）　砂仁四钱（研）　中生地一两　杭芍一两（生）　法半夏六钱　橘红八钱　生栀仁六钱　菊花六钱　条黄芩七钱　焦楂八钱　一捻金四钱　胆草五钱　元明粉六钱　杏仁六钱　炒白术三钱

共以水熬透去渣，再熬浓汁，兑梨膏十二两收膏，每服一匙，开水送下。

◎ 肝胃结热，外受风邪，牙龈宣肿案

十月初九日，赵文魁等请得端康皇贵妃脉息：左关浮弦而数，右寸关滑数。肝胃结热，外受风邪，以致牙龈宣肿，面部浮硬。今议用化风清肝调胃之法调理。

荆芥穗三钱　白芷三钱　防风三钱　薄荷三钱　生石膏八钱（研）　银花四钱　连翘三钱　赤芍四钱（炒）　青皮子三钱（研）　归尾四钱　瓜蒌六钱（捣）　酒军三钱

引用郁李仁五钱（研）。

端康皇贵妃清胃漱牙方：

荆穗二钱　葛根二钱　紫苏一钱五分　苏木二钱（研）　石膏四钱（生研）　忍冬三钱　夏枯草一钱　大黄二钱

共以水熬透，随时漱之。

端康皇贵妃洗面消肿方：

白附子二钱　白芷二钱　川芎二钱　防风三钱　南红花三钱　归尾四钱　没药四钱　僵蚕四钱（炒）　透骨草二钱　甲珠三钱

共捣粗渣装布袋内，水熬透兑醋一茶盅，洗于肿处。

十月初十日，赵文魁等请得端康皇贵妃脉息：左关弦而尚浮，右寸关仍滑。风邪渐解，肝胃结热，左颐宣肿，牙龈酸胀。今议用疏风清胃之法调理。

川羌活三钱　防风三钱　薄荷三钱　荆芥穗三钱　葛根三钱　归尾四钱　生石膏八钱　元参六钱　胆草三钱　锦纹四钱

引用泻叶二钱、枳壳四钱。

十月十一日，端康皇贵妃清胃漱牙方照初九日原方减紫苏、大黄、苏木，加食盐四钱、薄荷二钱。

十月十二日，赵文魁请得端康皇贵妃脉息：左关沉弦，右关滑而近数。颐肿已消，唯上焦浮热未清。今议用清上宽中和胃之法调理。

甘菊花四钱　薄荷三钱　银花四钱　连翘四钱　生石膏六钱（研）　元参六钱

瓜蒌八钱（捣）　枳壳四钱　炙香附六钱　槟榔三钱　胆草二钱　生栀四钱（研）

引用赤芍四钱、锦纹四钱。

十月十三日，赵文魁等请得端康皇贵妃脉息：左关弦而渐缓，右部略滑。诸症均愈，唯上焦余热未清。今议用清上调中导热之法调理。

甘菊花四钱　薄荷三钱　元参六钱　川芎二钱　生石膏六钱（生）　生栀四钱（研）　瓜蒌六钱（捣）　枳壳四钱　青皮子三钱（研）　川连二钱（研）　木通三钱　丹皮四钱

引用煅赭石六钱、锦纹三钱。

◎ 肝阳有热，扰动神明，夜寐惊恐案

十一月初九日，赵文魁请得端康皇贵妃脉息：左寸关弦数，右寸关沉滑。肝阳有热，扰动神明，以致夜寐欠适，时作惊恐。今拟和肝清心安神之法调理。

杭白芍四钱　归身四钱　胆草四钱　竺黄三钱　大瓜蒌八钱（捣）　萸连三钱（研）　丹皮六钱　枣仁四钱（焦）　生牡蛎六钱　枳壳四钱　军炭四钱　郁李仁六钱（研）

引用朱赤苓四钱、橘红三钱（老树）。

〔按〕患者平素性情必是抑郁不畅，使肝木失其条达冲和之性，气机不疏，郁而化火，火性炎上，扰动心神，神不安舍，故致夜寐不适。心虚则胆怯，决断无权，遇事易惊，又加重不寐。《沈氏尊生书·不寐》中说："心胆惧怯，触事易惊，梦多纷纭，虚烦不眠。"惊恐失眠，又往往互为因果。失眠原因虽多，总不外乎虚实两种，如《景岳全书·不寐》云："不寐证虽病有不一，然唯知邪正二字则尽之矣。盖寐本乎阴，神其主也，神安则寐，神不安则不寐，所以不安者，一由邪气之扰，一由营气不足耳。"观本案脉象，寸关两部皆弦滑且数，均为有实之脉，可以推断，患者病程不长，阴血消耗尚轻，病偏于实证。故用和肝清心之法以安神志，使气血调和，阴平阳秘，脏腑功能归于正常，则寐可安，惊可平。

方中当归、白芍养血和肝。枣仁养心阴、益肝血，"治烦心不得眠"（见于《名医别录》）。生牡蛎、郁李仁、龙胆草平肝泻热，重镇安神。天竺黄、瓜蒌、朱赤苓、清心涤痰，开窍镇惊；黄连用吴茱萸拌炒者，为左金丸意，以寒温并用，辛开苦泄，疏肝胆内炽之火郁，调阴阳紊乱之枢机。枳壳、橘红宽中行气，橘红一定注明用"老树"者，是因为其药以"陈旧者佳……香气异常"（见《本草述钩元》）。丹皮、军炭，清泻肝胆，活瘀以安神，诸药相合，共奏清心平胆安神之功。

十一月二十日，赵文魁请得端康皇贵妃脉息：左关沉弦，右关沉滑。肝热减轻，夜寐安适。拟和肝清热育阴之法调理。

原方去生牡蛎、枳壳、当归、郁李仁，加入黑山栀四钱、小生地六钱、木通二钱，以加强清热育阴之力，药后诸症悉除。

可见证因明辨，治有遵循，矢的相贯，则见效较速。

◎ 肝阳有热，阴分欠充，胸堵烦急案

十二月初一日酉刻，赵文魁请得端康皇贵妃脉息：左寸关弦数，右寸关沉滑。肝阳有热，阴分欠充，以致心悸神烦，胸满胁胀。今拟育阴和肝调气之法调理。

大生地八钱　杭芍六钱　归身六钱　醋柴胡一钱五分　牡丹皮六钱　珍珠母八钱（生）　厚朴花三钱　香附三钱（炙）　黑山栀六钱　青皮三钱（炒）　荷叶炭二钱

引用磁朱丸三钱（包煎）、赤苓皮四钱。

〔按〕肝脏体阴而用阳，女子更是以肝为先天。血之来源，由水谷精微化生，上奉于心，则心得所养；受藏于肝，则肝体柔和。今因扰郁、思虑、劳倦等，使阴血内耗，肝阴不足，则肝阳易亢，亢则为热。虚火妄动，上扰心神，故致心悸神烦。肝失条达，疏泄不利，气阻络脉，则见胸胁胀满。推敲其舌质必红而少苔。左脉寸关弦数，为肝热有余之象，右脉寸关沉滑，沉主里证，滑是邪实之证。治疗上，当以育阴清热平肝，镇心养血安神。此阴分欠充是本，阳热上扰为标。

故方中大生地用至八钱，再配以杭芍、归身六钱育阴养血，俟阴血复则虚热自减。柴胡醋制，取其直入肝经，用青皮、香附一起，疏肝解郁，调畅气机。丹皮、黑栀，活血清热，厚朴用花，取其轻清之质，宽中下气，除其胀满。荷叶炒炭，只用其芳香宣透之性，以通气宽胸。药引磁朱丸，又名神曲丸，出自《千金要方》，由煅磁石二两，朱砂一两，神曲四两，制成蜜丸。本案用它包煎，与汤剂共服，配合珍珠母，加强摄纳浮阳、镇心安神之效。

十二月初二日，赵文魁等请得端康皇贵妃脉息：左寸关弦数，右关滑数。阴分较充，夜间得寐，仍有胸堵、烦急、口干、头晕。今议用养阴清肝之法调理。

大生地八钱　归身八钱　杭芍八钱（生）　香附六钱（炙）　青皮子四钱（研）
引用郁李仁六钱（研）、萸连三钱（研）。

〔**按**〕原方所用归身、杭芍，二诊都加至八钱，以增强养血育阴力量。更引萸连，仿照《丹溪心法》左金丸意，辛开苦泄，调畅气机，清泻肝火，郁火得清，则胸堵、烦急诸症悉除。

十二月初四日，赵文魁等请得端康皇贵妃脉息：左关尚弦，右部略滑。肝热减轻，唯阴分浮热未清，今议用和肝清热益阴之法调理。

炙香附三钱　青皮子四钱（研）　瓜蒌八钱（捣）　枳壳四钱　厚朴花三钱　胆草三钱　萸连二钱（研）　条芩六钱　大生地八钱　杭芍六钱（生）　油归八钱　丹皮六钱

引用郁李仁六钱（研）、军炭三钱。

本方加珍珠母六钱　生薄荷二钱（后煎）

〔**按**〕此方用意同前，但以清降肝经阴分浮热为治疗着力点。理气和肝以治其本。

十二月初五日，赵文魁等请得端康皇贵妃脉息：左关略弦，右部滑缓。阴分充畅，唯肝经气道欠和。今议用调气清热之法调理。

炙香附三钱　青皮子三钱（研）　瓜蒌八钱（捣）　枳壳三钱　厚朴花三钱　沉香一钱五分（研）　杭芍六钱（生）　油归八钱　生地六钱　条芩六钱　胆草三钱　军炭三钱

引用郁李仁六钱（研）、甘菊三钱。

〔**按**〕浮热渐减，阴分得充，然气机不畅，故处方重在调肝理气，用香附、青皮、枳壳、厚朴花、沉香、瓜蒌等药疏肝调气，辅以养阴清热之药。理法清晰，配伍恰当。

十二月初六日，赵文魁请得端康皇贵妃脉息：左关略弦，右关滑缓。诸证均愈，惟肝胃欠和。今议用清肝调胃之法调理。

大生地六钱　胆草三钱　杭芍四钱（生）　生栀三钱（研）　青皮子三钱（研）　香附四钱（炙）　瓜蒌八钱（捣）　槟榔四钱　厚朴花三钱　锦纹四钱　枳壳四钱　谷芽六钱（焦）

引用郁李仁六钱（研）、薄荷三钱。

〔**按**〕用清肝之法，以治饮热，调胃之法而畅气机，助脾运，理法精当严谨。

◎ 饮热痞满案

正月初三日申刻，赵文魁请得端康皇贵妃脉息：左关沉弦，右寸关滑数。

肝经有热，湿饮欠调，以致胸膈堵满，身肢酸倦。今拟清肝调气化饮之法调理。

青皮子三钱（研） 香附三钱（炙） 枳壳三钱 胆草三钱 全当归六钱 赤芍三钱 丹参三钱 厚朴花三钱 汉防己三钱 牛膝三钱 锦纹三钱 橘红三钱（老树）

引用焦楂一两、郁李仁四钱。

〔按〕本案脉象见沉为内里的疾病，脉弦属郁，气郁不达，肝郁不畅，就可见到弦数。脉象滑数，为痰湿饮邪，蓄久不解，蓄而化热。肝经郁热不解，痰湿饮邪停聚不化，则见左关脉象沉弦，右寸关滑数。痰饮内蓄，阻碍气机，气行不畅，胸阳不展，故胸膈堵满，身肢酸倦。立清肝调气化饮之法，合三法为一剂，清肝热而利气机，畅中焦而通水道。

药用青皮子，乃因青皮色青入肝，皮擅破气疏肝，子擅散结化痰；香附辛甘微苦，理气解郁；枳壳苦泄微寒，破气除积，行气除痞，三药相合，疏肝调气。再以龙胆草清泄肝胆之热，与上三药相配，清肝泄热解郁。用全当归甘温补血活血，赤芍凉血化瘀通络，以止疼痛。丹参活血祛瘀，除烦安神，三药相合而养血和血，凉血化瘀。肝脏体阴而用阳，主藏血调血，肝之阴血不足，则易致浮阳扰动而生郁热，故补肝血以养肝之体，而配肝之用。以厚朴辛苦而温，行气化湿，降逆除痰。橘红苦温，长于祛痰化湿。正所谓"病痰饮者，当以温药和之"之意。然痰饮蕴郁日久，渐趋化热，恐过温而助热，故以汉防己大苦而寒相佐，既无过温化燥之弊，又能化痰散饮，三药相配化痰除湿蠲饮，宽中除满，利水行气。用牛膝酸苦性平，活血通络，疏筋利痹；锦纹苦寒泄热，逐瘀通络。前者走血脉，后者善通胃肠，二药相合使气血、胃肠积滞郁热疏导下行。用焦楂消导积滞，调畅气机，消除胀满；郁李仁滋阴滑润，肃降化痰，润肺通腑，四药共合，通导积滞，疏调胃肠，通行血脉，使痰饮郁热内消下泄而外达。

正月初四日，赵文魁等请得端康皇贵妃脉息：左关弦数，右部沉滑。湿热较轻，唯肝热尚滞，以致胸膈堵闷，身肢酸倦。今议用和肝调气化饮之法调理。

大生地八钱 全归六钱 赤芍四钱 川芎三钱 炙香附四钱 青皮子三钱（研） 枳壳四钱 瓜蒌六钱（捣） 牛膝三钱 茅术四钱 川柏二钱 酒军三钱

引用橘红四钱（老树）、郁李仁四钱。

〔按〕脉象左关弦数，为肝经郁热犹存；右部沉滑，为痰饮内阻未去。服上药后，湿热较前为轻，然肝热痰饮仍滞而未行，阻遏胸中阳气，胸阳不展，气机升降出入受阻，故胸膈堵闷，阳气不达四末，肢体失于温养，故身肢酸倦。

以脉测症，肝热内郁，当伴有心烦急躁梦多，为热扰心神之象。立养血和肝调气化饮之法。

关于切脉方法，中医历来极为重视，尤其是在皇庭贵族，有时切脉竟成了解病情的唯一手段，因此应对脉学给以足够的重视。我在继承古人和父辈经验的基础上，将脉诊发展成为三部十二候诊法，即寸关尺三部，每部用浮、中、按、沉四法取脉，合成十二候，以应人体卫气营血四个不同层次的变化。详细内容可见有关专著《文魁脉学》。

药用大生地、全当归、赤芍、川芎，仿四物汤之义，但取其法而易其药，以大生地、赤芍代替熟地、白芍，增强其凉肝清热、化瘀行滞的作用。用香附、青皮子、枳壳疏肝调气，宣展胸阳，宽中除胀。用瓜蒌清热化痰，宽中散结，用橘红化痰利气，用郁李仁润肺通肺，肃降化痰，故三药相配痰热互阻之结可开，胸膈堵满之闭可除。用牛膝引气血下行；锦纹（即大黄）破瘀滞，导陈积外出。川黄柏苦寒，清热燥湿泄火，使湿热之邪渗于下面泄于外。用茅苍术之苦温，健脾渗湿，既能反佐大黄、黄柏苦寒之性，又能燥化中焦之湿。

正月初五日，赵文魁等请得端康皇贵妃脉息：左寸弦数，右部略滑。湿饮轻减，唯肝气尚欠调畅。今议用疏肝清热开郁之法调理。

青皮子三钱（研）　香附四钱（炙）　元胡四钱（炙）　瓜蒌八钱（捣）　炒枳壳四钱　台乌三钱　全当归六钱　杭芍六钱（生）　大生地六钱　黑栀四钱　丹皮四钱　黄连三钱（研）

引用：橘红、络各三钱，沉香一钱（研）。

〔**按**〕脉象左关弦数，为肝郁内热之象，右部略滑，为痰饮尚存，减而未净。《濒湖脉学》说："滑脉如珠替替然，往来流利却还前。"对于滑脉的主病，又说："滑脉为阳元气衰，痰生百病食生灾，上为吐逆下蓄血，女脉调时定有胎。"可知滑脉主实热、痰热、停食等证。根据其他症状断定，本证脉滑，必有饮热羁留。肝郁气机不疏，最易横逆侵犯脾土，故依据病机可测知，或兼胸脘满闷不舒，甚则胀痛，或气逆不降，呕逆嗳恶。肝郁日久，势必化热，肝热则见心烦急躁梦多。故立疏肝调气，清化痰热开郁畅达之法。

药用青皮子、香附、枳壳三药相合，疏肝解郁，调畅气机，宽中除满。橘红理气化痰，与瓜蒌相配清化痰热。乌药为辛温之品，通行于三焦上下，行气止痛，治胸腹闷胀疼痛，中寒气滞，腹部冷痛；沉香辛苦性温，破气止痛，用于气滞寒凝所致的脘腹冷痛，常与乌药相配。此证病机本为肝热，而为什么用了一些温燥之品？中医认为，气得温则行，得寒则凝，血脉遇寒则涩而不流，以方药测证，必有郁滞疼痛之证，故先以温药破其郁，行其滞。而本证毕竟有肝郁痰热的病机，热证得温药则气壅，过用温燥亦为害矣。故必配以寒凉之品相佐，取其寒温并用，以寒清热，以温行滞开郁。用丹皮清热凉血，活血化瘀，山栀泄火除烦，二药相配清肝解郁，黄连乃吴茱萸炮制的黄连，是左金丸之义，治肝经火旺之证，如右胁作痛，脘痞吞酸，更配以元胡理气活血止痛。最后，再以大生地、杭芍、全当归仿四物汤之义养血和血，柔肝清热。

正月初七日，赵文魁等请得端康皇贵妃脉息：左关尚弦，右部沉滑。气通较舒，饮热欠化，今议用清热育神化饮之法调理。

大生地六钱　杭芍四钱（生）　胆草三钱　生栀四钱（研）　牡丹皮六钱姜连二钱（研）　牡蛎四钱（生）　青皮子三钱（研）　炙香附四钱　瓜蒌六钱（捣）　枳壳三钱　锦纹四钱

引用橘红四钱（老树）、焦三仙各三钱。

〔按〕服上药后，肝热渐轻，饮热渐去。因痰饮素伏，气郁不畅，难于尽退，故左关仍弦，右部沉滑。以脉测症，素有胸膈满闷、身肢酸倦等，或仍可见，但表现程度会有为减轻，故宜守法守药，以求全功。

本方与前方相比较，共有大生地、杭芍，养血育阴清热；龙胆草、生栀、丹皮，清肝泄火解郁；青皮子、香附、枳壳，疏肝理气；瓜蒌、锦纹，清化痰热，宽胸快膈，导滞下行；橘红化痰祛湿，利气降肺。根据病机肝热渐轻，痰饮未去，故去橘红络之甘苦而寒，单用橘红化痰去饮，并将黄连改为姜连，燥烈之性略缓，而降逆上呕尤盛。去木香之香燥、丹参之活血，而加牡蛎，咸寒软坚，化痰散结，以治久积沉痰，用焦三仙消食导滞，以畅气机。

正月初九日，赵文魁等请得端康皇贵妃脉息：左关渐缓，右部略滑。眠食均好，唯肝热稍欠和畅。今议用和肝清热之法调理。

大生地六钱　杭芍四钱（生）　归身四钱　香附四钱（炙）　青皮子三钱（研）　瓜蒌六钱（捣）　胆草三钱　生栀四钱（仁研）　粉丹皮四钱　姜连二钱酒军三钱　枳壳四钱

引用橘红四钱（老树）、厚朴花三钱。

〔按〕脉象左关渐缓，为肝经郁热将除，脾气渐复，故关脉呈现缓和有神之象，右脉略滑，为热饮退而未净。饮从何来？脾胃留饮故也。热自何生？肝经郁热所致。肝热虽存，其势大减，故夜寐较安。饮邪虽留，而气道渐开，故饮食尚好。前药收效，故宜守法，巩固疗效。

方用大生地、白芍、归身成四物汤法，凉血育阴清热。枳壳、香附、青皮子调畅气机，疏肝解郁。瓜蒌、橘红宽中快膈，清痰降气，加厚朴增强其理气化湿作用，治胸腹气滞胀满。用龙胆草、丹皮、生栀清泄肝胆火热，姜连清化胃热，以和胃降逆，泄化饮热，酒军荡涤胃肠积热。

连日调治，诸证悉平，唯恐素邪伏饮易于反复，故正月初九日又处以清肝化饮膏，长期服用，可见其用心周密。膏方选用药物皆由上述方药综合提炼而来，故不赘言。

◎ **肝阳结热，胃蓄湿饮，胸闷烦急案**

正月初六日，赵文魁请得端康皇贵妃脉息：左寸关弦而近数，右寸关滑数。肝阳结热，胃蓄湿饮，以致胸闷烦急，筋脉抽痛。今拟清肝活络化饮之法调理。

酒胆草三钱　羚羊角一钱五分（先煎）　姜朴三钱　青皮三钱　大瓜蒌八钱　酒芩三钱　生栀三钱（研）　枳壳三钱　橘红、络各三钱　锦纹二钱　钩藤三钱

引用郁李仁三钱（研）、焦楂四钱。

正月初七日，赵文魁请得端康皇贵妃脉息：左关沉弦，右关沉滑。肝气疏畅，唯脉络尚欠协和。今拟清肝活络疏化之法调理。

青皮子三钱（研）　羚羊角一钱（先煎）　瓜蒌八钱（捣）　胆草二钱　橘红、络各三钱　钩藤四钱　黄芩三钱　炒栀三钱　怀牛膝三钱　枳壳三钱　军炭二钱　防己三钱

引用天仙藤三钱、丝瓜络一钱。

正月十二日，赵文魁请得端康皇贵妃脉息：左寸关弦而近数，右寸关沉滑。肝热气滞，胃蓄湿饮，以致中气欠畅，左胁作痛。今拟清肝调气化饮之法调理。

青皮子三钱（研）　元胡四钱（炙）　沉香六分（煎）　姜朴三钱　溏瓜蒌六钱　黄芩三钱　羚羊角一钱五分（先煎）　川连二钱（研）　炒枳壳三钱　橘红三钱　酒军二钱

引用焦楂四钱、杭白芍四钱。

正月十三日，赵文魁请得端康皇贵妃脉息：左关沉弦，右关沉滑。诸症均愈，唯肝气尚欠调和。今拟和肝调气疏化之法调理。

青皮子三钱　姜朴三钱　沉香六分　元胡四钱（炙）　大腹皮子四钱　酒芩四钱　生栀四钱（研）　羚羊角一钱（先煎）　杭白芍四钱　石斛三钱（金）　花粉三钱

引用橘红三钱、熟军一钱五分。

〔按〕本案为肝气不疏，肝阳上亢，气滞不行，湿饮内生，停聚于胃，饮热

互结之证。皇家之室，多逸少动，气机运行迟缓，加之终日无所事事，必多愁善感，肝气不调，气郁不行，"气有余便是火"，遂致肝阳内结。肝失疏泄，脾土必壅，运化失健，复因恣食肥甘，每易致湿邪内停，且肝气不利则三焦水道亦失通畅，焉能不生饮乎？初诊（正月初六日）脉见弦滑，说明内有蓄饮，脉数提示内有郁热，病偏在中上二焦，故病脉见于寸关。肝气郁滞，胸中大气不舒则胸闷；肝阳上扰于心神则心烦急躁；湿饮阻滞经络，肝阳内动，则伤筋抽痛。治宜清肝调气，化饮活络。故用胆草、羚羊角、钩藤，清泻肝热；青皮、枳壳，调理气机，气能化湿，气化则湿化；姜朴行气化湿，瓜蒌宽胸利气；黄芩、栀子，清热祛湿，泻火除烦；郁李仁渗湿利水，导湿邪下行。橘红络燥湿通络止痛。焦楂、锦纹，泻脾土之壅滞，以绝湿饮滋生之源。药后肝气疏畅，肝阳结热渐减，唯脉络尚有邪阻，失于协和，故二诊（正月初七日）仍用前法，加入牛膝、防己、天仙藤、丝瓜络，增强祛湿通络活瘀止痛之力。三诊（正月十二日）肝热气滞明显，中气不畅，左胁作疼，故除用羚羊角清泻肝热，黄芩、黄连清热燥湿，青皮、枳壳、橘红理气调中通络，姜朴行气化湿，瓜蒌宽胸利气，大黄、焦楂燮理中焦外，又配入白芍柔肝缓急止痛，补脾之体，泻肝之用，元胡活血利气止痛，沉香降气止痛。药中病所，故服后诸证均愈，只是肝气略有不调，故四诊（正月十三日）采用和肝调气舒化之法调理，药用白芍补肝之阴，青皮疏肝之气，羚羊角、栀子清肝之热，元胡活肝之瘀，姜朴、沉香、大腹皮、橘红以行气燥湿，黄芩清热燥湿，熟军导腑热下行以畅中焦，石斛、花粉滋养胃阴以制约他药之燥烈，诸药合用，配伍精当，不失为调理肝脾之良方也。

◎ 肝阳气滞，微感浮风，胁痛神疲案

正月十三日申刻，赵文魁请得端康皇贵妃脉息：左关弦而近数，右寸关缓滑。胆热气滞，微感浮风，以致胸满胁痛，肢倦神疲。今拟清解调肝疏化之法调理。

淡豆豉三钱　薄荷二钱　防风一钱五分　连翘三钱　香白芷二钱　瓜蒌八钱　元胡四钱（炙）　橘红三钱　大腹皮子四钱　枳壳三钱　军炭一钱五分

引用沉香面八分（煎）、醋柴胡八分。

〔按〕本案为肝郁气滞，饮热内停，复感风邪之证。素有饮邪结热内伏，加之情怀不畅，意愿不遂，每使气机周流迟缓，营卫不布，若再因起居不慎，虚邪贼风便可乘机侵入，内外相引，病乃作矣。肺居胸中，主一身之气，外合皮

毛，上通于口鼻，风邪从口鼻皮毛而入，必内舍于肺，致肺失宣降，气机膹郁，故胸满不舒，还可见咳嗽、鼻塞、流涕等。气机不行，营卫不布，故肢倦神疲。肝之经脉布胁肋，肝气不调，脉络不通则胁肋疼痛。脉弦主肝郁，脉滑数主内有饮热。综观全局，本证为浮风为标，饮热为本，以气滞不行为主要表现。《内经》云："风淫于内，治以辛凉，佐以苦甘。"故治当辛凉清解，祛除外风为主，佐以苦甘泄热，调肝理气化饮，标本兼顾。

方中薄荷气味辛凉，功专入肝与肺，能消散风热，清利头目。淡豆豉辛苦而寒，具疏散宣透之性，既能透散表邪，又能宣散郁热，散风邪，宣肺气而除胸满。柴胡味苦性平，专入肝胆，芳香疏泄，既能疏散风邪而退身热，又能疏肝解郁而止胁痛。防风、白芷性味辛温，疏散风寒。辛温与辛凉同用，旨在祛除浮风，无论风挟热挟凉均宜。连翘味苦微寒，苦能泻火，寒能胜热，轻清上浮，入心经擅清心火而散上焦之热，又入小肠清泻火腑，导热下行，兼能利尿。《本草求真》云："连翘味苦微寒，质轻而浮，书虽载泻六经郁火，然真轻清气浮，实为泻心要剂，心为火主，心清则诸脏之火皆清矣。"瓜蒌甘寒润降，能上清肺胃之热而涤痰导滞，下润大肠以通便，且能利气宽胸，散结消肿，《本草纲目》谓其"能降上焦之火，使痰气下降也"。橘红行气宽中，燥湿化痰蠲饮。枳壳宽胸下气，消胀除满。大腹皮下气宽中，利水化饮。大腹子即槟榔，能行气消积，利水化湿。《本草求真》谓："槟榔性苦沉重，能泄有形之积滞。腹皮其性轻浮，能散无形之积滞，故痞满膨胀，水气浮肿，脚气壅逆者宜之。惟虚胀禁用，以其能泄真气也。"沉香理气止痛，大黄炒炭，功擅凉血化瘀。元胡理气化瘀止痛。诸药相配，外散浮风，内蠲水饮，又能调气清热，可谓辨证精细，用药贴切。

◎ 肝气欠疏，湿饮未净，胸满胁痛案

正月十四日，赵文魁等请得端康皇贵妃脉息：左关弦而近数，右关滑数。浮风渐解，唯肝气欠疏，湿饮输化未净。今议用和解疏肝化饮之法调理。

柴醋胡一钱五分　薄荷二钱　防风二钱　粉葛三钱　青皮子三钱（研）　瓜蒌六钱（捣）　沉香一钱（煎）　姜朴三钱　炒枳壳四钱　羚羊角一钱五分（先煎）　酒芩三钱　酒军二钱

引用橘红三钱。

〔按〕昨日之方，药证相符，故服后浮风渐解，胸满咳嗽、寒热头痛等证渐消。今左关脉弦近数，左关为肝经，弦又为肝脉，可知肝气郁不疏，数为热

象，肝体阴而用阳，肝气郁则肝阳必亢，故脉近数。右关候中焦脾胃，滑为痰饮内停，数主热邪偏胜，说明饮热互结，停蓄于中焦。故治疗当用和解调肝化饮之法。

方中柴胡、薄荷、防风均入肝经，既能疏散外风，不使风邪残留，又能疏肝解郁，清散肝经之郁热。葛根辛甘性平，轻扬外散，鼓舞胃气上行；《本草纲目》谓其能"散郁火"。青皮辛苦而温，主入肝胆二经，其气峻烈，沉降下行，疏肝胆，破气滞，散结消坚止痛。枳壳、厚朴，偏走脾胃，行气宽中，燥湿化痰。沉香辛苦性温，入脾胃肾三经，行气止痛。《本草通玄》谓其"温而不燥，行而不泄，扶脾而运走不倦，达肾而导火归源，有降逆之功，而无破气之害"，诚为理气之佳品。橘红行气宽中，燥湿化痰。瓜蒌宽胸理气，清热化痰。黄芩清热燥湿，泻肺中实火。羚羊角咸寒，主泻肝火，兼清心肺。酒军苦寒，走而不守，既泻心肝之火，又荡胃肠之热，尚可通利血脉。与昨日方相较，本方理气清肝之力尤胜，气能化饮，气行则饮消。气行饮消郁解则热邪易祛。热清不能灼津，则痰涎亦无从生矣。

◎ 肝胃饮热未清案

正月十六日，赵文魁等请得端康皇贵妃脉息：左关弦而近数，右关滑数。诸症渐愈，唯肝胃饮热未清。今议用和胃清热化饮之法调理。

杭白芍四钱　醋柴胡一钱五分　大生地四钱　薄荷一钱五分　生栀仁四钱（研）　羚羊角一钱（先煎）　萸黄连二钱（研）　瓜蒌六钱（捣）　大腹皮子各二钱　青皮三钱（研）　酒黄芩四钱　酒军二钱

引用橘红三钱。

〔按〕服上次药后，浮风尽散，诸证渐愈。然胃中蓄饮结热迁延日久，难以速去，肝气仍郁，故脉仍弦数。治当用调肝和胃，清热化饮之法，祛除肝胃饮热之痼疾。

肝者体阴而用阳，肝阴易亏，肝阳易亢，肝气易郁，故以白芍、生地之甘寒，滋阴养血，补肝之急。以柴胡、薄荷之辛凉，疏肝之郁，缓肝之热。青皮理肝之气，羚羊角泻肝之火。萸黄连清肝和胃，降逆燥湿化饮。酒黄芩清肺燥湿。酒军导饮热下出。栀子苦寒，既升且降，宣散心肺郁热而除烦满，导三焦之火下行而利水气。橘红行气宽中，燥湿化痰，瓜蒌宽胸利气，清热化痰。大腹皮子行气导滞，利水祛饮。本方组合严密，根据肝郁饮热而设，对皇贵妃之类好逸少动，多食肥甘，且又情怀不遂者，甚为常备之法。

◎ 表感初解头闷肢倦案

正月三十日，赵文魁请得端康皇贵妃脉息：左关沉而微弦，右寸关滑而近数。表感已解，唯尚有头闷肢倦。今拟清解调中活络之法调理。

南薄荷二钱　白芷三钱　防风一钱五分　淡豉三钱　杭菊花三钱　枯芩三钱　炒栀三钱　瓜蒌六钱　橘红、络各三钱　姜朴三钱　枳壳三钱

引用怀牛膝三钱、天仙藤三钱。

〔按〕素体肝胃不和，气血欠畅，感邪之后极易滞于络脉，而使络脉不和，故表感虽解，而尚有头闷、肢倦等络脉不和之证。治当以清肝和胃治其本，疏风活络治其标。方中薄荷、白芷、防风、淡豉、菊花外疏风邪，内调肝胃；瓜蒌、橘红、姜朴、枳壳理气和胃化饮；橘络以络通络，能和脉络；枯芩、炒栀清降肝热，内热得清，则外风也易解。牛膝酸苦而平，《本草备要》认为其"能引诸药下行"，《本草经疏》称其"走而能补，性善下行"；天仙藤苦温，《本草求真》称其"苦主于疏泄，性温得以通活，故能活血通络，而使水无不利，无风不除。血无不活"。二药为引，旨在活血疏风通络，使气血调畅，脉络自和，而头闷、肢倦之症自除。

◎ 肝肺有热，熏蒸上焦案

二月初三日戌刻，赵文魁请得端康皇贵妃脉息：左关弦数，右寸关沉滑。肝肺有热，熏蒸上焦。今拟清上调中化饮之法调理。

甘菊花三钱　薄荷一钱五分　苏叶一钱五分　白芷二钱　生栀仁三钱　黄芩三钱　知母三钱　川柏三钱　大腹皮子四钱　枳壳三钱　酒军一钱五分　橘红三钱

引用冬桑叶一两熬汤煎药。

〔按〕肝经气热或横逆犯胃，或上灼肺金。今肝热上迫于肺，使肺气失于宣肃，营卫之气失于调和，再内热盛，也易外受风邪；故方用菊花、薄荷、苏叶、白芷疏风宣肺，且风药疏泄又能调肝气；大腹皮子、枳壳、橘红理气和胃化痰，腑气通则肺气自能肃降，也利于肝气的条达；生栀仁、黄芩、知母、川柏、酒军清热泻火，使肝经火热从下而解，不致上犯。引用冬桑叶苦甘而寒，能清肺肝之热，又能养肝之阴血，作为本方之引药，而清泄肺肝之热甚妙。

二月初四日，赵文魁等请得端康皇贵妃脉息：左关弦数，右寸关沉滑。肝肺结热未清，湿饮未化。今议用清上调中化湿之法调理。

甘菊花三钱　薄荷二钱　辛夷三钱（后下）　防风三钱　溏瓜蒌六钱　姜朴

三钱　黄芩四钱　枳壳三钱　大腹皮子各二钱　姜连二钱（研）　酒军一钱五分
橘红三钱

引用冬桑叶一两熬汤煎药。

〔按〕本案与前案证情相近，肝肺热结，湿饮未化，治当以清肝宣肺，和胃化饮法，故用药也是续前方进退，旨在疏风调肝，清热宣肺，和胃以化湿饮。

二月初五日，赵文魁等请得端康皇贵妃脉息：左关弦而近数，右寸关尚滑。诸症轻减，唯上焦浮热未清。今议用清上理肺化饮之法调理。

甘菊花三钱　薄荷二钱　防风三钱　辛夷二钱（后下）　溏瓜蒌六钱　杏仁三钱（炒）　桑皮三钱（炙）　枳壳四钱　橘红、络各三钱　钩藤三钱　黄芩四钱　军酒一钱五分

引用生栀仁三钱（研）。

〔按〕服前方后诸证轻减，唯上焦浮热未清，虽素体肝经热结，但标病易去，故以清上理肺化饮为主，兼治肝热。故方中以甘菊花、薄荷、防风、辛夷疏风清上；瓜蒌、杏仁，桑皮、枳壳、橘红络化痰理肺；钩藤、黄芩、酒军解肝热，合风药调肝，共治其本病。引用生栀仁之苦寒，归心肝肺胃诸经，既能宣阳，又能退热，标本兼治，作为本案之引药甚合。

◎ 肝肺结热，痰饮不宣，臂痛咳嗽案

二月初八日，赵文魁请得端康皇贵妃脉息：左关弦而近数，右寸关滑数。肝肺结热，痰饮不宣，以致左臂作疼，时有咳嗽。今拟清肝理肺化痰之法调理。

酒胆草三钱　姜朴三钱　羚羊角六分（面）　丹皮三钱　苏子叶四钱　杏仁三钱（炒）　橘红三钱　瓜蒌八钱　辛夷仁二钱（研）　黄芩三钱　枳壳三钱酒军二钱

引用钩藤三钱、桑叶一两熬汤煎药。

〔按〕肝肺结热，痰饮不宣，痰热互结，阻于络脉，故有左臂作疼、咳嗽等症；病在肝肺，而又有痰热，治当以清肝理肺化痰之法。方中酒胆草、羚羊角、丹皮、黄芩、酒军入肝经清肝热；姜朴、苏子、杏仁、橘红、瓜蒌、辛夷仁、枳壳，理气宣肺化痰；引用钩藤、桑叶入肝经，平胆热，使本方重在清肝热，则肝热清，肺气宁，痰自易化。况且病本在肝，而肺为标，故以其二味为引药恰合病机。

二月初九日，赵文魁请得端康皇贵妃脉息：左关弦数，右寸关滑数。肝气

渐疏，肺热湿饮未化。今拟清肝理肺化饮之法调理。

小生地四钱　胆草三钱　羚羊角面八分（煎）　生栀四钱（仁研）　炙桑皮四钱　瓜蒌六钱（捣）　杏仁四钱（研）　苏子四钱（研）　枯黄芩三钱　广红三钱　薄荷三钱　甘菊三钱

引用酒军一钱五分。

〔**按**〕肝气虽渐疏，但肺热湿饮未化，治当续以疏肝清肺化痰饮之法。方中薄荷、甘菊入肝肺二经，能疏泄二经之热；小生地、胆草、羚羊角、生栀养肝阴而清热；炙桑皮、瓜蒌、杏仁、苏子、枯芩、广红清热肃肺化痰；引用酒军，酒制则入肝经，且能增强行气活血之功，《大明本草》称它有"通宣一切气，调血脉，利关节"的功用，可见酒军之功主要在于宣气活血，作为本方之引药，调肝和肺，理气和血，是很恰当的。

二月初十日，赵文魁等请得端康皇贵妃脉息：左关弦而近数，右寸关沉滑。肝气较疏，唯肺热痰饮不化。今议用理肺调中化痰之法调理。

溏瓜蒌六钱（捣）　杏仁四钱（炒）　辛夷二钱（后下）　苏子三钱（炒）苏薄荷二钱　姜朴三钱　枳壳三钱　橘红三钱　羚羊角面六分（煎）　枯芩三钱生栀仁四钱（研）　甘菊三钱

引用炙桑皮三钱。

〔**按**〕服前方后，肝气较疏，唯肺热痰饮欠化，病变重点在肺，故治疗以理肺化痰为主，佐以调肝；方用甘菊、薄荷、辛夷疏风泄热调气；溏瓜蒌、杏仁、苏子、姜朴、枳壳、橘红、黄芩清热宣肺化痰和胃；羚羊角、黄芩、生栀清泄肝热；引用炙桑皮甘寒，泻肺化痰，引药入于肺经，重在泻肺化痰，符合病情。

二月十一日，赵文魁等请得端康皇贵妃脉息：左关弦缓，右寸关沉滑。诸证均愈，唯肺热痰饮欠清。今议用理肺清热化痰之法调理。

南苏子三钱（炒）　杏仁四钱（炒）　瓜蒌六钱（捣）　桑皮三钱（炙）　旋覆花三钱　枯芩四钱　羚羊角六分（面）　生栀四钱（仁研）　青皮子三钱（研）枳壳三钱　橘红三钱　酒军一钱五分

引用法半夏三钱（研）。

〔**按**〕诸症均愈，唯肺热痰饮欠清，故重在理肺清热化痰，又素体肝热气郁，故当佐以清肝理肺，方中苏子、杏仁、瓜蒌、桑皮、旋覆花、枯芩清热宣肺化痰；羚羊角、山栀、枯芩清其肝经郁热；酒军入血调气，青皮子、枳壳、橘红理气开郁，共调气血。引用法半夏辛温入肺经，能化痰消痞散结，作为引药旨在使全方之功用重在理肺化痰。

二月十三日，赵文魁等请得端康皇贵妃脉息：左关弦缓，右寸关沉滑。诸症均愈，唯肺经浮热未清。今议用清上理肺化痰之法调理。

甘菊花三钱　薄荷二钱　防风二钱　杏仁四钱（研）　苏叶子各二钱　瓜蒌六钱（捣）　枯芩三钱　生栀仁四钱（研）　酒胆草三钱　橘红三钱　枳壳四钱　酒军一钱五分

引用金沸草三钱。

〔**按**〕诸症均愈，唯有肺经浮热未清，故以清上理肺化痰为法。方用菊花、薄荷、防风疏风泄热；杏仁、苏叶子、瓜蒌、橘红、枳壳宣肺化痰；虽病重在肺，但素体肝热，故用枯芩、生栀、酒胆草、酒军清降肝热而和肺，肝热得降则肺热易清；引用金沸草，金沸草为旋覆花之全草，入肺经能降气行水消痰；用之为引旨在加强全方理肺化痰之功。

◎ 肝经有热，外受浮风，胸满头痛案

二月十八日酉刻，赵文魁请得端康皇贵妃脉息：左关弦而近数，右寸关浮滑。肝经有热，外受浮风，以致胸满头痛，身肢酸倦。今拟疏风清肝化饮之法调理。

苏叶子四钱　薄荷二钱　防风二钱　白芷三钱　杏仁泥三钱　黄芩三钱瓜蒌六钱　橘红三钱　焦槟榔三钱　枳壳三钱　酒军一钱五分

引用羚羊角面四分（煎）、焦楂六钱。

〔**按**〕素来肝热气郁之质，又感风邪，风邪上受，肺气失宣，则极易出现气机不畅之证，故有胸满、身肢酸倦等症，治当以疏风清肝化饮和胃之法，故用苏叶、薄荷、防风、白芷疏风泄热调气；苏子、杏仁、黄芩、瓜蒌、橘红清热宣肺化痰；焦槟榔、枳壳理气化滞和胃；黄芩、酒军清肝热，也能清肠胃之热，使腑气得通，则肺气也易宣降。引用羚羊角面，入肝经清肝热，焦楂入脾胃肝经，能消滞和胃活血，二药为引重在调肝和胃，以畅肺气。

二月十九日，赵文魁等请得端康皇贵妃脉息：左关弦缓，右关滑而近数。诸症渐愈，唯肺经浮热未清。今议用疏解清肺化饮之法调理。

苏叶子各二钱　防风三钱　薄荷二钱　甘菊三钱　溏瓜蒌六钱　杏仁四钱（炒）　黄芩三钱　橘红三钱　炙桑皮三钱　羚羊角四分（面煎）　生栀仁二钱（研）　酒军一钱五分

引用胆草三钱、焦三仙六钱。

〔**按**〕本案虽诸症渐愈，唯肺经浮热未清，但肝经郁热亦未全解，法虽用疏解清肺化饮，但清肝调肝也重要。方中苏叶、防风、薄荷、甘菊疏风解热；瓜蒌、杏仁、黄芩、橘红、炙桑皮清肺化痰；羚羊角、生栀、酒军清肝热，调肝气；引用胆草入肝经，泻肝热；焦三仙和胃化积通腑，二药为引重在调肝和胃，宣畅气机，使肺经浮热易清。

◎ **肝经有热，胃蓄湿饮，头晕肢倦案**

三月初七日，赵文魁请得端康皇贵妃脉息：左关沉弦，右寸关沉而近数。肝经有热，胃蓄湿饮，以致头晕肢倦，中气欠调。今拟清上调中化饮之法调理。

冬桑叶三钱　薄荷二钱　防风一钱五分　胆草三钱　大瓜蒌六钱　酒芩三钱　炒栀三钱　橘红三钱　炒枳壳三钱　酒军三钱　姜朴三钱

引用羚羊角面六分（先煎）。

〔**按**〕肝经有热，气机郁滞，胃蓄湿饮，中气欠调，故有头晕肢倦之症，治当以清上调肝和胃化饮。方中桑叶、薄荷、防风疏风泄热治于上，但风药疏泄之性也利于调畅气机；瓜蒌、橘红、枳壳、姜朴理气和胃治于中，气调胃和则饮湿自除；胆草、酒芩、炒栀、酒军清肝热、化郁滞以调气；引用羚羊角面，入肝经，清肝热，平肝阳而定晕，用为引药，重在清肝热，平胆火，使肝经阳热之气不至于上扰为晕。

三月初八日戌刻，赵文魁请得端康皇贵妃脉息：左关弦而近弦，右关沉滑。肝经有热，气道欠调，以致胸膈满闷，时作呕恶。今拟清肝调气化饮之法调理。

青皮子三钱　姜朴三钱　瓜蒌六钱　沉香六分（研）　大腹皮子四钱　英连二钱（研）　橘红三钱　枯芩三钱　炒枳壳三钱　酒军一钱五分　焦楂六钱

引用酒胆草三钱、钩藤三钱。

〔**按**〕本案关键在于肝经郁热，气机不畅，治当以清肝理气为主，佐以和胃降逆。方中英连、枯芩、酒军清肝热而降气；瓜蒌宽胸利膈，焦楂和胃化滞；青皮子、姜朴、沉香、大腹皮子、橘红、枳壳疏肝理气，和胃降逆；引用酒胆草、钩藤清肝热，调肝气。肝热清，肝气顺，则诸症自愈矣。

三月初九日，赵文魁请得端康皇贵妃脉息：左关沉弦，右关沉滑。诸症均愈，唯肝气尚欠调和。今拟清肝调中化饮之法调理。

青皮三钱（研）　姜朴三钱　瓜蒌六钱　沉香四分（研）　大腹皮子四钱　英连一钱五分（研）　元胡三钱（炙）　酒芩三钱　生栀仁四钱　枳壳三钱　熟军一钱五分　橘红三钱

引用羚羊角面六分（先煎）、丹皮三钱。

〔按〕服前药后，诸症均愈；但脉左关沉弦，右关沉滑，不唯肝气尚欠调和，而痰饮也未尽除，故治以清肝调气为主，佐以和胃化饮之法。方中萸连、酒芩、生栀仁清肝热；青皮、玄胡、熟军理气行血而调肝；姜朴、瓜蒌、大腹皮子、枳壳、橘红理气和胃以化饮；沉香辛苦温，《医林纂要》称它"凡一切不调之气，皆能调之"。用于本案作调解之品是很恰当的；引用羚羊角入肝经，清肝热；用丹皮入肝经，凉血辛苦微寒，能通血脉中的结热；二药为引，重在清肝热，而化郁结。

◎ 肝热气滞，胃蓄湿饮，胸胁胀满案

三月十六日戌刻，赵文魁请得端康皇贵妃脉息：左寸关弦而近数，右部沉滑。肝热气滞，胃蓄湿饮，以致胸闷胁胀，肢节抽疼。今拟清肝调中活络之法调理。

青皮子四钱（研） 姜朴三钱 元胡三钱（炙） 瓜蒌六钱 橘红、络各三钱 钩藤三钱 醋柴胡一钱五分 焦楂四钱 焦槟榔三钱 枳壳三钱 酒军二钱 法夏三钱

引用郁李仁三钱（研）、胆草三钱、薄荷一钱五分。

〔按〕肝主疏泄，外主筋脉而布胸胁，肝郁气热，经脉不利，胃有湿饮，气机不畅，故有胸胁闷胀、肢节抽疼之症。治当以清肝理气和中活络化饮之法，以求气血宣通，饮热自除。方中醋柴胡、青皮子、姜朴、元胡、枳壳疏肝理气；钩藤、酒军清肝热；瓜蒌、橘红络、焦楂、焦槟榔、法夏消滞化痰，和胃活络。引用郁李仁，性滑去滞；胆草苦寒泻肝热；薄荷辛凉发散通气；三药为引，功在清肝调肝以去滞热。

三月十七日，赵文魁请得端康皇贵妃脉息：左关弦而微沉，右关沉滑。肝热较减，唯气道仍欠调和。今拟调肝活络气化之法调理。

青皮子三钱（研） 姜朴三钱 沉香六分（研） 元胡三钱（炙） 大腹皮子四钱 萸连二钱（研） 酒芩三钱 瓜蒌六钱 橘红、络各三钱 钩藤四钱 枳壳三钱 酒军一钱五分

引用天仙藤三钱、怀牛膝三钱。

〔按〕肝热渐减，唯气道仍欠调和，故以理气活络为主，佐以清热疏化之法治之。方中青皮子、姜朴、沉香、元胡、大腹皮子、瓜蒌、橘红络、枳壳疏理肝气，化饮活络；萸黄连、酒芩、钩藤、酒军清肝热；引用天仙藤、怀牛膝入

络活血，以去络中之郁滞而和气道。

三月十八日，赵文魁请得端康皇贵妃脉息：左关沉弦近数，右关沉滑。肝阳郁遏，气道不调，以致两胁作疼，肢臂抽痛。今拟清肝调气活络之法调理。

杭白芍四钱　醋柴胡一钱五分　元胡四钱（炙）　萸连二钱（研）　羚羊角面六分（煎）　沉香八分（煎）　姜朴三钱　瓜蒌六钱　橘红、络各三钱　钩藤四钱　焦楂四钱

引用青皮子三钱（研）、炒枳壳三钱。

〔按〕肝气郁结，气道不调，阳郁化热，络脉不调，故有脉沉弦近数，两胁作疼，肢臂抽痛等症；素体肝胃不调，胃有湿饮，故脉又见沉滑之象。法当调气为先，佐以清肝活络化饮之法。方中白芍敛肝阴，柔肝体，柴胡疏肝解郁，二药合用重在调肝顺气；萸连、羚羊角、钩藤清肝热，平肝阳；元胡、焦楂行气活血，调肝和胃；沉香、姜朴、瓜蒌、橘红络理气和胃，化饮活络；引用青皮入肝经，疏肝理气，枳壳入胃经，行气宽中，二药为引重在疏肝解郁，理气和胃。

三月十九日，赵文魁请得端康皇贵妃脉息：左关沉弦，右关沉滑。诸症轻减，唯肝胃尚欠和畅。今拟清肝调气疏化之法调理。

青皮子三钱（研）　姜朴三钱　元胡四钱（炙）　沉香四分（研）　羚羊角面四分（先煎）　姜连一钱五分（研）　焦楂四钱　酒军二钱　钩藤四钱

引用郁李仁四钱（研）、瓜蒌八钱。

〔按〕服前方后，诸症轻减。唯肝胃之气尚欠和畅，脉见沉弦、沉滑之象，湿饮未去亦可知，故用清肝调气疏化之法。方中羚羊、姜连、枯芩、酒军、钩藤清肝热，平肝阳；青皮子、姜朴、沉香、枳壳、橘红络疏肝理气，和胃化饮；引用郁李仁下气去滞，瓜蒌行气宽胸化痰浊，二药为引功在理气化饮而调肝胃。

◎ 肝经有热，气道欠调，胸胁堵满案

三月二十四日酉刻，赵文魁请得端康皇贵妃脉息：左寸关沉弦，右寸关沉滑。肝经有热，气道欠调，以致胸胁堵满，中气不疏。今拟和肝调气疏化之法调理。

青皮子三钱（研）　姜朴三钱　沉香八分（研）　橘红三钱　杭白芍四钱（生）　焦楂六钱　萸连二钱（研）　枳壳三钱　大腹皮子四钱　酒军二钱　丹皮三钱

引用瓜蒌八钱、胆草三钱。

〔按〕肝经之热，多用于肝郁化热，肝气郁结，气道不利，横逆化胃，则有

胸胁堵满之症，脉沉弦或沉滑，是饮邪内蓄之象。治当以疏肝和胃、理气化饮之法，以气顺则饮湿之邪自化。方中白芍酸苦微寒，入肝经，养肝阴而柔肝体；青皮子、姜朴、沉香、橘红、枳壳、大腹皮子疏肝理气，和胃化饮；萸连、酒军、丹皮清肝热，和肝血。引用瓜蒌味甘性寒，归肺胃大肠经，甘寒润降，导痰浊下行为其所长，《本草纲目》称它"能降上焦之火，使痰气下降"；胆草苦寒，长于泻肝经火热，二药为引旨在泻肝热，化痰浊，宣通气机。

三月二十五日，赵文魁等请得端康皇贵妃脉息：左寸关沉而近数，右关尚滑。肝气较疏，饮热亦减，唯胃胁堵闷，中气欠调。今议用和肝调中清热之法调理。

小生地四钱　杭芍四钱（生）　瓜蒌八钱　青皮子三钱（研）　炙元胡三钱　沉香八分（研）　姜朴三钱　萸黄连二钱（研）　酒胆草三钱　生栀仁四钱（研）　焦楂四钱

引用羚羊角面六分（先煎）。

〔按〕本案虽肝气较疏，饮热亦减，但胃胁堵满之症，仍是肝胃不和，气机不畅之证，脉来近数，肝热未除之象，故法以调肝为主。方中生地、白芍养肝阴，清肝热；青皮子、元胡入肝经，理气和血；沉香、姜朴、瓜蒌理气和胃化饮；焦楂和胃化滞；萸黄连、酒胆草、生栀仁清肝热，泻肝火。羚羊角面，入肝经，清肝热，泻肝火，用为引药，重在泻肝经火邪，以平肝气。

三月二十六日，赵文魁请得端康皇贵妃脉息：左关略弦，右关沉滑。肝气渐疏，饮热亦减，唯胸膈满闷，有时口渴。今拟用宽中调气化饮之法调理。

溏瓜蒌六钱　薤白一钱五分　枳壳三钱　沉香八分（研）　青皮子三钱（研）　香附四钱（炙）　元胡三钱（炙）　萸连二钱（研）　生栀三钱（研）　赭石四钱（煅）　酒军二钱　胆草三钱

引用羚羊角面六分（先煎）。

〔按〕本案证情与前案相近，唯痰浊阻于胸膈不化，故有胸膈满闷，有时口渴之症，故加用薤白、赭石以降痰浊，开胸痹；且赭石与酒军合用，功在降泄肝经火热，这样痰浊火热之邪从下而解，胸膈满痛之症也自能除矣。

◎ **肝经有热，气滞欠疏，胸膈满痛案**

四月初二日酉刻，赵文魁请得端康皇贵妃脉息：左寸关弦数，右寸关滑而近数。肝经有热，气滞欠疏，以致胸膈满痛，肢节抽疼。今拟用清肝调气活络之法调理。

青皮子三钱（研）　姜朴三钱　沉香六分（研）　香附三钱（炙）　溏瓜蒌六钱　元胡四钱（炙）　钩藤三钱　胆草三钱　橘红、络各三钱　丹皮三钱　枳壳三钱　酒军二钱

引用羚羊角面八分（先煎）、竺黄三钱。

〔按〕肝郁日久则化热，肝胃不和，气滞欠疏，脉络不调，则有胸膈满痛、肢节抽疼等症。痛本在肝，关键在于气机不调，故当以清肝调气为主，和胃活络为辅。方用钩藤、胆草、丹皮、酒军清肝热，和肝血；青皮子、香附、元胡理气；沉香、枳壳、溏瓜蒌、橘红络、姜朴理气和胃，化痰和络。引用羚羊角入肝经，竺黄甘寒入肝胆经，既能清热，又能化痰浊，二药为引重在清肝热。

四月初三日，赵文魁请得端康皇贵妃脉息：左寸关弦数，右寸关滑数。气道未畅，饮热尚盛，以致胸闷身倦，左臂串疼。今拟用调气清热活络之法调理。

青皮子三钱（研）　香附四钱（炙）　赤芍药三钱　钩藤三钱　溏瓜蒌八钱（捣）　元胡三钱（炙）　橘红、络各三钱　沉香六分（研）　龙胆草三钱　萸连二钱（研）　炒枳壳三钱　桑叶六钱

引用羚羊角面八分（先煎）。

〔按〕脉仍见弦滑数，症见胸闷身倦，左臂串疼，是肝胃饮热尚盛，气道未畅，络脉未调之象；故仍用调气清热活络之法。方中青皮子、香附、元胡疏肝气；沉香、炒枳壳、橘红络、溏瓜蒌和胃理气化饮；钩藤、桑叶、龙胆草、萸连清肝热；引用羚羊角，清热平肝，旨在增加清肝热的作用。

四月初四日，赵文魁请得端康皇贵妃脉息：左关弦数，右寸关滑数。精神清爽，夜寐安适，唯气道欠调，湿热未净，以致胸次欠畅，两臂串疼，左腿酸软，谷食未能如常。今拟用调气清热活络之法调理。

炙香附三钱　赤芍三钱　青皮子三钱（研）　钩藤三钱　溏瓜蒌八钱（捣）条芩三钱　炒枳壳三钱　秦艽三钱　龙胆草三钱　酒军二钱　醋元胡三钱　木通三钱

引用瓜蒌根五钱。

〔按〕肝郁气热，气道欠调，肝气夹火热，横逆走窜为患，故有胸次欠畅，两臂串疼，左腿酸软，谷食未能如常等症，治疗在于调气清热活络。方中香附、青皮子、炒枳壳、溏瓜蒌和胃调气化饮邪；龙胆草、钩藤、条芩、酒军清肝热；赤芍、玄胡理肝血而和络；秦艽、木通疏风化湿活络。引用瓜蒌根，入肺胃经，性味苦微甘而寒，能清热和胃化痰饮而和络脉，用之为引，重在化热和络。

◎ 肝阳未静，湿热未清，两臂串痛案

四月初六日，赵文魁请得端康皇贵妃脉息：左关弦数，右寸关滑而近数。气道渐畅，两臂串疼较轻。唯肝阳未静，湿热未清。今拟用和肝清热化湿之法调理。

生杭芍四钱　青皮三钱（研）　茵陈三钱　酒连一钱五分（研）　溏瓜蒌六钱　法夏三钱　秦艽三钱　橘红三钱　生栀仁三钱　丹皮三钱　枳壳三钱（炒）　酒军一钱五分

引用羚羊角面六分（先煎）。

〔按〕证情虽减，但肝阳未静，阳热内动，湿浊仍未化净，故仍需用和肝清热化湿之法治疗。方中生杭芍敛肝阴，柔肝体；青皮、茵陈调肝理气；酒连、生栀、丹皮、酒军清降肝热；溏瓜蒌、法夏、橘红、枳壳理气和胃化痰浊；秦艽疏风化湿活络；引用羚羊角，重在清肝和肝。

◎ 气道郁遏，血脉欠和，湿热流注下肢，结核作肿案

四月初七日，赵文魁请得端康皇贵妃脉息：左关弦数，右寸关滑而近数。气道郁遏，血脉欠和，以致湿热流注。右腿起有结核，微肿作痒，胸闷口渴，身肢酸倦。今拟用开郁和脉化湿之法调理。

中生地四钱　赤芍三钱　炒没药三钱　瓜蒌根六钱　溏瓜蒌八钱（捣）　连翘四钱　法半夏三钱　浙贝母四钱（研）　青皮子三钱（研）　郁金三钱（研）　川黄柏三钱　橘红、络各二钱

引用羚羊角面八分（先煎）、怀牛膝三钱。

〔按〕因气郁不畅，血脉欠和，脉络不利，而致湿热流注。故有右腿起有结核、微肿作痒、胸闷口渴、身肢酸倦等症。治当以开郁活血和脉，清热化湿理气之法。方中青皮子、郁金、生地、赤芍、没药开郁活血调肝；连翘、黄柏、浙贝、瓜蒌根清热化痰消肿；半夏、橘红络、溏瓜蒌通络，与诸药相伍，共奏散结消肿之功。引用羚羊角清肝热，怀牛膝活血脉，性降能引诸药下行，二药为引功在清热调肝，散结消肿，使药到病处。

◎ 湿热尚盛，血脉欠和，两臂串痛案

四月初八日，赵文魁请得端康皇贵妃脉息：左关弦数，右寸关滑而近数。气道渐畅，两臂串疼较轻，唯湿热尚盛，血脉欠和。今拟用清肝和脉化湿之法调理。

中生地四钱　赤芍三钱　瓜蒌根六钱　浙贝三钱（研）　青皮子三钱（研）连翘三钱　法半夏三钱　菊花三钱　生栀仁三钱　海藻三钱　炒枳壳三钱　酒军二钱

引用黄芩三钱。

〔**按**〕服前方后，症情有减，唯湿热尚盛，血脉欠和，故仍用清肝和络化湿之法调理。方中生地、赤芍、酒军清肝活血散瘀消肿；青皮子、菊花疏肝解郁；生栀、连翘清热解毒消肿；瓜蒌根、浙贝、海藻软坚化痰，散结消肿；半夏、枳壳理气和胃化痰。引用黄芩苦寒，善解火毒，又能化湿热，用为引药，旨在化湿清热凉血解毒以消肿痛。

四月初八日端康皇贵妃犀黄丸方：

乳香五钱　没药五钱　麝香七分五厘　牛黄四分

共研细面，用黄米饭六钱捣烂，入药面，再捣。融合，丸如莱菔子大，每晚服五分，热陈绍酒送下。

〔**按**〕犀黄丸出自《外科证治全生集》中，主治横痃、瘰疬、痰核、流注、乳岩等。具有清热解毒、化痰散结、活血祛瘀的功效。在此拟用犀黄丸主治贵妃的"结核"肿痛之证是很适合的。方中牛黄清热解毒，豁痰散结；麝香辛温走窜，既能活血散结，又能通经活络，两药一寒一温，相反相成，则效更佳；乳香、没药活血化瘀，消肿定痛；米饭和养胃气，使诸药攻邪而不碍胃；热陈绍酒，能引气活血，而助药使，诸药相配，颇为精当。

四月初八日端康皇贵妃化核膏方：

干蜗牛二十个　鲜白菊根　薄荷　牛蒡　苍耳子　连翘　苦参　白蔹　白芥子　僵蚕　水红花子　大黄　荆芥　防风各一两

用香油四觔将药熬枯，去渣，将油再秤准分量，加苏合香油一两，每油一觔入黄丹七两，熬成膏，临用时加麝香少许。

〔**按**〕本方是从《外科全生集》化核膏化裁而来，多外用，敷贴患处，主治瘰疬痰核等证。方中蜗牛咸寒小毒，有解热消毒之功，《本经逢原》称它有"治诸肿毒痔漏"的作用，多研烂外用。白菊根有解毒利水之功用，多用于瘰疬未破、疔疮、喉癣、癃闭等证。荆芥、防风、薄荷、牛蒡、苍耳子均为辛散之风药，固此性浮，能疏风清热化毒，用治在肌表之肿毒，有解毒消肿之功；连翘、白蔹、苦参，苦寒入心经，能泻心火，消肿毒，可用治于疮毒痈肿、瘰疬等证；玄参苦咸寒，入肾经，有滋阴、降火、解毒之功，瘰疬疮毒多用之。白芥子、僵蚕化痰散结消肿，大黄、水红花子活血化瘀，散结消肿。诸药相配，气血并调，有清热解毒、活血化痰之功。用治痰核瘰疬疗效较好，与前两方合用，内外兼治，气血并调，则效更佳。

四月初九日，赵文魁请得端康皇贵妃脉息：左关弦数，右寸关滑而近数。肝气流注，湿热未清，肩臂以及左腿气串作疼，精神较倦。今拟用调气活络化湿之法调理。

中生地四钱　赤芍三钱　瓜蒌根六钱　钩藤三钱　青皮子三钱（研）　木香二钱　法半夏三钱　海藻三钱　橘红络各三钱　黄芩三钱　黑栀仁三钱　酒军一钱五分

引用桑叶二两熬汤煎药。

〔按〕肝气郁结，气郁化火，气火流窜，湿热蕴郁，以致出现肩臂以及左腿气串作疼、精神较倦等症，法当治以清肝调气，活络化痰湿之法。方中生地养肝凉血，赤芍、酒军清肝热而又能活血调肝；青皮子、木香疏肝理气；钩藤、黄芩、黑栀仁清肝热；瓜蒌根、法半夏、海藻、橘红络化痰活络，软坚消肿。引用桑叶，能疏风清热，又能凉血平肝，用为引药，可收气血并调之功。

◎ 肝脾不和，中气欠畅，胸膈满闷案

四月十四日，赵文魁请得端康皇贵妃脉息：左寸关弦而近数，右寸关沉滑，肝脾不和，中气欠畅，以致胸膈满闷，食后肢倦，时作嘈杂，夜寐欠适。今拟清肝快脾育神之法调理。

杭白芍四钱　青皮三钱（研）　焦楂四钱　姜朴三钱　大腹皮子四钱　陈皮三钱　瓜蒌六钱　枳壳三钱　牡丹皮三钱　稻芽三钱（炒）　酒军一钱五分　甘草五分

引用羚羊角面六分（先煎）。

〔按〕肝气横逆克犯脾土，以致肝脾不和，中气欠畅，湿浊不化，郁热内伏，故有胸膈满闷、食后肢倦、时作嘈杂，夜寐欠安等症，故法当清肝热，养心神，理气扶脾。方中白芍敛肝柔肝；青皮疏肝理气；丹皮、酒军清肝热而和血；姜朴、大腹皮子、陈皮、瓜蒌、枳壳理气化痰快脾；焦楂、炒稻芽消食和胃扶脾运；甘草甘平，扶脾养心，又能缓和药性，诸药合用既能调肝清热，又能理气快脾，使肝热清，痰浊化，脾运健，则心神自得养育。引用羚羊角重在清肝镇肝，使肝经气热，不致上扰横逆为害。

四月十五日，赵文魁请得端康皇贵妃脉息：左关略弦，右寸滑数。气道欠舒，肝脾不和。今拟用疏肝醒脾化饮之法调理。

炙香附三钱　瓜蒌六钱　姜朴三钱　陈皮三钱　青皮子三钱（研）　木香二钱（研）　枳壳三钱　焦术二钱　法半夏三钱　槟榔四钱（焦）　萸连二钱（研）　熟军二钱

引用羚羊角面六分（先煎）、焦三仙各三钱。

〔**按**〕本病案关键在于肝脾不和，肝郁化热，脾滞不运，治疗在于清肝理气，扶脾化滞。方中香附、青皮子疏肝理气，萸连、熟军清降肝热，枳壳、焦术扶脾理气，瓜蒌、姜朴、陈皮、木香、法半夏、槟榔，理气化痰，和胃快脾。引用羚羊角清肝平肝，焦三仙和胃运脾。二药为引，旨在调肝气，和脾胃。

四月十七日，赵文魁请得端康皇贵妃脉息：左关略弦，右关微滑，诸症均愈，唯胃气尚欠调畅。今拟用疏肝和胃活络之法调理。

青皮子三钱（研）　瓜蒌六钱　白蔻一钱五分（研）　姜朴三钱　炒枳壳三钱　元胡三钱（炙）　牛膝四钱　秦艽三钱　橘红、络各三钱　防己三钱　熟军二钱　生栀仁四钱（研）

引用胆草三钱、焦三仙各三钱。

〔**按**〕肝经气火内郁，横逆犯胃，走窜为患，以致胃气不畅，络脉不和，故邪内蓄，虽诸证均愈，但脉仍见左关略弦，右关微滑之象。故用疏肝和胃活络之法调治。方中青皮子、元胡疏肝和血；熟军、生栀清肝热而又能活血凉血，使肝血畅则肝气易疏，肝热易清；瓜蒌、白蔻、姜朴、枳壳、橘红络理气化痰，和胃活络；牛膝、秦艽、防己活血通络；引用胆草泻肝热，焦三仙和胃消滞，二药为引，旨在调肝和胃为主。

◎ **肝经蕴热，胸胁胀闷案**

五月十一日，赵文魁请得端康皇贵妃脉息：左关沉弦，右关沉滑。肝经有热，胃蓄湿饮，以致胸闷口渴，中气欠调。今拟清肝调气化饮之法调理。

酒胆草三钱　丹皮三钱　枯芩三钱　炒栀四钱　青皮子三钱（研）　姜朴三钱　瓜蒌六钱　沉香四分（研）　大腹皮子四钱　枳壳三钱　酒军一钱五分

引用鲜竹叶一两（带梗）、羚羊角面六分（先煎）。

〔**按**〕肝经郁热，气机不调，胃蓄湿饮，中气欠调，故用清肝调气治其郁热，理气和胃以化湿饮。方中酒胆草、丹皮、枯芩、炒栀清肝热，青皮子理气疏肝，共解肝经郁热；姜朴、瓜蒌、沉香、大腹皮子、枳壳理气和胃化饮；酒军苦寒性降，能清降肝胃火热之邪，不使上犯。引用鲜竹叶气味清香，既能疏风清热，又能化湿利尿，用为引药，旨在解郁热，化湿饮；羚羊角入肝，能清肝平肝，旨在清镇肝经，防肝经气热内窜为患，以减轻疼痛。

五月十二日，赵文魁请得端康皇贵妃脉息：左关沉弦，右关沉滑。诸症均愈，只肝经蕴热未清。今拟清肝调中化湿之法调理。

酒胆草二钱　丹皮三钱　枯芩三钱　姜朴三钱　大腹皮子四钱　黄连一钱五分（研）　木通二钱

引用鲜竹叶一两（带梗）　羚羊角面六分（先煎）。

〔按〕服前方病情好转，只肝经蕴热未清，故仍以清肝调中化湿为法，续以前方进退。加用木通苦寒性降，能泻气分湿热，导湿热从小便而出，乃实者泻子之法。

◎ 肝经留饮，偶有外感，头疼胸闷案

闰五月初六日酉刻，赵文魁请得端康皇贵妃脉息：左寸关弦数，右寸关浮滑。肝热留饮，偶感暑邪，以致头疼肢倦，胸膈满闷。今拟清暑调肝化饮之法调理。

粉葛根二钱　薄荷二钱　白芷二钱　新会三钱　青皮子三钱（研）　姜朴三钱　姜连一钱五分（研）　瓜蒌六钱　炒枳壳三钱　酒军一钱五分　木通二钱　泽泻三钱

引用灯心，竹叶水煎药。

〔按〕素体肝热停留，又感暑邪，标本同病，以致出现头疼肢倦、胸膈满闷之症，治当外解暑邪，内治肝热留饮。方中葛根、薄荷、白芷疏风解暑治于外；新会皮、青皮、姜朴、枳壳调气化饮和肝胃；姜连、瓜蒌、酒军清热化饮以除饮热；木通、泽泻淡渗利尿，既可化饮，又可解暑邪；灯心、竹叶归心肺经，能清心解暑，导暑热之邪从小便而解，用之为引，旨在清心利尿以解暑邪。

闰五月初七日，赵文魁请得端康皇贵妃脉息：左关沉弦，右关沉滑。暑湿化解，唯肝气尚欠调和，以致胸膈满闷，左臂抽疼。今拟清肝活络化饮之法调理。

青皮子三钱（研）　姜朴三钱　枳壳三钱　瓜蒌六钱　橘红、络各三钱　黄连一钱五分（研）　酒芩三钱　钩藤三钱　大腹皮子四钱　木通二钱　楂炭四钱

引用灯心竹叶水煎药。

〔按〕服前方，暑邪化解，而症见胸膈满闷，左臂抽疼，是肝气欠调，胃饮内停，络脉不和之象，新病已除，治当以清肝活络化饮为主。方中青皮子、姜朴、枳壳、瓜蒌调肝和胃，理气化饮；黄连、酒芩、钩藤清肝热；大腹皮子、

楂炭和胃化滞；橘红络化痰活络，木通清热化湿通络。灯心、竹叶用于暑热天气，清心利尿，旨在防暑邪为病。

闰五月初八日，赵文魁请得端康皇贵妃脉息：左关沉弦，右关沉滑。诸症均愈，唯肝气尚欠调畅。今拟清肝热活络之法调理。

青皮子三钱（研）　姜朴三钱　枳壳三钱　萸连一钱五分（研）　溏瓜蒌六钱　钩藤四钱　胆草三钱酒军一钱五分　橘红、络各三钱　大腹皮子二钱　槟榔三钱（焦）

引用灯心、竹叶水煎药。

〔**按**〕服前方后，诸症均愈，唯肝气欠调，病情尚稳，故续用前方进退，加用龙胆草，旨在清泻肝经郁热，以调肝气。

◎ **肝经有热，气道欠调，胸膈堵闷案**

闰五月十九日，赵文魁请得端康皇贵妃脉息：左寸关弦数，右寸关滑而近数。肝经有热，气道欠调，以致胸膈堵闷，两胁胀满。今拟清肝调气疏化之法调理。

青皮子三钱（研）　姜朴三钱　沉香八分（研）　元胡三钱（炙）　大腹皮子四钱　萸连一钱五分（研）　瓜蒌六钱　枳壳三钱　鲜竹叶三十片　酒军一钱五分　木通二钱

引用楂炭四钱、枯芩四钱。

〔**按**〕脉见弦滑数象，症见胸膈堵闷、两胁胀满，是肝经郁热，肝胃不和，气机不调，湿饮不化之故，法当清肝调气，和胃化饮。方中青皮子、元胡疏肝理气，酒军、萸连、瓜蒌清肝降火；姜朴、沉香、大腹皮子、枳壳理气和胃化饮；鲜竹叶、木通清心降火；引用楂炭、枯芩旨在和胃清肝以调气。

闰五月二十日，赵文魁请得端康皇贵妃脉息：左寸关弦而近数，右寸关沉滑。肝热尚盛，气道仍欠调和，以致胸膈满闷，身肢疲倦。今拟清肝调中化湿之法调理。

青皮子三钱（研）　姜朴三钱　沉香六分（研）　胆草三钱　大腹皮子四钱　粉葛二钱　橘红络三钱　枳壳三钱　炒茅术三钱　酒军一钱五分　木通二钱　泽泻三钱

引用灯心、竹叶水煎药。

〔**按**〕肝热内盛，气道不利，以致胸膈满闷，身肢疲倦。法当清肝热调气机，和脾胃化湿浊。方中青皮子疏肝气，胆草、酒军清降火；姜朴、沉香、大腹皮子、橘红、枳壳、炒茅术、泽泻理气和胃，运脾化浊；葛根甘辛凉，能升发清阳而解热生津；木通苦寒，能清心降火而通经络，二药一升一降，升清降浊，旋转气机。灯心、竹叶，清心利尿解暑，炎夏用之，为时令用药，功在解暑热而利湿也。

闰五月二十一日，赵文魁请得端康皇贵妃脉息：左寸关弦而近数，右部沉滑。肝热欠清，气道未畅，以致湿饮不化，头晕肢倦，胸闷作疼。今拟用清上调中化饮之法调理。

甘菊花三钱　薄荷二钱　粉葛三钱　防风二钱　青皮子三钱（研）　姜朴三钱　沉香一钱五分（研）　枳壳三钱　酒胆草三钱　元胡四钱（炙）　生栀仁四钱（研）　酒军二钱

引用西瓜翠衣熬汤煎药。

〔按〕肝经郁遏之阳，横窜上逆，以致气道不畅，湿饮不化，清窍不利，而见头晕肢倦、胸闷作疼等症。法当清上平肝，调中化饮。方中菊花、薄荷、粉葛、防风疏风清上而调肝气；青皮子、姜朴、沉香、枳壳、酒胆草、元胡、生栀仁、酒军，诸药合用，既能疏胆和胃，理气化饮，又能清肝和血，使气血并畅，则肝经郁热自得清解。引用西瓜翠衣，取其能清热解暑，生津利尿，有涤暑解渴之功，是为时令之药。

闰五月二十二日，赵文魁请得端康皇贵妃脉息：左寸关弦缓，右部尚滑。肝热较轻，停饮渐化，唯有时头晕，气道尚欠调和。今拟用清上和肝化饮之法调理。

甘菊花三钱　薄荷二钱　粉葛三钱　防风二钱　大腹皮子四钱　沉香一钱（研）　姜朴三钱　青皮三钱（研）　生栀仁四钱（研）　花粉四钱　枳壳三钱酒军二钱

引用西瓜翠衣熬汤煎药。

〔按〕服前方后，肝较渐减，停饮渐化，唯有时头晕，气道尚欠调和，故仍用前法续进，在前方的基础上，减去胆草、元胡，加用花粉以清热生津而和肺胃。

闰五月二十三日，赵文魁等请得端康皇贵妃脉息：左关略弦，右部滑缓。诸症轻减，唯肝气尚欠调和。今议用和肝清热化饮之法调理。

杭白芍四钱　生地四钱　甘菊三钱　薄荷一钱五分　酒胆草三钱　生栀三钱　花粉三钱　瓜蒌四钱　青皮子三钱（研）　姜朴三钱　枳壳二钱　熟军二钱

引用西瓜翠衣熬汤煎药。

〔**按**〕肝气欠和，肝热内郁，湿饮内蓄，治仍用和肝清热化饮之法。肝体阴而用阳，方中白芍、生地养肝阴敛肝阳；甘菊、薄荷、青皮，疏风清热，理气开郁；胆草、生栀、熟军清肝泻热；花粉、瓜蒌、姜朴、枳壳理气和胃化饮；西瓜翠衣，辛凉涤暑，为时令之药。

◎ 肝气郁滞，湿饮不调，水气凌心胸膈疼痛案

闰五月二十三日酉刻，赵文魁请得端康皇贵妃脉息：左寸关弦数，右部沉滑。肝气郁滞，湿饮不调，以致水气凌心，胸膈疼痛。今拟调肝拈痛化饮之法调理。

醋杭芍四钱　元胡三钱（炙）　醋柴胡一钱五分　香附三钱（炙）　煨木香二钱（研）　枳壳三钱　白蔻一钱五分（研）　陈皮三钱　青皮子三钱（研）　防风二钱　丁香八分（研）　泽泻三钱

引用大腹皮子四钱、西瓜翠衣熬汤煎药。

〔**按**〕肝气湿饮交结互阻，上逆胸膈，以致水气凌心，胸膈疼痛，法当调肝气化湿饮而拈痛。方中白芍、元胡、柴胡、香附、青皮调肝，木香、枳壳、白蔻、陈皮、防风、丁香、泽泻理气和胃而化湿饮；大腹皮子辛温，归脾胃大肠经，能理气消滞而化饮，用之为引，旨在降气化饮。

闰五月二十四日端康皇贵妃清胃漱牙方：

生石膏六钱　赤芍二钱　红花二钱　防风一钱　生蒲黄一钱（包）　食盐四钱

水煎漱之。

〔**按**〕本方名清胃漱牙饮，证当是风火牙痛，胃热内盛，方中生石膏清胃热，防风疏风开郁，以泄火热；赤芍、红花、生蒲黄凉血化瘀止血；食盐咸寒，入胃肾经，且有引热下行之能，有清火凉血解毒之功，可治牙龈出血、牙痛等症，用于火热牙痛之症，也是取热淫于内治以咸寒之法也。

◎ 内蓄饮热，外搏暑邪，头晕渴饮案

六月初八日，赵文魁请得端康皇贵妃脉息：左寸关弦而近数，右寸关浮滑。内蓄饮热，外受暑邪，以致头晕肢倦，口渴引饮。今拟清暑调中化饮之法调理。

粉葛根二钱　薄荷一钱五分　防风一钱五分　苏梗一钱五分　生石膏六钱　知母三钱　川连二钱（研）　橘红三钱　大腹皮子四钱　枳壳三钱　酒军二钱　枯芩四钱

引用滑石块六钱、灯心竹叶水煎药。

〔**按**〕旧有饮热内蓄，又外感暑邪，内外交困，故有头晕肢倦、口渴引饮等

症。新病为急，故当以化暑清热为主。方中葛根、薄荷、防风、苏梗辛散调气治暑于外，石膏、知母苦寒清暑热于内；佐以川连、黄芩、酒军、橘红、大腹皮子、枳壳清化饮热，使新邪旧疾不致相互为患，则外邪易祛。引用滑石、灯心竹叶水清心利小便，为治暑之妙法。

六月初九日，赵文魁请得端康皇贵妃脉息：左关沉弦，右关沉滑。诸症均愈，唯肝气尚欠和畅，今拟清肝调中化饮之法调理。

青皮子三钱（研）　杭芍四钱　枳壳三钱　姜朴三钱　大腹皮子四钱　丹皮三钱　枯芩四钱　木通二钱　焦三仙各三钱　炒栀三钱　熟军二钱

引用橘红三钱。

◎ 肝气郁滞，湿饮欠调，流串作痛案

六月十一日，赵文魁请得端康皇贵妃脉息：左寸关弦而近数，右寸关沉滑。肝气郁滞，湿饮欠调，以致流串作疼，牵及腰际。今拟清肝活络拈痛之法调理。

青皮子三钱（研）　玄胡三钱（炙）　赤芍三钱　姜朴三钱　大腹皮子四钱牛膝三钱　防己三钱　法夏三钱　橘红、络各三钱　枳壳三钱　酒军二钱　木通二钱

引用赤苓四钱、茅术三钱（炒）、胆草三钱。

六月十二日，赵文魁请得端康皇贵妃脉息：左寸关弦而近数，右寸关沉滑。肝热气滞欠疏，湿饮未化，以致胸满咽痛，牵引腰疼。今拟用清肝拈痛化湿之法调理。

青皮子三钱（研）　香附三钱（炙）　瓜蒌六钱　沉香一钱五分（研）　怀牛膝三钱　防己三钱　秦艽三钱　胆草三钱　橘红、络各三钱　生栀仁四钱（研）枳壳三钱　酒军三钱

引用羚羊角面一钱（煎）、竺黄四钱。

六月十三日，赵文魁请得端康皇贵妃脉息：左寸关弦而近数，右寸关尚滑。肝热较减，湿饮输化未清。今拟用疏肝活络化湿之法调理。

青皮子三钱（研）　香附三钱（炙）　瓜蒌六钱　沉香一钱五分（研）　怀牛膝四钱　防己四钱　钩藤三钱　胆草三钱　橘红、络各三钱　竺黄四钱　姜朴三钱　酒军二钱

引用羚羊角面一钱（煎）、朱衣滚痰丸三钱（包）。

六月十四日，赵文魁请得端康皇贵妃脉息：左寸关沉弦，右部尚滑。气道

较疏，湿饮渐化。今拟照昨方加减调理。

青皮子三钱（研）　香附三钱（炙）　瓜蒌六钱　沉香一钱五分（研）　怀牛膝四钱　防己四钱　钩藤三钱　黄连二钱（研）　橘红、络各三钱　竺黄四钱　姜朴三钱

引用羚羊角面一钱（煎）、朱衣滚痰丸四钱（包）。

〔按〕肝热气郁，脾胃气滞，湿饮内蓄，以致热、气、饮相互交结不化，外则阻于络脉而致流串作疼，牵及腰际；内阻气道，胸满咽痛。法当清肝热，解气郁，化湿饮，和脾胃。连日进服清肝调中化饮之剂，用青皮子、元胡、香附等疏肝郁；枳壳、姜朴、大腹皮子、沉香等以理气和脾胃；橘红络、竺黄、瓜蒌、滚痰丸等以化痰饮；胆草、钩藤、牛膝、酒军等清降肝热，以求热清、气调、饮化而病自愈。

◎ **肝经有热，气道不调，头痛胸闷案**

七月初二日，赵文魁请得端康皇贵妃脉息：左寸关弦而近数，右关沉滑。肝经有热，气道不调，以致头疼胸闷，食后身倦。今拟清上调肝醒脾之法调理。

酒胆草三钱　青皮三钱　姜朴三钱　沉香四分（煎）　焦槟榔三钱　瓜蒌六钱　楂炭六钱　枯芩三钱　炒枳壳三钱　酒军一钱五分　新会皮三钱

引用羚羊角面六分（先煎）、钩藤三钱。

七月初三日，赵文魁请得端康皇贵妃脉息：左关沉弦，右关沉滑。气分较畅，唯肝热尚欠清和。今拟清上调肝醒脾之法调理。

杭白菊四钱　抚芎一钱五分　醋柴胡八分　胆草三钱　威灵仙一钱五分　薄荷一钱五分　枯芩四钱　炒栀三钱　炒枳壳三钱　姜朴三钱　黄连一钱五分（研）　钩藤三钱

引用羚羊角面六分（先煎）、焦三仙各三钱。

七月初四日，赵文魁请得端康皇贵妃脉息：左关沉弦，右关沉滑。肝热未清，以致头项强痛。今拟清上和肝疏化之法调理。

杭白芍四钱　抚芎一钱五分　薄荷一钱五分　甘菊三钱　酒胆草三钱　炒栀三钱　枯芩三钱　丹皮三钱　炒枳壳三钱　熟军一钱五分　钩藤三钱　橘络三钱

引用羚羊角面六分（先煎）、鲜桑叶十片。

七月初五日，赵文魁请得端康皇贵妃脉息：左关弦数，右寸关滑而近数。气道郁遏，湿热困脾，以致头闷项强，胸胁胀满，纳食欠香，身肢懒倦。今拟

用调气清肝化湿之法调理。

小青皮三钱　抚芎一钱五分　炒枳壳三钱　钩藤四钱　焦神曲四钱　甘菊三钱　瓜蒌根六钱　秦艽二钱　南薄荷二钱　橘红三钱　焦楂肉四钱　酒军一钱五分

引用羚羊角面六分（先煎）、胆草三钱。

七月初六日，赵文魁请得端康皇贵妃脉息：左关弦数，右寸关滑而近数。筋脉欠和，蓄热未清，项间觉强，食后懒倦。今拟用和脉化湿清热之法调理。

橘红、络各三钱　青皮三钱　钩藤四钱　赤芍三钱　瓜蒌根六钱　抚芎一钱五分　木通三钱　木香一钱五分（研）　条黄芩三钱　生栀三钱　壳砂八分（研）

引用羚羊角面六分（先煎）。

七月初七日，赵文魁请得端康皇贵妃脉息：左关弦数，右寸关滑而近数。肝阳未静，筋脉欠和，以致项间抽疼，心中颇觉不适，胸闷腹胀，谷食不香。今拟用清肝和脉醒脾之法调理。

龙胆草三钱　赤芍三钱　条黄芩三钱　生栀三钱　瓜蒌根六钱　连翘三钱南薄荷二钱　木香一钱五分　青皮子三钱（研）　酒军一钱五分　炒枳壳三钱焦三仙各三钱

引用羚羊角面六分（先煎）。

〔按〕肝阳内动，饮热内蓄，气道不利，筋脉欠和，以致有项间抽疼、心中颇觉不适、胸闷腹胀、纳谷欠香等症，法当清肝热，镇肝阳，醒脾化饮以和脉络。方中胆草、条芩、生栀清肝热；赤芍、酒军理肝血和肝阳；瓜蒌根、连翘清热散结和脉络；薄荷、青皮、木香、枳壳理肝醒脾化饮；焦三仙消食和胃。引用羚羊角面镇肝阳，清肝热，引药入肝，旨在调肝为主。

七月初八日，赵文魁请得端康皇贵妃脉息：左关弦数，右寸关滑而近数。筋脉渐和，脾湿未解，食后身倦。今拟用和肝醒脾化湿之法调理。

中生地四钱　生白芍四钱　瓜蒌五钱　萸连二钱（研）　生於术一钱　生栀仁三钱　法夏二钱　橘红三钱　焦三仙各三钱　煨木香八分　壳砂一钱（研）

引用酒军一钱。

〔按〕连进清肝醒脾化湿之方，病得以减，但脾湿未解，食后身倦，故以和肝醒脾化湿为法。方中生地、白芍养肝阴敛肝阳；瓜蒌、萸连、山栀清热调肝；生於术、木香、壳砂、焦三仙和胃醒脾；法夏、橘红化痰湿；引用酒军清胃和肝。

◎ 肝经有热，微受浮感，胸胁满闷身倦案

七月十二日，赵文魁请得端康皇贵妃脉息：左寸关弦而近数，右寸关浮滑。肝经有热，微受浮感，以致胸胁满闷，身肢酸倦。今拟清解和肝化饮之法调理。

淡豆豉三钱　薄荷一钱五分（后煎）　防风二钱　苏叶一钱五分　香白芷二钱　陈皮三钱　栀仁三钱（炒）　枯芩三钱　炒枳壳三钱　酒军一钱五分　姜朴三钱

引用地骨皮三钱、大腹皮子四钱。

七月十三日，赵文魁请得端康皇贵妃脉息：左关弦缓，右关沉滑。浮感已解，唯肝气尚欠协和。今拟清肝调中活络之法调理。

杭白芍三钱　青皮三钱　胆草三钱　钩藤三钱　橘红、络各三钱　醋柴胡一钱五分　萸连一钱五分（研）　枯芩三钱、腹皮子四钱　枳壳三钱　熟军一钱五分

引用青风藤三钱、秦艽一钱五分。

〔**按**〕前服疏风清肝之剂，浮风已解，但肝气未畅，脉络失和，故仍以清肝调中，理气活络为法继续调理。方中杭白芍敛肝阴，青皮理气，柴胡解肝郁，钩藤、胆草、萸连、枯芩、熟军清肝热，平胆火，橘红络、大腹皮子、枳壳调中化湿活络，引用青风藤、秦艽疏风调肝，祛湿活络，旨在调肝和络。

◎ 肝肺有热，中州蓄饮，胸闷神倦案

七月二十七日，赵文魁请得端康皇贵妃脉息：左关沉弦，右关沉滑。肝肺有热，中州蓄饮。今拟清肝理肺化饮之法调理。

酒胆草三钱　青皮三钱　姜朴三钱　枯芩三钱　炒栀仁三钱　瓜蒌六钱　木通二钱　花粉三钱　大腹皮子四钱　枳壳三钱　熟军一钱五分　焦楂四钱

引用羚羊角面六分（先煎）。

八月初二日酉刻，赵文魁请得端康皇贵妃脉息：左寸关沉弦近数，右寸关沉滑。肝热气滞，木盛乘脾，以致胸胁满闷，目青神倦。今拟清肝调气快脾之法调理。

杭白芍四钱　青皮三钱　香附三钱（炙）　木香八分　朱赤苓四钱　萸连一钱五分（研）　薄荷一钱　胆草三钱　大腹皮子四钱　焦楂四钱　新会白三钱

引用炒稻芽四钱、枯芩三钱。

八月初三日，赵文魁请得端康皇贵妃脉息：左关尚弦，右寸关沉滑。肝热

气滞欠舒，脾经湿饮未化。今拟用原方加减调理。

大生地四钱　杭芍四钱　黄连一钱五分（研）　青皮三钱（研）　炙香附三钱　木香一钱五分（研）　胆草三钱　姜朴二钱　大腹皮子各二钱　焦三仙各二钱　熟军二钱　黄芩三钱

引用羚羊角面六分（先煎）。

八月初四日，赵文魁请得端康皇贵妃脉息：左关略弦，右部滑而近数。肝热气滞较疏，脾经湿饮少化。今拟用疏肝清热化湿之法调理。

大生地四钱　杭芍四钱（生）　黄连二钱（研）　胆草二钱　炙香附四钱　青皮三钱（研）　木香二钱（研）　姜朴三钱　大腹皮子各二钱　焦三仙四钱　熟军二钱　生栀仁三钱（研）

引用羚羊角面六分（先煎）。

〔按〕肝热气郁，脾湿内蓄，连服调肝清热化湿之方，病见稍减，既然有效，故守前法续进。方中大生地、杭芍养肝阴，柔肝体；黄连、胆草、熟军、生栀清肝热；香附、青皮疏肝解郁；木香、姜朴、大腹皮子、焦三仙理气和胃化湿；引用羚羊角面清肝热，平肝阳。

八月五日端康皇贵妃清上除湿熏洗方：

甘菊花一钱五分　薄荷一钱五分　赤芍二钱　青皮二钱　元明粉二钱
水煎随时熏洗。

◎ 肝经有热，气道欠调，热升上焦，目弦跳动案

八月初十日酉刻，赵文魁请得端康皇贵妃脉息：左寸关弦而近数，右寸关沉滑。肝经有热，气道欠调，以致肝热上冲，目弦跳动。今拟清上和肝调中之法调理。

大元参四钱　甘菊三钱　薄荷八分　竺黄三钱　青皮子三钱（研）　胆草三钱　黄连一钱五分（研）　炒栀三钱　羚羊角面六分（先煎）　橘络三钱　赭石三钱（煅）

引用当归龙荟丸二钱（包煎）。

〔按〕肝热内郁，风热上犯清窍，气道不利，故有目弦跳动等症。治当疏风清热，理气解郁。方中甘菊、薄荷疏风清热；大元参养阴清热，而利上窍；青皮子、橘络、竺黄理气化痰和络；山栀、胆草、黄连清肝热；羚羊角、赭石镇肝潜阳，使肝经风不致上扰为患，引用当归龙荟丸清肝热，泻肝火，导肝经火热从下而解。

八月十一日端康皇贵妃柔肝清热代茶饮方：

冬桑叶三钱　生杭芍三钱　菊花三钱

水煎一沸，去汤，再用水熬温服。

◎ 肝肺蕴热，外搏浮风案

八月十六日酉刻，赵文魁请得端康皇贵妃脉息：左寸关弦而近数，右寸关缓滑。肝肺有热，外受浮风，以致头闷伤风，身肢较倦。今拟疏风清肝理肺之法调理。

辛夷花一钱五分（研）　薄荷一钱五分　防风一钱五分　白芷二钱　大瓜蒌六钱　胆草三钱　竺黄二钱　枯芩三钱　炒枳壳三钱　熟军一钱五分　橘红三钱　羚羊角六分（先煎）

引用青皮子三钱（研）、炒栀仁三钱。

八月十七日，赵文魁请得端康皇贵妃脉息：左关沉弦，右关沉滑。伤风较减，只肝肺蕴热欠清。今拟清肺和肝化痰之法调理。

大瓜蒌六钱　胆草三钱　枯芩三钱　炒栀三钱　生知母三钱　橘红三钱　薄荷一钱五分　白芷二钱　炒枳壳三钱　酒军一钱五分　防风一钱　花粉三钱

引用羚羊角面六分（先煎）。

八月十八日，赵文魁请得端康皇贵妃脉息：左关弦数，右部缓滑。风邪欠解，肺胃蕴热尚盛，以致头闷肢倦，口渴作嗽。今拟用疏风清胃之法调理。

荆芥穗三钱　薄荷二钱　防风三钱　苏叶子各二钱　溏瓜蒌六钱　杏仁四钱（炒）　橘红三钱　枯黄芩四钱　酒胆草三钱　石膏六钱（生研）　酒军二钱　怀牛膝三钱

引用羚羊角面六分（先煎）。

八月十九日，赵文魁请得端康皇贵妃脉息：左关微弦，右部缓滑。风邪渐解，蕴热较轻，唯头闷肢倦，口渴作嗽。今拟照原方加减调理。

荆芥穗三钱　薄荷二钱　防风二钱　苏叶子各二钱　溏瓜蒌六钱　杏仁四钱（炒）　橘红三钱　生石膏六钱　枯黄芩三钱　花粉四钱　酒军一钱五分　生栀仁四钱（研）

引用羚羊角面六分（先煎）。

〔按〕连服疏风理肺清热之剂，外风渐解，蕴热也得轻减，唯头闷肢倦，口渴作嗽之症仍在，故续前方，继以疏风理肺清胃之剂调理。方中荆芥穗、薄荷、防风、苏叶疏风邪而调肺胃之气；苏子、溏瓜蒌、杏仁、橘红理肺化痰；生石膏、枯黄芩、花粉、酒军、生栀仁清理肺胃之热；引用羚羊角面，清肝平肝，以解肝经蕴热，以求新旧之痰并祛。

八月二十日，赵文魁请得端康皇贵妃脉息：左关沉弦，右部沉滑。诸症轻减，唯下焦湿滞未清。今拟用疏肝活络化湿之法调理。

炙香附四钱　青皮三钱（研）　木香二钱（研）　瓜蒌四钱　大腹皮子各二钱　姜朴三钱　防己三钱　秦艽三钱　橘红、络各二钱　泽泻三钱　牛膝四钱　熟军二钱

引用白蔻仁一钱五分（研）。

〔按〕气郁日久，蕴热不解，气道不利则水湿内蓄，客于下焦，湿热蕴结不化，络脉不调。治当以疏肝理气，清热化湿而活络。方中炙香附、青皮、木香、姜朴、大腹皮子理气和胃化湿；瓜蒌、橘红、泽泻化痰湿；熟军清热和胃而兼调血分之化滞；防己、秦艽、橘络化痰湿而活络。引用白蔻仁，辛温芳香，入脾胃经，功专化湿行气，用之为引重在调脾胃以化湿浊之邪。

◎ 肝肺有热，外感风凉，胸满作嗽案

八月二十五日，赵文魁请得端康皇贵妃脉息：左寸关弦而近数，右寸关浮滑。肝肺有热，外感风凉，以致头闷肢倦，胸满作嗽。今拟清解和肝理肺之法调理。

苏叶子各二钱　薄荷一钱五分　防风一钱五分　杏仁三钱（炒）　地骨皮三钱　玉竹三钱　淡豉三钱　橘红三钱　大瓜蒌六钱　枳壳三钱　酒军一钱五分枯芩三钱

引用羚羊角面六分（先煎）。

八月二十六日，赵文魁请得端康皇贵妃脉息：左寸关弦数，右关滑而近数。表感已解，唯气滞肝热，有时烦急。今拟用调气清热之法调理。

青皮子三钱（研）　瓜蒌五钱　橘红、络各三钱　杏仁三钱（研）　南薄荷一钱五分　菊花三钱　冬桑叶四钱　胆草三钱　条黄芩三钱　花粉四钱　炒僵蚕三钱

引用羚羊角面八分（先煎）。

八月二十七日，赵文魁请得端康皇贵妃脉息：左关弦而近数，右关滑而稍数。肺气未和，肝阳未静，以致有时咳嗽，食后身倦。今拟用和肺清肝之法调理。

苏叶子三钱　前胡三钱　防风二钱　浙贝三钱（研）　炒杏仁三钱　瓜蒌五

钱　黄芩三钱　橘红三钱　炒枳壳三钱　胆草三钱　焦三仙各三钱　酒军一钱五分

引用羚羊角面三分（先煎）。

八月二十八日，赵文魁请得端康皇贵妃脉息：左关弦而近数，右寸关滑数。肺气渐和，咳嗽较轻，唯肝阳鼓荡，气道欠调，以致有时烦急，气串作疼。今拟用和肺调气化热之法调理。

苏叶子三钱　前胡三钱　防风三钱　钩藤三钱　炒杏仁三钱　瓜蒌五钱　浙贝三钱（研）　秦艽二钱　生石膏六钱（研）　黄芩三钱　知母三钱　橘红、络各三钱

引用羚羊角面六分（先煎）、青皮子三钱（研）。

〔按〕风邪伤肺，肝阳鼓荡，内外交病，肝肺气滞，气道不利，以致有咳嗽、烦急、气串作疼之症，虽连服清肝调肺之剂，郁热渐开，咳嗽渐轻，病势有减，但肝肺之气仍未调和，故仍当以和肺调气化热之法。方中苏叶子、前胡、防风、杏仁疏风和肺；瓜蒌、浙贝、生石膏、黄芩、知母清肺化痰；钩藤清热平肝；秦艽、橘红络化痰和络；引用羚羊角清热平肝，青皮子疏肝理气，二药入肝经，旨在镇肝阳以和肺气。

◎ 肝经有热，胸闷口渴案

九月初七日，赵文魁请得端康皇贵妃脉息，左关沉弦，右关沉滑，肝经有热，以致胸闷口渴。今拟清肝调中化饮之法调理。

酒胆草三钱　竺黄三钱　瓜蒌四钱　枯芩三钱　炒栀仁三钱　青皮三钱（研）　木通二钱　泽泻三钱　大腹皮子四钱　枳壳三钱　熟军一钱

引用羚羊角面六分（先煎）、天花粉三钱。

九月初八日，赵文魁请得端康皇贵妃脉息：左关沉弦，右关沉滑。肝热轻减，唯上焦蕴热未清。今拟清上调中疏化之法调理。

甘菊花三钱　桑叶三钱　胆草三钱　枯芩三钱　炒栀仁三钱　青皮三钱　木香一钱五分　枳壳三钱　大腹皮子四钱　酒军一钱五分　木通二钱

引用焦楂六钱。

〔按〕肝经郁热不解，风热上犯心肺，致上焦蕴热不清。法当疏风清热，调肝和肺。方中甘菊、桑叶辛凉疏风，调肝和肺；胆草、枯芩、炒栀仁、酒军清热泻火治在肝，木通苦寒清心导上焦之热从下而解；青皮、木香、枳壳、大腹皮子疏肝理气，和中化湿。引用焦楂酸甘，归脾胃肝经，消食健胃，活血化瘀，

用之为引，使中焦之气调畅，以利于肺肝之气的宣通。

◎ 肝阳气浮，胃蕴饮热，胸堵口渴案

九月二十七日，赵文魁请得端康皇太妃脉息：左关弦数，右寸关滑而近数。肝阳气浮，胃蓄饮热，以致胸次作堵，口干而渴。今拟用调气清热之法调理。

龙胆草三钱　炒栀三钱　酒黄芩三钱　花粉六钱　炒枳壳三钱　青皮三钱（研）　生知母三钱　沉香八分（面煎）　溏瓜蒌四钱　酒军二钱　鲜青果七个（研）

引用焦三仙各三钱、羚羊角面八分（煎）。

九月二十八日，赵文魁请得端康皇太妃脉息：左关弦数，右寸关弦而近数。胸堵渐畅，唯蓄热未清。今拟用调肝清热之法调理。

龙胆草三钱　炒栀三钱　条黄芩三钱　沉香五分（面煎）　炒枳壳三钱　青皮三钱（研）　瓜蒌根六钱　焦楂四钱　炒白芍四钱　酒军一钱　鲜青果七个（研）

引用羚羊角面六分（煎）。

〔按〕肝经郁热未清，前服调肝清热之剂，胸堵渐畅，但气道仍未通畅，仍续清肝调气之法。方中龙胆草、炒栀、条黄芩、酒军清肝热；沉香、炒枳壳、青皮、焦楂理气和胃以畅气道；瓜蒌根、炒白芍、鲜青果清热生津以润肺胃；引用羚羊角面清肝平亢，使肝经亢热不致鼓荡为患。

◎ 肝经有热，感受风凉，头闷肢倦案

十月初二日，赵文魁请得端康皇贵太妃脉息：左关弦而近数，右寸关微浮。肝经有热，感受风凉，以致头闷肢倦，中气欠调。今拟化风清肝调中之法调理。

南薄荷二钱　防风二钱　白芷二钱　淡豉三钱　大腹皮子四钱　陈皮三钱　连翘四钱　银花三钱　炒枳壳三钱　酒芩四钱　熟军二钱

引用炒栀仁四钱、姜朴三钱。

十月初三日，赵文魁请得端康皇贵太妃脉息：左关沉弦，右关沉滑。浮风已解，唯气道尚欠调和。今拟疏肝调气清热之法调理。

青皮子三钱（研）　姜朴三钱　枳壳三钱　酒芩三钱　甘菊花三钱　薄荷一钱五分　炒栀三钱　防风八分　大腹皮子四钱　黄连一钱五分（研）　橘红三钱

引用酒胆草三钱、地骨皮三钱。

〔按〕肝热内蕴，胃地欠调，又外感风凉，肺气欠和，致肝胃肺同病，气道因而不利，虽服前方浮风已解，但气道仍未调和，仍当疏风调气，清热调解。方中甘菊、薄荷、防风外疏风邪，内畅气机；黄连、炒栀、酒军清热；青皮子、姜朴、枳壳、大腹皮子、橘红理气和胃化痰，以畅气道；引用酒胆草清泻肝经

火热；地骨皮甘淡寒，泻肺经伏火，二药为引旨在使肝肺二经之热并清。

◎ 肝阳郁滞，气道欠调，胸膈堵满案

十月初七日，赵文魁请得端康皇贵太妃脉息：左关沉弦，右关沉滑。肝阳郁滞，气道欠调，以致胸膈堵满，肢节酸疼。今拟清肝调中活络之法调理。

杭白芍三钱　归身三钱　抚芎二钱　钩藤三钱　青皮子三钱（研）　胆草三钱　元胡三钱（炙）　沉香八分（研）　橘红络三钱　牛膝三钱　枳壳三钱　酒军二钱

引用防己三钱、酒芩四钱。

十月初八日，赵文魁请得端康皇贵太妃脉息：左关沉弦，右关沉滑。气道舒畅，唯肝热尚欠协和。今拟清肝活络育神之法调理。

杭白芍三钱　归身三钱　胆草三钱　黄连一钱五分（研）　青皮子三钱（研）　姜朴三钱　丹皮三钱　赤苓三钱（朱）　橘红、络各三钱　酒芩三钱　枳壳三钱　熟军一钱五分

引用羚羊角面六分（先煎）、宣木瓜三钱

〔**按**〕肝经郁热，上扰心神；痰气交阻，络脉欠和；病在肝郁有热，法当清肝为主，佐以育神活络。方中杭白芍、归身养肝血；丹皮、熟军泻血分郁热；青皮子、姜朴、枳壳理气开郁；朱赤苓、橘红络化痰活络安神；胆草、黄连、酒芩清肝热，宁心神；引用羚羊，清肝平肝，宣木瓜化浊活络定抽。二药为引，内调肝脾，兼安心神。

◎ 肝肺结热，中气欠调，外受浮风，失音案

十月初九日申刻，赵文魁请得端康皇贵太妃脉息：左关弦而近数，右寸关缓滑。肝肺结热，中气欠调，外受浮风，声音哑闷。今拟化风清肝理肺之法调理。

大元参六钱　寸冬三钱　赤芍三钱　薄荷二钱　生知母三钱　蝉衣一钱　酒芩三钱　炒栀三钱　杏仁泥三钱　防风二钱　枳壳三钱　酒军一钱五分

引用胖大海五个、鲜青果七个（打）。

十月初十日，赵文魁请得端康皇贵太妃脉息：左关沉弦，右关滑缓。蕴热轻减，唯音哑如昨。今拟照原方加减调理。

大元参六钱　寸冬四钱　赤芍三钱　花粉三钱　生知母三钱　蝉衣一钱　薄荷二钱　炒栀三钱　胖大海五个　枯芩三钱　诃子三分　桔梗八分

引用鲜青果七个（打）。

十月十一日，赵文魁请得端康皇贵太妃脉息：左关沉弦，右关沉滑。诸症轻减，唯肺热尚欠清和。今拟清肺还音抑火之法调理。

大元参六钱　赤芍三钱　寸冬四钱　花粉三钱　胖大海五个　枯芩三钱炒栀三钱　薄荷一钱五分　净蝉衣一钱　胆草三钱　枳壳三钱　酒军一钱五分

引用鲜青果七个（打）。

十月十一日端康皇贵太妃代茶饮方：

金石斛二钱　寸冬三钱　川贝母二钱（研）　诃子一分　胖大海二个　知母一钱

水煎一沸，去汤，兑鲜青果十个。

〔按〕肝热内郁，浮风外受，肺热内蕴，咽喉不利，风火内郁，前服清肺利咽之剂，诸症虽减，但肺热尚欠清和，故仍需清肺利咽抑火之法调理。方中薄荷、蝉衣疏风利咽；元参、寸冬、花粉清润肺胃以还音；赤芍、枯芩、炒栀、胆草、酒军清肝肺之热，胖大海疏风清热利咽；引用鲜青果酸甘，入肺胃经，清热生津，养肺胃以开音。所饮之饮料，取甘寒之品清热生津，以利咽痛。

◎ 肝肺结热，外搏浮风，头晕肢倦胸闷作嗽案

十月十八日酉刻，赵文魁请得端康皇贵太妃脉息：左寸关弦而近数，右寸关浮滑。肝肺结热，外搏浮风，以致头晕肢倦，胸闷作嗽。今拟清解调肝理肺之法调理。

苏子叶四钱　杏仁三钱（炒）　薄荷二钱　防风二钱　炙桑皮三钱　前胡三钱橘红三钱　酒芩四钱　生石膏六钱　知母三钱　枳壳三钱　酒军一钱五分

引用鲜青果七个（打）。

十月十九日，赵文魁请得端康皇贵太妃脉息：左关稍数，右寸关缓滑。风热较减，唯肝肺余热未清。今拟用清上调肝理肺之法调理。

荆芥穗三钱　防风三钱　薄荷二钱　甘菊三钱　苏子叶各二钱　杏仁三钱（炒）　瓜蒌六钱　酒芩四钱　生石膏八钱（研）　青皮三钱（研）　枳壳四钱酒军一钱五分

引用橘红二钱、胆草三钱。

十月二十日，赵文魁请得端康皇贵太妃脉息：左关尚数，右寸关缓滑。肝气较疏，唯肺经痰热未清。今拟照原方加减调理。

荆芥穗二钱　防风二钱　薄荷二钱　杏仁四钱（炒）　苏叶子各二钱　瓜蒌六钱　酒芩四钱　生栀仁四钱（研）　生石膏八钱（研）　青皮三钱（研）　枳壳

三钱　熟军一钱五分

引用橘红三钱、鲜青果七个（打）。

十月二十一日，赵文魁请得端康皇贵太妃脉息：左关尚数，右寸关缓滑。肺经风热未净，痰饮欠清。今拟用清上理肺化痰之法调理。

荆芥穗三钱　防风三钱　薄荷二钱　杏仁四钱（炒）　苏叶子各二钱　瓜蒌六钱　桑皮四钱（炙）　酒芩四钱　生石膏八钱（研）　生栀四钱　胆草三钱　竺黄四钱

引用橘红四钱、风化硝八分（煎）。

十月二十二日，赵文魁请得端康皇贵太妃脉息：左关尚数，右寸关缓滑。肺热较减，唯痰饮欠清。今拟照原方加减调理。

甘菊花三钱　薄荷二钱　防风二钱　杏仁四钱（炒）　大瓜蒌六钱　桑皮四钱（炙）　酒芩四钱　生栀四钱（仁研）　生石膏八钱（研）　竺黄四钱　浙贝三钱（研）　元参六钱

引用橘红三钱、风化硝六分。

〔**按**〕郁热内蕴，浮风外受，则肺热痰嗽，前服清上理肺化痰之剂，肺热得以轻减，既然得效当以续前方之法，以清肝调肺化痰浊。方中甘菊花、薄荷、防风疏风清热以调肝肺；杏仁、大瓜蒌、桑皮宣肺化痰；酒芩、生栀、生石膏、竺黄清宣肺热以化痰；浙贝、玄参理肺清热化痰结；引用橘红理肺化痰，风化硝咸寒化痰结而泻热，二药为引旨在理肺清热化痰浊。

十月二十三日，赵文魁请得端康皇贵太妃脉息：左关尚弦，右寸关滑而近数。肺热较减，唯肝木欠疏。今拟用清肺疏肝化痰之法调理。

溏瓜蒌六钱　杏仁四钱（研）　桑皮四钱（炙）　酒芩四钱　酒胆草三钱　生栀四钱（仁研）　竺黄三钱　浙贝三钱（研）　青皮子三钱（研）　枳壳三钱　酒军二钱　前胡三钱

引用生石膏八钱（研）、橘红三钱。

十月二十四日，赵文魁请得端康皇贵太妃脉息：左关略弦，右关沉滑。肺热轻减，唯稍有咳嗽。今拟用清肺止嗽化痰之法调理。

大瓜蒌四钱　酒芩三钱　生栀仁三钱（研）　竺黄三钱　杏仁泥三钱　浙贝三钱（研）　前胡三钱　枳壳三钱　天花粉四钱　橘红三钱　胆草三钱　熟军二钱

引用鲜青果五个（打）。

十月二十五日戌刻，赵文魁请得端康皇贵太妃脉息：左寸关浮滑，右寸关滑数。肺胃蓄有饮热，复感浮风，以致风热搏结，停于中脘，是以头晕身热，胸满欲呕。今拟清解理肺化饮之法调理。

南薄荷二钱　苏叶二钱　荆芥二钱　防风二钱　生石膏六钱　花粉三钱　焦楂四钱　酒军二钱　姜连二钱（研）　陈皮三钱　炒枳壳三钱

引用酒芩三钱、竹茹二钱。

〔按〕肺胃饮热未解，复感浮风，饮热挟浮风上泛，而致头晕身热，胸满欲呕。今拟清解理肺之法为治，乃是急则治标之法。方中薄荷、苏叶、荆芥、防风疏风调卫，生石膏、花粉、姜连清泄肺胃饮热；陈皮、枳壳理气化饮；焦楂、酒军和胃理血以泄伏热，引用酒芩、竹茹清泄肺之热，兼化痰浊，使全方之力重在调肺胃为主。

十月二十六日，赵文魁请得端康皇贵太妃脉息：左关稍弦，右寸关滑而近数。浮风已解，蕴热较轻，唯头晕肢倦，胸闷腿疼。今拟清上调中活络之法调理。

南薄荷二钱　苏梗二钱　甘菊三钱　桑叶三钱　大瓜蒌六钱　黄连一钱五分（研）　杏仁三钱（研）　酒芩三钱　橘红、络各三钱　牛膝三钱　槟榔三钱（焦）　炒栀三钱

引用焦三仙各三钱。

十月二十七日，赵文魁请得端康皇贵太妃脉息：左关稍弦，右寸关滑而近数，肺胃蓄饮较减，唯肝热尚欠清和。今拟清肝调中化痰之法调理。

杏仁泥三钱　瓜蒌六钱　浙贝三钱　胆草三钱　莲子心三钱　丹皮三钱　竺黄三钱　橘红三钱　大腹皮子各二钱　枳壳三钱　酒军一钱五分　青皮三钱（研）

引用焦三仙各三钱、枯芩三钱。

〔按〕浮风虽解，但肝胃饮热未解，肺热未净，仍需清肝调中化痰之法治疗。方中杏仁、瓜蒌、浙贝、竺黄、橘红宣肺清热化痰；胆草、莲子心、酒军、丹皮清肝泄热；大腹皮子、枳壳、青皮理气和胃；引用焦三仙消食和胃，枯芩泄肝肺蕴热，用之为引以求肺、胃、肝并调，气道宣通，痰热自易清化。

◎ 肝肺结热，气道欠调，食后作呕案

十一月初六日申刻，赵文魁请得端康皇贵太妃脉息：左关沉弦，右关滑而近数。肝肺结热，气道欠调，以致食后作呕，有时头疼。今拟清上调中疏化之法调理。

甘菊花三钱　薄荷二钱　抚芎一钱五分　胆草三钱　大腹皮子四钱　炒栀三钱　姜连二钱（研）　橘红三钱　炒枳壳三钱　酒军二钱　焦楂四钱　酒芩三钱

引用瓜蒌六钱、郁李仁三钱。

十一月初七日，赵文魁请得端康皇贵太妃脉息：左关沉弦，右关沉滑。肝热轻清，唯中焦饮热欠清。今拟清热调中化饮之法调理。

大瓜蒌六钱　胆草三钱　炒栀三钱　酒芩三钱　大腹皮子四钱　枳壳三钱　橘红三钱　焦楂四钱　炒稻芽四钱　姜连二钱（研）　酒军二钱

引用鲜竹叶水煎药。

〔**按**〕前服清上调中疏化之方，肺肝结热轻减，而中焦饮热仍未清解，故仍当以清热化饮调中和胃之法调理。方中大瓜蒌、胆草、炒栀、酒芩、姜连、酒军清泻肝胃饮热；大腹皮子、枳壳、橘红、焦楂、炒稻芽理气调中，和胃化饮。引用鲜竹叶清热利尿，导饮热从小便而出。

◎ **肝气郁滞，中州蓄饮，胸满呕恶案**

十一月十八日酉刻，赵文魁请得端康皇贵太妃脉息：左寸沉弦，右寸关沉滑。肝气郁滞，中州蓄饮，以致胸满作疼，头闷呕恶。今拟清上和肝疏化之法调理。

青皮子三钱（研）　元胡三钱（炙）　姜朴三钱　沉香六分（研）　大腹皮子四钱　姜连一钱五分（研）　橘红三钱　甘菊三钱　炒枳壳三钱　酒军一钱五分　木通二钱

引用胆草三钱、焦楂四钱。

十一月十九日，赵文魁请得端康皇贵太妃脉息：左关沉弦，右关沉滑。诸症均愈，只上焦浮热未清。今拟清上调中抑火之法调理。

甘菊花三钱　桑叶三钱　薄荷八分　胆草三钱　青皮子三钱（研）　姜连二钱（研）　姜朴三钱　枳壳三钱　大腹皮子四钱　酒军一钱五分　酒芩三钱　木通二钱

引用橘红三钱、焦楂四钱。

〔**按**〕肝经郁热化火上犯，肺气不利，中州蓄饮。前方服后，诸症轻减，但上焦浮热未清，中焦停饮化而未尽，胆经郁热仍有；故仍需以清上调中抑火之法调理。甘菊花、桑叶、薄荷清肃上焦浮热；青皮子、姜朴、枳壳、大腹皮子调中理气化饮；胆草、酒军、酒芩、木通清泻肝经火热，使肝经火热不致上犯；引用橘红、焦楂和胃化饮，以治肺胃。

◎ **肝经有热，胃蓄湿饮，胸膈堵满案**

十一月二十六日，赵文魁请得端康皇贵太妃脉息：左关沉弦，右寸关沉滑。肝经有热，胃蓄湿饮，以致中气欠调，胸膈堵满。今拟清肝调中化饮之法调理。

青皮子三钱（研）　姜朴三钱　元胡三钱（炙）　黄连一钱五分（研）　酒胆草三钱　生栀三钱　酒芩三钱　枳壳三钱　大腹皮子四钱　酒军三钱　焦楂四钱　橘红三钱

引用鲜竹叶水煎药。

十一月二十七日，赵文魁请得端康皇贵太妃脉息：左关沉弦，右寸关沉滑。诸症轻减，唯肝气尚欠调和。今拟和肝调气化饮之法调理。

青皮子三钱（研）　姜朴三钱　沉香六分（煎）　元胡三钱（炙）　酒胆草三钱　黄连一钱五分（研）　生栀三钱　枳壳三钱　大腹皮子四钱　熟军二钱　焦楂四钱　瓜蒌六钱

鲜竹叶水煎药。

〔按〕肝经郁热，胃中湿饮，饮热互结，气道不利，故有胸膈堵满等症，服清肝调中化饮之方，诸症得以轻减，唯肝气欠调，故仍以和肝调气化饮之法调理。方中青皮子、姜朴、沉香、枳壳、大腹皮子疏肝和胃，理气化饮；元胡、熟军、焦楂和肝血而顺胃气；胆草、黄连、生栀、瓜蒌清泄肝胃饮热；鲜竹叶清热利小便导肝胃饮热从小便而消。诸药相合，旨在清泻肝胃饮热，饮热去则气道自通矣。

◎ 肝热气滞，中州蓄饮，头痛胸闷案

十二月初四日，赵文魁请得端康皇贵太妃脉息：左关弦而近数，右寸关滑数。肝热气滞，中州蓄饮，以致头痛胸闷，肢节酸疼。今拟清上和肝活络之法调理。

霜桑叶二钱　薄荷二钱　胆草三钱　川芎二钱　橘红、络各三钱　酒芩三钱　白芷三钱　生栀三钱　炒枳壳三钱　酒军二钱　钩藤三钱　牛膝三钱

引用沉香面六分（煎）、青皮子三钱（研）。

十二月初五日，赵文魁请得端康皇贵太妃脉息：左关弦而近数，右寸关滑数。肝木较疏，浮热渐清，唯湿热欠化。今拟照原方加减调理。

霜桑叶二钱　薄荷二钱　甘菊三钱　姜朴三钱　青皮子三钱（研）　生栀仁三钱（研）　瓜蒌六钱　枳壳三钱　橘红络三钱　胆草三钱　酒军二钱　花粉三钱

引用沉香面六分（煎）、焦曲四钱。

十二月初六日，赵文魁请得端康皇贵太妃脉息：左关沉弦，右关沉滑。肝胃气道欠调，食后胃胁作痛。今拟用疏肝调胃拈痛之法调理。

炙香附三钱　瓜蒌六钱　沉香八分（研）　枳壳三钱　青皮子四钱（研）

台乌三钱　姜朴三钱　元胡四钱（研）　大腹皮子各二钱　橘红三钱　生栀仁四钱（研）　胆草三钱

引用酒军二钱，竹叶水煎药。

十二月初七日，赵文魁请得端康皇贵太妃脉息：左关渐缓，右关微滑。诸症均愈，唯胃经湿饮未清。今拟用调胃化饮之法调理。

青皮子三钱（研）　姜朴三钱　橘红三钱　瓜蒌四钱　大腹皮子各二钱　黄连二钱（研）　胆草三钱　枳壳三钱　生栀仁三钱（研）　酒芩三钱　熟军二钱　木通二钱

引用焦三仙六钱。

〔**按**〕肝热气滞，中州蓄饮，饮热互结，气道不利，脉络不和，故有头痛胸闷、肢节酸疼、食后胃胁作痛等证，连进疏肝和胃化饮之剂，诸症幸得轻减，唯胃经湿饮未清，故仍用调肝和胃疏化之剂。方中青皮子、姜朴、橘红、枳壳、大腹皮子疏肝和胃化饮；瓜蒌、黄连、胆草、生栀仁、酒芩、熟军、木通清化肝胃饮热；引用焦三仙消食和胃，以畅中气。

◎ **肝气郁遏，脾土不醒，胸堵微痛案**

十二月初十日，赵文魁请得端康皇贵太妃脉息：左关沉弦，右关沉滑。肝气郁遏，脾土不醒，以致胸堵微痛，食后身倦。今拟用疏肝醒脾拈痛之法调理。

炙香附三钱　青皮三钱（研）　瓜蒌六钱　沉香六分（研）　炒枳壳三钱　於术二钱（切）　元胡四钱（炙）　陈皮三钱　生枣仁三钱（研）　杭芍四钱（生）　黄连二钱（研）　熟军一钱五分

引用焦三仙各三钱。

十二月十一日，赵文魁请得端康皇贵太妃脉息：左关渐缓，右关略滑。诸症轻减，唯肝胃尚欠调和。今拟用和肝调脾清热之法调理。

细生地四钱　黄连二钱（研）　瓜蒌四钱　枳壳三钱　生杭芍四钱　青皮三钱（研）　橘红三钱　沉香六分（研）　生栀仁三钱（研）　酒芩三钱　胆草三钱

引用焦三仙六钱、熟军一钱五分。

〔**按**〕肝胃不和，气机欠畅，脾土不醒，以致胸膈满闷、食后疲倦等症。前服调肝和胃醒脾之剂，诸症轻减，唯肝胃之气尚欠调和，故仍需清肝抑木醒脾和胃之法调理。方中生地、杭芍养肝血；青皮、枳壳、橘红、沉香疏肝醒脾和胃；黄连、瓜蒌、生栀仁、酒芩、胆草清泄肝胃之热；引用焦三仙、熟军、消食化滞，和胃泻热，以求肝胃并调。

十二月二十四日，赵文魁请得端康皇贵太妃脉息：左关弦而进数，右关沉滑。肝热气滞，胃经湿饮欠调，以致胸闷肢倦，口干作渴。今拟清肝调气化饮之法调理。

青皮子三钱（研）　胆草三钱　姜朴三钱　瓜蒌六钱　大腹皮子四钱　生栀三钱　大黄二钱　酒芩三钱　木通二钱　炒枳壳三钱　茅术三钱　炒橘红三钱

引用焦楂四钱，竹叶水煎药。

十二月二十五日，赵文魁请得端康皇贵太妃脉息：左关沉弦，右关沉滑。诸症轻减，唯肝胃尚欠调和。今拟用和肝清热化饮之法调理。

炙香附三钱　青皮三钱（研）　瓜蒌六钱　黄连二钱　酒胆草三钱　生栀仁四钱（研）　花粉四钱　酒芩四钱　大腹皮子各二钱　姜朴三钱　枳壳三钱　酒军二钱

引用橘红三钱，竹叶水煎药。

〔**按**〕肝热气滞，胃经湿饮欠调，治在肝胃，服前9方药后，证情有减，故仍以清热和肝、和胃化饮为法调理。方中香附、青皮疏肝理气；瓜蒌、黄连、酒胆草、生栀、花粉、酒芩、酒军清泄肝胃饮热；大腹皮子、姜朴、枳壳理气和胃；引用橘红、竹叶清化湿饮，合诸药旨在使肝胃饮热得以清解。

◎ 肝肺有热，外受浮风案

十二月二十九日亥刻，赵文魁请得端康皇贵太妃脉息：左寸关弦而微数，右寸关浮滑。肝肺59，外受浮风。今拟化风清肝抑火之法调理。

香白芷三钱　防风三钱　薄荷二钱　僵蚕三钱（炒）　生赤芍三钱　丹皮三钱　生栀四钱　连翘三钱　炒枳壳三钱　酒军三钱　酒芩四钱　橘红三钱

引用生石膏六钱、胆草三钱。

端康皇贵太妃化风消肿药酒方：

元明粉一钱　樟脑一钱五分　冰片三分　麝香少许

共研细面，用烧酒淬化，随时擦之。

〔**按**〕肝肺素有蕴热，易受浮风之侵袭，内有蕴热，外又有风邪，治当清热疏风并施，使风热之气并从外解。方中香白芷、防风、薄荷、僵蚕、连翘疏风清热，肝肺并调；生栀、酒芩凉解气分之热；赤芍、丹皮、酒军清泄血分之热，使肝肺蕴热并祛；枳壳、橘红宣气化湿；引用生石膏、胆草旨在清泻肝肺之热。所拟化风消肿药酒方，辛香与咸寒并用，以消肿散结，并取烧酒之辛温之性以助药势，用之治痰热肿核，则效更速。

淑妃脉案

◎ 肝热诸痛案

十一月二十四日申刻，赵文魁请得淑妃脉息：右寸关滑数，左寸关弦而近数。肝经有热，气道欠调，以致腹胀作痛，腰酸腿痛。今拟和肝养荣拈痛之法调理。

炙香附二钱　青皮二钱　赤芍二钱　全归三钱　泽兰叶二钱　川断二钱牛膝二钱　丹参一钱五分　煨木香一钱五分　艾炭三分　抚芎一钱五分

引用炒阿胶六分。

〔按〕右寸关脉象滑数，滑脉其来应指圆滑，往来流利，如盘走珠。常见于实热、痰热等实证。数脉为阳热之象，脉率加快，一息五到六至。《难经·九难》说："数则为热。"滑脉常与数脉并见，主阳盛热证。左寸关弦而近数，弦脉之象端直且长，如按琴弦，指脉的动势弦紧有力，但波幅不大，弦脉主肝病，气郁不畅，又司诸痛，肝郁日久化热，痛甚气血急迫，皆可见弦而近数之脉。肝经郁热，则气机不畅。肝之经脉"循阴股，入毛中，环阴器，抵少腹"，肝失疏泄，营血不足，肝失所养，少腹作胀疼痛。本证既有肝郁化火之热，又有荣阴不足之虚寒，故养荣和肝以祛其虚寒，调畅气机，以疏解郁热，活血祛瘀以止疼痛。

药用阿胶、艾炭、赤芍、当归、抚芎共成胶艾四物汤之义。阿胶、艾炭有养血止血、温散血寒的作用。并且只取四物汤之义，而去熟地黄养血滋阴之腻滞，加丹参活血祛瘀之通行，丹参能利血脉，善调妇女经脉不匀以及血滞经闭，少腹疼痛，且丹参能散能补，故有"一味丹参功同四物"之说。上药共合适用于妇女血虚寒滞、少腹疼痛等症。以方证测之可知。淑妃所患大有可能是妇女痛经之疾，只是因为皇门贵族虽内有抑郁不便明言罢了，故在胶艾四物汤基础上加入行气活血之品，用香附、青皮、木香疏肝理气，调经止痛；用泽兰叶活血祛瘀，常用于经行腹痛、癸事不调等症；牛膝酸苦性平，活血祛瘀，引血下行，常用于瘀血阻滞的月经不调、痛经、闭经等症，且泽兰叶与牛膝相配，活血化瘀，调经止痛。用川断壮腰脊，行血脉，补而不滞。本方在补血养荣散寒滞的基础上，用理气活血之药，以期血海充足，经脉调畅，气血通行，而腰腹疼痛可止。

◎ 肝热上冲鼻衄案

十一月二十五日，赵文魁请得淑妃脉息：右寸关滑而近数，左寸关弦而稍数。气道较畅，只肝热未清，以致热升上焦，鼻衄肢烧。今拟清热和肝止血之法调理。

青皮子二钱（研）　香附一钱五分（炙）　生地三钱　赤芍二钱　牡丹皮三钱　黑栀三钱　归尾二钱　川断二钱　怀牛膝一钱五分　酒芩三钱　丹参一钱　泽兰一钱

引用茜草二钱、木香三分。

〔**按**〕右寸关滑而近数，为内有郁热，壅迫脉道，左寸关弦而稍数，为肝郁日久化热，经上药疏肝调气之后，气机渐畅。肝主疏泄，调节人体的气血情志。古人认为，木气有生发的冲和条达之象，以此来形容肝的疏泄功能，主要指肝具有疏通、畅达、宣泄的作用。肝之疏泄功能不及呈抑郁状态，在精神上常表现为闷闷不乐，意志消沉。气郁则血滞，故胸腹胀痛，月经不调。气郁日久则化火，在精神上常表现为性情急躁易怒，失眠多梦，郁热上冲，可见头晕胀痛，甚则鼻衄，如在月经期或可出现所谓倒经现象。故立清肝泄热为主，养血和肝，兼以止衄之法。

用生地甘苦寒养阴清热，凉血止血，用赤芍凉血活血，祛瘀止痛，常用于血瘀经痛，药用当归能补血调经，活血止痛，而归尾通经活瘀血之力更强。丹参能活血祛瘀止痛，养血安神除烦。上药共合既有四物汤之义养血和营，活血调经，又能清解血分郁热。用青皮子疏肝破气，散结消滞；用香附疏肝理气，调经止痛。二药相合以疏调肝郁为主，木香行气调中止痛，以宣畅脾胃气滞为主，三药配合调畅肝胃气机，辅助行瘀散结。用丹皮、黑栀相合，清泄肝火，常用于肝郁火旺之身热暮甚、头痛目涩、颧赤口干、热浮吐衄等症，加黄芩，清解肝热之力更强。用川断壮腰脊，补肝肾而调经脉。用牛膝活血化瘀，引血下行，血降热也降。用泽兰辛散温通，不寒不躁，性较温和，行而不峻，能疏肝气而通经脉。用茜草凉血和血，活血祛瘀。本方相互配合清肝热凉血分而解郁，调气机行血滞而止衄。

十一月二十六日，赵文魁请得淑妃脉息：右寸关滑而近缓，左寸关沉弦。气道和畅，唯上焦浮热未净。今拟清热和肝疏化之法调理。

青皮子二钱（研）　生地二钱　赤芍三钱　归尾三钱　牡丹皮二钱　黑栀三钱　川断二钱　泽兰一钱　怀牛膝一钱五分　茜草一钱　苏木一钱五分（打）

引用煨木香三分。

〔按〕上诊脉象滑而近数。郁热较重，服药后脉象转为右寸关滑而近缓。缓脉是指脉转从容和缓，不徐不疾，一息四至，在通常情况下，这是有胃气的表现，也说明郁热渐轻，但滑脉之象犹存，且左寸关沉弦，表明上焦浮热未净。根据病机可知，或仍可见到心烦急躁、夜寐不安、失眠多梦等症。该诊看来，鼻衄虽止，唯恐气热上浮，而再致动血，故仍宗原法大意而求其功。

用生地、赤芍、归尾，凉血活血，和营柔肝，以降浮热上越。用青皮子、木香疏肝理气兼以和胃。用丹皮清热凉血，活血消瘀，黑栀泻火除烦，凉血止血，并且二药相配善清泄肝经郁热。用川断强腰脊，调癸事。用牛膝、泽兰，活血化瘀，引气血下行；用苏木活血通经，祛瘀止痛，常用于血滞瘀阻之痛经、经闭之症，用茜草凉血止血，活血散瘀通络，四药相配活瘀血、通经络，止腹中疼痛。

十一月二十八日，赵文魁请得淑妃脉息：右关沉滑，左关沉弦，诸症均愈，唯肝热尚欠调畅。今拟清热和肝调中之法调理。

青皮子二钱（研）　赤芍二钱　归尾二钱　泽兰二钱　牡丹皮二钱　黑栀二钱　胆草一钱　牛膝二钱　炒枳壳二钱　大腹皮一钱　木香三钱

引用焦楂三钱。

〔按〕经上述治疗，腹痛、肢热、鼻衄诸症悉除。此诊右关沉滑，左关沉弦，脉沉主里，滑为有热，弦脉主郁，合而观之，可知仍有郁热在里，未能尽除。肝热日减，但尚欠调畅。肝失疏泄，气机不能调畅，最易横犯脾胃，则可出现食欲不振、纳呆腹胀、中脘痞闷。李冠仙《知医必辨》说："人之五脏，唯肝易动而难静……唯肝一病即延及他脏。肝位于左，其用在右。肝气一动，即乘脾土。"治宜清解郁热，和肝养营，理气调中。

用青皮子辛散温通，苦泄下行；枳壳破气消积，化痰除痞，其性苦泄辛散，行气之力较猛；木香理气和中，三药相合疏调肝胃气滞。用大腹皮下气宽中，利水消肿，配焦楂消食化积，活血散瘀。用赤芍、归尾活血化瘀，养血调经；泽兰、牛膝，活瘀血，通经脉，引血下行。用丹皮清透阴分伏火，黑栀宣透清热，止血除烦，龙胆草清泄肝胆实火，三药相配疏肝解郁，清泄火热之力尤甚。可见，经上述调治病已告愈矣。

◎ 肝经有热，气分不调，目赤烦急案

十一月三十日酉刻，赵文魁请得淑妃脉息：右寸关滑而近数，左寸关弦数。

肝经有热，气分不调，以致目赤胸闷，时作烦急。今拟清肝调中明目之法调理。

酒全归四钱　赤芍三钱　丹皮三钱　青皮一钱五分　生栀仁三钱　茜草三钱　酒芩三钱　茺蔚子二钱　枳壳一钱五分　苏木二钱　秦皮二钱

引用丹参三钱、莫连一钱五分（研）。

〔按〕本病由情怀抑郁，肝气不疏，郁而化火，气不得疏则火不得泄而成肝经郁热之证。脉弦数，时作烦急即其象征。肝开窍于目，火性上炎故见目赤，气分不疏则见胸闷。肝体阴而用阳，肝气不疏，缘由肝血不足，且肝气抑郁不疏，故致冲任失调而经少经闭。故以当归、赤芍、茜草、苏木养血柔肝，和血调经。苏木为肝经血分药，性能破血行瘀，《本经逢原》云："若因恼怒气阻经闭者宜加用之。"丹皮清泄肝经血分之郁热。青皮破气开郁，利肝气之疏泄。生栀仁，苦寒清降肝经郁热。枳壳行气宽胸以解胸闷。茺蔚子入肝经，活血调经，疏风清热，以致月经不调、目赤。秦皮苦寒入肝经，清热明目，用以治目赤，《药性论》云其"主明目，去肝中久热，两目赤肿疼痛"。引用丹参入肝经活血祛瘀以调经。莫连仿左金丸意，清泻肝经郁热。

十二月初一日酉刻，赵文魁请得淑妃脉息：右寸关滑而稍数，左寸关弦数。气分较畅，唯肝热未清，以致胸闷目赤，午后身烧。今拟清肝养荣退赤之法调理。

酒全归四钱　赤芍三钱　桃仁三钱（研）　泽兰三钱　生栀仁三钱　丹皮三钱　茺蔚子三钱　茜草三钱　青皮子二钱（研）　苏木二钱　红花一钱五分

引用地骨皮二钱。

〔按〕昨进清肝调中明目之剂，而肝热渐清气分较畅，但胸闷目赤不除，又增午后身热一症，缘由肝郁化火伤阴所致。效不更方，仍用前方，增入桃仁、红花、泽兰以活血化瘀调经。去秦皮以有伤阴之象而嫌其燥也。引用地骨皮甘寒入肝经，退热、凉血，以治阴虚身热。

十二月初二日，赵文魁请得淑妃脉息：右寸关滑而近缓，左寸关沉弦。肝气轻减，唯蕴热尚欠清和，所以两目尚赤，胸膈较闷。今拟调经养荣退火之法调理。

生赤芍三钱　归尾二钱　桃仁（研）三钱　青皮子三钱（研）　丹皮三钱茜草三钱　生栀三钱　胆草三钱　炒枳壳三钱　酒军二钱　酒芩三钱

引用茺蔚子三钱、蕤仁三钱。

十二月初三日，赵文魁请得淑妃脉息：右寸关沉滑，左关沉弦，诸症轻减，唯肝热尚欠清和，仍拟调经养荣清肝之法调理。

生赤芍三钱　归尾三钱　红花三钱　茜草三钱　生栀仁三钱　丹皮四钱
苏木三钱　酒芩三钱　青皮子三钱（研）　枳壳三钱　熟军一钱五分

引用泽兰三钱、炙香附一钱五分。

◎ 肝经有热，气道欠调案

十二月初六日，赵文魁请得淑妃脉息：右寸关滑而近数，左寸关弦数。肝经有热，气道欠调。今拟清肝调经养荣之法调理。

泽兰叶三钱　赤芍三钱　归尾三钱　桃仁三钱（研）　青皮子三钱（研）
香附二钱（炙）　知母三钱　川柏三钱　酒胆草三钱　酒芩三钱　生栀三钱

引用炒枳壳三钱、大腹皮一钱。

◎ 肝肺结热，外感风凉案

十二月二十一日，赵文魁请得淑妃脉息：右寸关浮滑而数，左寸关稍弦。肝肺结热，外感风凉，以致头闷肢倦，胸满口渴。今拟和解清肝理肺之法调理。

南薄荷一钱五分　防风一钱五分　苏梗一钱　青皮一钱五分　生栀仁三钱
酒芩二钱　瓜蒌三钱　陈皮三钱　生石膏三钱　知母二钱　枳壳五分

引用淡豆豉一钱五分。

〔**按**〕本例外感风凉，郁闭肝肺积热于内，而成此证。治当先以疏解外邪，外邪去则气机畅，而肝肺结热有泄越之路。故以南薄荷、防风、苏梗疏解外邪以利头目。脉滑而数，口渴者，肺经郁热为甚，故以生石膏、知母辛寒透达，苦寒清解伏热。脉弦者，肝经郁热之象，以青皮、生栀仁、酒芩清泄郁热。肺主一身之气，外感风凉束闭，内有饮热煎熬，必致津液输布不利而成痰，故以瓜蒌、陈皮清化痰浊，瓜蒌兼可利肺宽胸，辅枳壳以解胸闷。引用淡豆豉苦寒入肺，解表，宣郁，除烦。

老太太、格格等脉案

老太太脉案

◎ 肝郁留饮案

七月初三日申刻赵文魁诊得老太太脉息：左关沉滞，右部沉缓。肝气结郁，中脘蓄水，口干作渴，留饮不消，故今痰涎壅盛，胸胁微满。今用清肝导热化痰之法调理。

川郁金二钱（研）　青皮三钱　姜朴二钱　杭芍四钱　炙桑皮四钱　法夏二钱　广红二钱　莱菔子一钱五分　煅礞石三钱　川贝三钱（研）　条芩三钱　蒌仁三钱（研）

引用枇杷叶四钱（炙）。

〔按〕脉沉是饮邪伏积于体内之候，沉而兼缓或滞，是邪阻气机，血行不畅的表现。本案乃痰浊水饮夹杂为患。"痰之与饮，虽曰同类，而实有不同也"。以性状论，"饮清沏而痰稠浊"。从病变部位分，"饮惟停积肠胃，而痰则无处不到"。所相关之脏腑，"水谷不化而停为饮者，其病全由脾胃而来，周身无处不到，化而为痰。凡五脏之伤，皆能致之"。（见《景岳全书·痰饮》）饮之所得，张子和认为，"其来有五：有愤郁而得之者，有困乏而得之者，有思虑而得之者，有痛饮而得之者，有热时伤而得之者，饮证虽多，无出于此"。本脉案之饮，从脉象上看，当属首条所列之因；从诊病时间分析，适值夏暑当令，又恐是热时伤冷所得。"因隆暑津液焦涸，喜饮寒凉，本欲止渴，乘快过多，逸而不动，亦为留饮"。（见《儒门事亲》）。因留饮不消，水蓄中州，津液不能上承，故口干作渴，但必渴喜热饮，且饮而不多，故饮入则吐。饮邪壅阻，郁久化热，熏蒸津液，痰乃生焉。而胸胁为气机升降之道，大凡有形之邪，皆能阻气机之周流，今痰涎壅盛，盘踞胸胁，脉络受阻，肺之清肃之令不行，肝之条达之性亦窒，故见胸胁胀痛。治疗上，应于痰涎、水饮两兼顾之，一以清肝化饮，一以泻肺涤痰。

方中郁金辛苦而寒，行气疏肝解郁，青皮辛苦而温，主入肝胆二经，其气峻烈，沉降下行，与郁金相配一寒一温，加强疏肝行气解郁之功。杭芍酸缓柔肝，兼制青皮等药之辛燥。厚朴姜制，取其辛散之性，辛以散结，温可燥湿，与法夏同用，共奏下气除满、燥湿消痰之功。桑皮味甘，性寒，归肺经，甘淡能行肺中痰水而利小便，寒凉能清肺中之热以复其宣肃之性，故泻肺行水，"非桑皮不可"。枇杷叶、橘红、贝母宣肺化痰。瓜蒌用仁，《本草思辨录》认为："瓜蒌实之长，在导痰浊下行，故结胸胸痹，非此不治。"莱菔子性味辛甘而平，顺气开郁，下气化痰，消胀除满。青礞石，因其质重力峻，一般痰热之证少用。但《本草纲目》却认为："青礞石，其性下行。肝经风木太过，气不运化，积滞生痰，壅塞中上二焦……故宜此药重坠。"由此可见，本案用它，是切中病情的。诸药配伍，使肝气得疏，痰饮渐化，则各恙递蠲。

◎ 肝气郁滞，脾胃不足，痰饮壅盛案

七月初四日，赵文魁诊得老太太脉息：左关沉弦，右部沉缓。肝气郁滞，脾胃不足，故胸膈微满，心下悸动，浮热虽轻，痰涎犹盛，今用清肝益脾化痰之法调理。

川郁金三钱（研）　青皮三钱　姜朴二钱　杭芍四钱　朱茯神四钱　焦术三钱　法夏二钱（研）　广橘红三钱　煅礞石三钱　川贝三钱（研）　蒌仁四钱（研）　知母三钱（生）

引用炙桑皮三钱。

〔按〕《金匮》云："心下有痰饮，胸胁支满。"但痰饮之形成其原因各不相同，本案诊得脉左关沉弦，右部沉缓，示肝郁脾弱之象。肝郁则气不疏达，脾弱则运化失职，致水津内停，痰饮内生，邪郁则化热，而见浮热不适，治疗不可拘于"温药和之"，当以清化方法。方中用郁金、青皮、姜朴、白芍疏肝解郁，焦术健脾以治其本；半夏、广橘红、礞石、川贝等清化痰热治其标邪；痰热扰心故用朱茯神以宁心安神治其悸动，引用桑皮佐金平木以利肝之疏达。

◎ 痰热阻滞，胸膈微满案

七月初五日，赵文魁诊得老太太脉息：左关沉缓，右部滑缓。肝郁已疏，脾亢亦畅，只痰热尚盛，胸膈微满。今用清肝益元化痰之法调治。

杭白芍四钱　姜朴二钱　川芎三钱　萸连一钱五分（研）　炒莱菔三钱　法夏三钱　桑皮四钱（炙）　川贝三钱（研）　煅礞石四钱　蒌仁四钱（研）　条芩四钱　赭石四钱（煅）

引用云茯苓四钱。

〔按〕药后脉已不弦知肝郁已达，故治疗重在清其痰热，止其胸满。减上方开郁之品，加用莱菔子、黄芩、萸连以增强清化痰热之力，赭石平肝降逆以止胸满。更去焦术防其壅滞，引用云苓健脾元，利水湿，《本经》谓之"主胸胁逆气……寒热烦满"，故用以为使。

◎ 痰饮壅盛，胃气悸动案

七月初六日，赵文魁诊得老太太脉息：左关沉缓，右部滑缓。诸症俱安，唯胃气悸动，痰饮犹盛，今用益气清热化痰之法调治。

朱茯神三钱　焦术三钱　酒芍四钱　川芎三钱　炒莱菔三钱　法夏三钱

（研）　桑白皮四钱（炙）　川贝三钱（研）　煅礞石四钱　蒌仁四钱（研）　赭石三钱（煅）

引用枇杷叶四钱（炙）。

〔按〕经以上二诊治疗之后，诸症俱安，唯胃气悸动，实为饮热为患，故用朱茯神为主药以安神制其悸动，焦术可"消痰逐水"（《珍珠囊》），他药仍仿前法，清肝化痰以治其痰热。

◎ 肝胃湿热未清案

七月初七日，赵文魁诊得老太太脉息：左关沉缓，右部平缓。诸症俱好，唯肝胃湿热微有未清。今用清肝和胃化痰之法调治。

朱茯神四钱　焦术三钱　酒芍四钱　川芎二钱　蒌仁泥三钱　法夏二钱（研）　桑皮三钱　川贝三钱（研）

引用炙枇杷叶四钱。

〔按〕本案为善后调理，虽脉症俱安，但前后互参，纵观之，其病机之根结在于肝热、土弱、痰浊内阻，故以清肝和胃化痰之法消息调理以善后。一则用朱茯神、焦术和中益气安神定悸；二则用酒芍、川芎入肝以柔肝和木；三则用蒌仁、法夏、桑皮、川贝、枇杷叶清化痰热。全方标本兼顾，治其余热，又安其脏腑。

◎ 肺热停痰案

九月二十四日，赵文魁诊得老太太脉息：左关滑数，右关沉弦。肺经郁热，蓄滞痰饮，以至鼻干口燥，咳嗽有痰。今用清肺止嗽化痰之法调治。

杏仁泥三钱　前胡三钱　莱菔子三钱（炒）　苏子二钱（研）　炙桑皮三钱　夏曲三钱　广皮二钱　条芩三钱　瓜蒌仁四钱（研）　川柏三钱　礞石四钱（煅）

引用炙麻黄二分。

老太太清肝化湿代茶饮方：

龙胆草三钱　青皮二钱　枳壳二钱　姜朴三钱　葶苈子三钱（包）　半夏曲二钱　广皮二钱　木通一钱

水煎代茶。

〔按〕本案脉象，左关滑数，为痰热蕴郁之象。右关沉弦，脉主里证，单手脉弦，亦主内有痰饮。痰饮所得，以脉象分析，非从外感，而由内伤。痰热壅阻肺气，肺失清肃，故咳嗽气粗，痰多，质黏厚或稠黄，咯吐不爽。肺热内郁，灼伤津液，则见鼻干口燥。其舌苔当薄黄腻，舌质当红。因此，清热肃肺，止嗽化痰是其正治。

方中杏仁，能散能降，"缘辛则散邪，苦则下气，润则通秘，温则宣滞行痰"（《本草求真》）。前胡亦长于下气，"故能治痰热喘嗽，痞膈诸痰，气下则火降，痰亦降矣，为痰气之要药"。两药配伍，均归肺经，以降气为主，又都具疏散之性，一温一凉，相益得彰。莱菔子、苏子并用，取《韩氏医通》三子养亲汤意，降气消痰，止嗽平喘。桑白皮、黄芩，清泻肺热，陈皮、半夏有二陈汤燥湿化痰顺气止嗽之功。瓜蒌仁，润肠通便，上下同治，大肠火泄，肺气亦得肃降。方中尚用了黄柏、青礞石二味，乍看似与病状有隙，但与下述清肝化湿代茶饮对照互参，即可了然。以药测证，患者当有肝经湿热之象，如胸胁胀痛、口苦易怒、小溲短赤等等。因肝脉布两胁，上注于肺，肺经痰热，燔灼肝经，使其络气不和。疏泄失司，而致金木同病。因此除内服清肺化痰方外，亦以龙胆草、青皮、木通等组方，清泄肝胆经热，频服常饮，加强疗效。诸药配伍，热清肺肃，痰化嗽平，效得益彰。

◎ 痰热壅盛咳嗽案

九月二十五日，赵文魁请得老太太脉息：右关滑数，左关沉缓，肺热轻减，痰滞亦清，唯有时咳嗽，痰热犹盛。今用清肺止咳化痰之法调治。

杏仁泥三钱　苏子二钱（研）　广红三钱　法夏三钱　炙桑皮三钱　条芩三钱　川柏三钱　苦梗三钱　枇杷叶三钱（炙）　寸冬三钱　川贝三钱

引用煅礞石四钱。

〔**按**〕详析脉症，可知为痰热壅肺之证，初诊药后，症状已轻，但脉仍滑数，时有咳嗽，知其痰热未尽，仍用清肺化痰止咳方法调治。杏仁、苦梗、杷叶宣肺止咳，苏子、法夏、桑皮肃肺化痰，升降相因，理其肺脏。臣以条芩、川柏、广红、贝母清化痰热。佐以寸冬养阴护肺且"能泻肺火化痰"（《本草从新》），更引用青礞石清化痰热以为使。

◎ 痰饮阻滞咳嗽案

九月二十六日，赵文魁请得老太太脉息：左关沉缓，右关滑缓。肺热已减，唯痰饮犹在。今用清金止咳化痰之法调理。

杏仁泥三钱（研）　苏子二钱（研）　前胡二钱　麦冬三钱　炙桑皮三钱　广橘红二钱　栀子三钱　知母三钱（生）

引用煅礞石三钱。

〔**按**〕脉症虽安，但不可骤然停药，恐灰中有火，死灰复燃，故仍以清金化痰之法调理善后。用杏仁、苏子、前胡、桑皮疏调肺气；广橘红、栀子、煅礞石清化痰热；知母、麦冬养阴润肺以安其未受邪之地。

◎ 肝脾不和，肢节酸痛膏药方

老太太膏方（壬寅葭月议）：

年尊之体，气营两亏，肝脾不和，督脉统摄维营八脉拥护失司，见病都属肝胃，以厥阴为风脏，阳明为盛阳耳，恰逢冬令天气温暖，阳气不潜，阴不下吸，脉络不为流利，所以骨节时有酸楚，幸调治以来，尚称合机，当此阳生节后，拟滋养肝木调和营气，以冀回春泰和耳。

大生地（沉香末二钱拌抄）四两　全当归（陈酒同炒）一两五钱　云茯苓（辰砂拌蒸）三两　潞党参（元米同炒）二两　东白芍（杭白菊一钱泡汤炒）一两　川续断（盐水炒）一两五钱　制首乌（蛤粉三钱拌炒）三两　黑稆豆皮（猪脊筋两条去膜同捣）一两五钱　桑寄生（炒）一两五钱　野於术（净土同炒）二两　女贞子（蒸透）一两五钱　金毛脊（去毛炒）一两五钱　生西洋参（桂圆肉一两去核同蒸）一两五钱　肥玉竹（甘草水炙）二两　厚杜仲（胡桃肉一两去衣）一两五钱　怀山药（土炒）二钱　远志肉（盐水炒）一两五钱　炙香附（拌碎）一两五钱　潼沙苑子（盐水炒）一两五钱　酸枣仁（盐水炒）一两五钱　福橘红络（盐水炒）各六钱

右药如法炮治先用嫩桑枝一两、九孔石决明三两、建莲子（去衣心）一两、丝瓜络一两四味先煎代水，然后入药煎三次后去渣，用文火收膏时溶入陈阿胶一两五钱、鹿角胶一两，收至滴水成珠不化为度。

每日或早晚开水酹调四、五钱可耳。

老太太药酒方：

川桂枝八钱　怀牛膝一两五钱　虎胫骨三两　片红花六钱　川萆薢一两五钱　制鳖甲二两　台白术二两　厚杜仲二两　左秦芃一两五钱　全当归一两五钱　油松节一两　夜交藤一两五钱

右十二味或用无灰陈酒或高粱酒约六斛用绢袋盛浸，瓷罐内隔水炖一周时七日后开服之。

六太太脉案

◎ 饮热郁结案

十二月十一日，赵文魁诊得六太太脉息：左关沉弦，右部沉滑。肝气欠调，饮热结郁，以致湿痰流注，四肢酸疼。今用调气化饮活络之法调治。

炙香附三钱　抚芎一钱五分　醋柴胡二钱　木瓜三钱（土炒）　威灵仙三钱
苓皮四钱　白术三钱（土炒）　木通二钱　汉防己三钱　牛膝三钱　泽泻三钱

引用炒僵蚕二钱。

〔按〕本案所述之病，属中医"痹证"范畴。究其原因，当以内因为主，尤其柔弱之质者，易于感邪致病。患者原有痰饮内蕴，复加肝郁不疏，气机失调，使内伏之饮，走窜流注，阻滞气血畅行，不通而为痹也。阴邪留滞，经脉为之不利，故见四肢酸楚、疼痛，湿邪偏重，可表现出麻木、重着、痛有定处的特点。观其脉象："沉潜水蓄阴经病，数热迟寒滑有痰。"（见《濒湖脉学》）沉弦、沉滑，均为内有痰饮留伏之明证，其舌苔必白滑腻，舌质淡嫩。因此，用调肝化饮、活络止痛之法治之。

方中，香附味辛能散，微苦能降，微甘能和，性平不寒，芳香走窜，为理气之良药。气理则郁解，气行则血行，气血通利，疏泄调达，则痞痛自止。柴胡醋制后，减轻了升散之性，直入肝经，胁肋痛加香附以加强疏肝解郁之功。川芎辛散温通，"行气开郁"，为"血中之气药"。木瓜酸温，味酸入肝，益筋与血，故有平肝舒筋之功，肝平则脾胃自和，湿痰可化，且性温即可化湿，故又有和中祛湿之效。威灵仙辛咸走散，性温通顺，配伍汉防己、木通、泽泻等淡渗之品，使湿邪从下而走，加强祛风湿、通经络之功。白术健脾燥湿，此即脾强即可以胜湿意。牛膝性善下行，既可补肝肾，强筋骨，又可通利关节，消肿止痛。对老年体虚风湿痹阻之证尤宜。诸药配伍，使气调饮蠲络通，则痹痛自止。

◎ 中州饮热，肢节重痛案

十二月十二日，赵文魁诊得六太太脉息：左关沉弦，右部沉滑。肝气已调，唯中洲饮热尚盛，以致肢节重坠作痛。今用调中活络止痛之法调治。

威灵仙三钱　姜朴二钱　秦艽二钱　僵蚕三钱（炒）　地龙三钱　牛膝三钱
赤苓四钱　白术三钱（土炒）　片姜黄一钱五分　松节三钱　木通三钱

引用炙元胡三钱。

〔按〕痹证之因虽责任在风寒湿三邪，但内伤痰饮亦可为患作痹，《金匮》亦论及青龙汤治肢节痹痛，实为寒饮为患，而本例为热饮内蓄中州泛溢四肢而致之痹证，治疗又当以清热和中化饮活络止痛之法调治。方中姜朴、赤苓、白术和中化饮，配以木通，《本经》谓之"除脾胃寒热，通利九窍血脉关节"。共达清热化饮通络之功以治其本。灵仙、秦艽、松节祛风湿、利关节。佐用僵蚕、地龙、牛膝、姜黄，增强活血通络止痛之功，更使以元胡引药入络，活血止疼。

二老太太脉案

◎ 肺热痰饮咳喘案

十二月初一日，赵文魁请得二老太太脉息：左关沉弦，右寸关滑而近数。肺经有热，留饮不宣，以致胸闷喘促，咳嗽有痰。今拟清肺定喘化痰之法调治。

杏仁泥二钱　川贝二钱（研）　橘红三钱　桑皮三钱（炙）　莱菔炭二钱　瓜蒌四钱　葶苈一钱　酒芩二钱　炙杷叶三钱　前胡三钱　炒栀三钱

引用竹茹一钱五分。

〔按〕喘息之证，有虚实之分，与肺肾两脏直接相关。肺主一身之气，以清肃下降为顺，为呼吸之本；肾主纳气，为呼吸之根。实喘多责于肺，由邪气阻滞于肺，肺失宣降，气道不利所致。虚喘多责于肺肾两脏，病由肺虚日久，殃及于肾，肾失摄纳，气奔于上而起。本案患者脉息，左关沉弦，说明内有停饮，右寸关滑而近数，说明胸膈之处有饮热滞留。痰饮郁热，蕴蓄于肺，肺气不宣则胸闷，气逆于上则咳嗽喘促。病性属实，当以祛邪为治，用清肺定喘化痰蠲饮之法。

方中杏仁消痰润肺，下气止咳定喘。川贝清热化痰，润肺止咳，"能散心胸郁结之气"（《本草别说》）。瓜蒌甘寒润降，清热化痰，利气降浊宽胸。竹茹、枇杷叶，清热化痰止咳，和胃降逆止呕。橘红理气化痰燥湿。前胡下气祛痰，清热散风。桑皮走肺性降，味甘淡，能行肺中痰而利小便，性寒凉能清肺中之火，以为泻肺平喘之用。葶苈辛散苦泄而性寒，功专泻肺气之实而下气定喘。莱菔炭下气化痰而消食除胀。黄芩清肺中之火及上焦实热，栀子清心、肺、三焦之火而导热下行。综观全方，乃针对肺中痰饮热邪而治。

十二月初二日，赵文魁诊得二老太太脉息：左关沉弦，右寸关滑而近缓。肺热轻减，痰饮未清，所以喘促轻微，咳嗽尚作。今以理肺止嗽化痰之法调治。

杏仁泥三钱　橘红三钱　法夏三钱　瓜蒌四钱　莱菔炭二钱　葶苈一钱五分　酒芩三钱　前胡三钱　白芥子二钱（炭）　胆草三钱　炒栀三钱

引用浙贝三钱、知母三钱。

〔按〕经用清肺化痰定喘之法，肺热减，喘促轻，说明药物切中病机。唯痰饮未清，咳嗽仍作，当继用前法变化，加强化痰止嗽之力。

方中杏仁、半夏、前胡，下气化痰，降逆止咳。橘红、莱菔炭，理气化痰止咳。浙贝母、瓜蒌，清热化痰，宽胸散结。葶苈子泻肺行水，下气定喘。白芥子豁痰利气，止嗽定喘。胆草清肝胆湿热。栀子降三焦郁火。知母清肺胃实热，且能"消痰止咳，润心肺"。(《日华诸家本草》)诸药协同，功专力宏，直捣病所，求其速愈也。

五奶奶脉案

◎ 肝郁蓄饮呕吐案

闰五月初七日，赵文魁诊得五奶奶脉息：右寸关滑数，左寸关弦数。蓄饮为热，膈间气道不疏，曾作呕吐，腹下作胀。允宜调中清热兼于利水调治。

南苍术二钱　法半夏四钱（研）　云茯苓三钱　广陈皮二钱　生槟榔三钱青皮子三钱　煨木香一钱五分　建泽泻三钱　广缩砂一钱五分　瓜蒌根三钱生杭芍二钱　宣木瓜一钱五分

引用白通草一钱。

〔按〕右寸关脉滑数主饮热内蓄于肺脾，阻塞于胸膈；左寸关弦数主肝经郁热，肝气横逆，膈间气道不利。脾胃居于中焦属土，职司运化水谷，又为气机升降之枢纽。脾升胃降，以维持饮食物的正常消化吸收，使水津四布，气机调畅。肝居胁下属木，正常情况下，能曲能直，保持着升发条达冲和之性，能疏利气机，使气道通畅；疏泄脾土，助脾胃运化；疏通三焦使水道畅达。若脾胃运化失职，则水谷不化精微反为痰饮，饮邪蓄于中，必阻气机升降，使脾土壅滞，土壅则木郁。肝为刚脏，木郁不伸，久必化热，肝气横逆，乘脾克胃，使中焦气机升降逆乱，饮热之邪，郁气流窜，冲逆于上，则发呕吐，阻滞于下，则生腹胀。证属木土不和，治当疏土平土，调中柔肝，清热化饮，兼以理气行水。

方中用苍术、半夏、陈皮，燥湿健脾，化饮和胃止呕。砂仁辛温，归脾、胃、肾经，辛温通，芳香理气，偏行中下二焦之气滞，尤善理脾胃之气滞，醒脾和胃，止呕除胀。青皮子色青入肝，疏肝理气，以开肝经之郁。白芍、木瓜酸甘化阴，补肝之体，以缓肝之急，且能定抽，兼能和中祛湿。木香辛苦而温，归肺、肝、脾、胃、大肠经，辛散、苦降、温通，芳香而燥，可升可降，通理三焦，尤善行脾胃之气滞，《珍珠囊》称其能"散滞气，调诸气，和胃气，泄肺气"。槟榔降气利水导滞。茯苓、泽泻、白通草，淡渗利水，导饮热从小便而出。瓜蒌根清胸胃之烦热，且能生津润燥，以缓和诸药峻烈之性。本方饮、热、气并治，配伍严谨，所虑甚周。

闰五月初八日，赵文魁诊得五奶奶脉息：右关沉滑，左寸关弦而近数。呕逆已愈，只气道尚欠协和。今拟清胃调肝之法调治。

赤苓块四钱　法半夏三钱　陈皮三钱　壳砂一钱　杭白芍三钱　槟榔三钱青皮三钱　川连一钱五分（研）　酒胆草二钱　木通二钱　泽泻三钱

引用益元散三钱（包）。

〔按〕昨日药后，治中肯綮，病势衰减，呕逆已止。余邪未尽，气机尚欠调和。故治仍宗前法化裁，清胃调肝，击鼓再进。

方中半夏化痰降逆，和胃止呕。陈皮、青皮、砂仁，行气消积化滞。张子和云："陈皮升浮，入脾肺，治高而主通；青皮沉降，入肝胆，治低而主泻。"二者合用，通利三焦气机。白芍缓肝之急，胆草泻肝之火，川连清胃之热。槟榔降气行水。茯苓、泽泻、木通、益元散（滑石、甘草、朱砂）利湿化饮，泄热清火。诸药合用，使饮化热清，肝脾协和，气机通畅，而恙可瘥。

春格脉案

◎ 伤风咳嗽案

宣统十四年正月二十一日，赵文魁诊得春格脉息：左关稍弦，右部浮滑。浮风袭肺，致令伤风作嗽。今用疏风清肺止嗽之法调治。

木笔花二钱　白芷二钱　薄荷一钱五分　杏仁三钱（炒）　炙桑皮三钱（炒）　陈皮二钱　枳壳三钱　前胡三钱　清夏片二钱　粉葛二钱　酒军一钱五分

引用酒芩三钱。

〔按〕肺主气，司呼吸，外合皮毛，主宣发肃降，其气以下行为顺，性属娇脏，不耐邪侵，无论外感六淫，抑或内生痰浊饮热，均能阻碍肺气宣降，使之失却治节之令，气逆于上，咳呛作矣。以内因言，每以痰热阻滞为多，以外因论，辄以感受风邪为最。《内经》云："风者，百病之长也"，其性轻扬，中人多伤人之上部，肺居上焦，外合皮毛，故必首当其冲。脉浮主风邪在表，脉弦滑主痰热内蕴。从病机推论，当有发热、恶寒、头痛、鼻塞、流涕等症。故治疗当用疏风清肺、化痰止嗽方法。

方中白芷、木笔花（即辛夷），辛温芳香，入肺经善散肺中风邪而通鼻窍，入胃经能引胃中清阳之气上达头脑以止头痛。薄荷辛凉入肝肺，疏散上焦风热，清头目，利咽喉，芳香透窍。葛根辛甘性平，升阳生津，解肌退热。黄芩、桑皮清泻肺中实火，兼行肺中痰水。肺与大肠相表里，故用大黄走大肠，荡积滞，导肺热下行。杏仁苦温，入肺和大肠，《本草求真》谓："杏仁，既有发散风寒之能，复有下气除喘之力。"前胡，苦辛微寒，入肺经，《本草纲目》谓其能"清肺热，化痰热，散风邪。"《本草逢原》称其"功长于下气，故能治痰热喘嗽，痞膈诸痰，气下则火降，痰亦降矣。本品为痰气之要味，治伤寒寒热及时气内外俱热"。前、杏合用，则散风下气，祛痰止咳之力尤著。陈皮、半夏，健脾和胃，理气燥湿化痰，以绝生痰之源。枳壳理气宽胸，运中焦而助肺气升降，内外兼治，上中齐调，用心可谓良苦矣。

正月二十二日，赵文魁诊得春格脉息：左部微弦，右部滑而近缓。浮风渐解，只肺热尚欠清和。今用化风清肺止嗽之法调治。

木笔花一钱　薄荷一钱五分　白芷二钱　杏仁三钱　炙桑皮三钱　枯芩三钱　陈皮三钱　法夏三钱　大瓜蒌六钱　前胡三钱　苏子三钱（炒）

引用炒栀仁三钱。

〔按〕上药服后，脉已不浮，弦势亦减，说明药已中病，风邪渐解，痰热已轻。但病势尚未尽退，肺热尚欠清和，故仍宗前法出入，旨在尽逐穷寇也。

今方仍用木笔花、薄荷、白芷疏散上焦风邪。桑皮、黄芩清泻肺热。陈皮、半夏燥湿化痰，健脾和中。复配瓜蒌宽胸理气，化痰清热。栀子宣泄三焦郁火。前胡、苏子下气利隔，消痰止咳。俾热尽清，痰尽消，肺气清和，咳痰乃瘳矣。

平格脉案

◎ 肺经有热，外受浮风案

十月二十一日西刻，赵文魁诊得平格脉息：右脉浮滑，左关弦数。肺经有热，外受浮风。今用化风清肺之法调治。

白鲜皮二钱　连翘二钱　赤芍三钱　薄荷二钱　牡丹皮二钱　浮萍一钱
黑栀二钱　枳壳二钱　新会皮一钱　防风二钱　酒军一钱五分

引用当归三钱。

〔按〕本案属肺经蕴热，外受浮风所致。肺居上焦，外合皮毛，肺中有热，肌表不利，感受风邪，风性善行而数变，风热阻络，气血不和，则发身热、瘙痒等症。治宜清肺疏风方法。用薄荷、连翘辛凉清解，主治风热郁于肺卫；浮萍，味辛，性凉，轻浮入肺，可祛风，如《神农本草经》记载：浮萍"味辛寒，主暴热身痒"，专疏肌表风热；防风，能通行一身，解表驱风，如《珍珠囊》有：防风"治上焦风邪，泻肺实"；白鲜皮清热燥湿止痒，可行皮达肺，善行祛风。诸味风药相合，祛使风邪从表而出。肺与大肠相表里，以酒军苦寒泻下之品，导肺热从下而祛，再以赤芍、牡丹皮清热凉血，黑栀、枳壳、新会皮宣郁理气，透邪外出，引以全归养血疏风，遵"治风先治血，血行风自灭"之意。

十月二十二日，赵文魁诊得平格脉息：左关沉弦，右部滑缓。风邪轻减，只蕴热未清。今以清热调中之法调治。

白鲜皮二钱　赤芍三钱　防风二钱　僵蚕二钱（炒）　炒茅术二钱　川柏二钱　木通一钱　枳壳二钱　金银花二钱　连翘三钱　熟军一钱五分

引用牡丹皮二钱。

〔按〕药后风邪轻减，肺中蕴热未清，治依前法。加僵蚕祛风化痰，用金银花甘寒，芳香疏散，善散肺经邪热，炒茅术健脾燥湿，木通清心降火利尿，诸药合用，清热调中而收功。

某王府幼儿脉案

◎ 小儿麻疹衄血案

民国五年春，某王府幼儿甫三周，发热甚重，鼻衄不止，约已四五日。某医用炭剂止红，京都名医诊治，用药亦是凉血止血，清热解毒等，皆未见效。并请德医狄博尔用最新方法"焊血管"，似暂时少减，然烧势甚重，吐血盈口，病势危重，将近昏迷。

观其证、察色、切脉，患儿两目水滑流泪，面赤咳呛，上颚红点满布，脉见浮数而有力，两耳发凉，告其家属曰：疹闭不出，邪热无处宣泄，迫及营分故上逆衄矣。此佳象也，当拟凉血疏调和营，半日则疹必自透。

蝉衣七分　炒牛蒡子一钱　僵蚕二钱　赤芍二钱　香犀角五分（另煎兑）

并告其父曰：药后二三小时，疹出衄自止。

二诊：服上方药后二小时，果如余言，患儿疹出甚密，脉象滑数，衄止安睡。热势轻而未止，改用凉营泄热方法。

细生地二钱　僵蚕二钱　赤芍二钱　丹皮二钱　鲜芦根五钱　鲜茅根五钱　元参二钱

三诊：服上方药两剂后，疹出三朝，身热渐退，神志甚清，两目眵多，咳嗽成阵，面目微浮，脉弦滑而数，舌红唇裂，大便略稀。疹出已透，滞热未清，再以和营清化法治之。

片姜黄一钱　杏仁二钱　浙贝母三钱　炙杷叶三钱　生地黄二钱　焦麦芽二钱

四诊：服上方药两剂后，身热已退净，神志甚清，疹已出齐，舌苔根部略厚，余热未清，积滞未净，仍需再进原方二剂。仍需忌口、少食，防其加重。

〔**按**〕麻疹是儿科常见病之一。一般发热多考虑时邪，鼻衄证多考虑肺经之热。治疗鼻衄，一定以凉肺、和营、止血为法。用炭药虽也是止血，但只是一般常法。本病从鼻衄血、高热而诊断为麻疹，这是辨证的深奥。

诊断一个病，必须有很多方面的知识，不能只局限于某几个证，或几个症状。从季节的早春，见发热病，多考虑为风温。风温病很难从衄血开始，衄血病多为内部问题。先父从高热就考虑到伏邪蕴热，迫于营分，故发病即为鼻衄。又从两目流泪看出势将布疹。此卫营合邪，郁热化而为疹，疹闭不出，营热无处宣泄，故上则鼻衄，皮肤上腭必然红肿。热郁上蒸，两目视物不清，时时流泪，皆是疹出之先兆。热郁于内，食滞温热迫于营血，故发为鼻衄，甚则神昏。若专以寒凉则遏阻气机，营热无地发泄，反而不美，必须因势利导，咸寒破结，活血祛瘀。用牛蒡子开其肺闭；以蝉衣甘寒清轻，宣发透疹，兼清肝热；又用僵蚕以升清破结，疏解清热，则疹必外透。赤芍酸甘寒以凉血活瘀为主，再用香犀角之咸寒凉营透疹于外，此因热郁营分，非此不能透疹。所谓之透疹是将营热清之即透，非辛温解表之透也。

前医只顾衄血，未查其因，故用炭药以止其红，不知温邪内蕴，邪入于营，又迫卫分，势将发疹。所以止血、炭药、"焊血管"皆是治标，忽略其面赤、呛咳、耳凉、两目流泪、眵多、上腭红点满布等疹闭不出之征，不能将营热从疹而外透。通过本例可以看出先父是重视了解病机，从本治疗的。

附

先父赵文魁学术思想简介

先父赵文魁（1873~1934年）字友琴，祖籍浙江绍兴，至先父时已居住北京九代矣，皆以医为业。从高祖父起即入太医院供职，先祖父赵永宽为光绪前期御医。先父为光绪后期御医，宣统初年升任太医院院使，后奉旨受赐头品花翎顶戴，总管太医院，兼管御药房御药库事务。20年代初北京中医学社成立，先父被推举为名誉社长。宣统出宫后，先父悬壶京都，堂号"鹤伴吾庐"，每日患者盈门，活人无算。

先父自幼聪敏好学，在先祖父指导下遍览诵医学典籍，焚膏继晷，三更不辍，凡《内经》《伤寒论》《金匮》《本草经》《脉学》《温病条辨》《医宗金鉴》等莫不背诵如流。光绪十六年，先祖父不幸病故，时先父刚满17岁，医学基础已相当坚实，遂入太医院医学馆学习，由于基础好，加之学习刻苦，所以历次例试名列前茅，故能脱颖而出，十余年间由肄业生，而恩粮，而医士，直到吏目。这期间，先父除了刻苦攻读，博览群书之外，还特别注意虚心向众御医前辈学习，常常侍诊左右，代为录方，先后从师十余名，特别是前院使庄守和、张仲元和前院判佟文斌，医术精湛，先父受益甚多。由于先父虚心好学，善于博采众家之长，因而学业大进，经验日富，至光绪末期某年春，那拉氏（慈禧）游东陵，病感冒发热，当值御医朱元臣因故未能到班，先父即应召进诊，仅一付药就烧退病愈，慈禧大喜，遂破例提升先父为御医。按清制，由吏目晋升为御医，必须当御医有空额时才能选优递补，一般非年老阅历深广者，很难晋为御医。而先父擢为御医时年仅三十余。宣统继位后，又晋升先父为太医院院使，主持太医院事务，癸亥年，奉旨受赐头品花翎顶戴，总管太医院，兼管御药房御药库事务。考清二百余年间，各朝钦定太医院院使品级最高不过正四品，光绪年间，院使庄守和受赐二品花翎，已属殊恩，领头品花翎衔者惟先父一人而已。

宣统出宫后，先父悬壶京都，堂号"鹤伴吾庐"，家居北池子，除前清王公大臣和王府遗老遗少时常邀诊外，先父主要为一般市民诊病，每日患者盈门，如有重病不能前来者，先父即前往诊视。先父以治病救人为己任，不问贫富，一视同仁。先父尝自己配制成药，如玉枢丹、通关散、控涎丹、西瓜霜等，以备不时之需，并常常以之施送患者，分文不取。20 年代末到 30 年代初，北京燥热成疫，猩红热流行甚烈，先父日夜应诊，出入于病家之中，阐禁用辛温发表之理，主以重剂石膏辛凉清解，致使当时的卫生局发一禁令，凡治疗猩红热的处方中犯有麻、桂、羌、独等辛温发表药者，一律拒绝付药。这对于避免误治起了很大作用。先父本来体质甚佳，然日夜过劳，竟身染疫病，以致早逝。

先父一生笃嗜医书，收藏宋、元、明、清之原版医书甚多，日间应诊，夜来诵读，每逢三夏日丽，必将全部医书晾晒于庭院。先父原拟晚年著述，不幸因病早逝，卒未成书，仅留脉学手稿一部，名曰《文魁脉学》。现将其主要学术思想归纳简介如下。

一、临床强调四诊合参，尤重辨脉求本

先父熟谙经典，兼通诸家，临床上于疑难重症，每多灼见而能应手取效。其所以能够如此纯熟，不仅仅在于他能够灵活运用中医理论，也由于其在数十年的医疗生涯中特别重视四诊合参，强调脉、色、舌、症的诊查。他认为：治病必求其本。所谓求其本者，求其病机所在也。经云："谨察病机，勿失气宜。"治病不明病机，何以推其演变转归，何以立其治法方药，纵然投以名方奇药，也无异于无的放矢，而冀其中病获效也鲜矣。故治病不难而难于辨证，辨证确切，治则无失矣。诊断者，先诊而后断之，舍四诊无以为断病之依据。四诊者望、闻、问、切是也，总其所察，要在脉、舌、色、症，切其脉，察其舌，观其色，询其症，闻其气味，赅在其中。凡此脉、舌、色、症皆根于内而形诸于外者也，故为辨证之依据，施治之基础也。又经言"急则治其标，缓则治其本"。缓急者，言其病，故从脉症知之。标本者，言其机，故由辨证知之。凡治一病，其脉、舌、色、症缺一不可，四诊合参则辨证无失矣。此先父之所谆谆教诲于吾者也。

先父临证强调四诊合参，必察脉、色、舌、症，而四诊之中，尤重脉诊，从诊脉以求病本是其所长。先父自光绪十六年入太医院，至宣统于 1924 年出宫，在宫中行医三十余年。身为御医，为皇上、皇后、妃嫔诊病，岂容抬头正视，更不得随意发问，只能凭诊脉断病，其立案每云：臣××请得皇上（或后、妃），左脉如何，右脉如何，主何病症，为何病机，立何法则，处何方药。若稍有差池，后果便不堪设想。故为御医者，莫不精究脉诊。先父在宫中三十余年，先后

跟随前太医院使庄守和、张仲元、佟文斌诸前辈侍诊，得其诊脉之妙，加之自己刻苦研求，于脉学最有心得。他认为：凡病皆根于内而形诸外，症或有假不可凭者，而脉必无假而诊知其本。俗云：大实若羸状，至虚有盛候，此皆言其症现假象。昔李士材诊韩茂远伤寒九日来口不能言，目不能视，体不能动，四肢俱冷，众曰阴症，而趺阳脉大而有力，是知大实如羸也。故症有真假必求之于脉。如能于诊脉上痛下功夫，则临证诊治必能切中病机而无误诊误治之虞。

先父积平生之诊脉经验，撰有《脉学》手稿一册，生前未能付梓。近由方毅同志题名，薄杰先生作序，行已出版。其对脉学的主要观点，不同于一般认识之处，约之有如下几点：

1. 提出辨脉八纲

与一般脉学书中所说的纲领脉不同，纲领脉多是指几种主要脉象，以脉统脉，虽便于学习，却未能尽合病机。先父所提出的辨脉八纲是从病机上区分，把二十八脉分属于八种不同的病机类型，即：

表脉：浮

里脉：沉、牢、伏

寒脉：迟、结、缓、紧

热脉：数、促、疾、动

虚脉：虚、弱、微、散、革、代、短

实脉：实、长、滑

气脉：洪、濡

血脉：细、弦、涩、芤

这里所说的表里指病位，反映出病邪的浅深，如浮脉主表，沉脉主里皆是；寒热指病性，数者多主热，迟者多主寒；虚实反映正邪的力量对比，一般说正虚为主的多表现为虚弱无力之脉象，邪实为主的多表现为实而有力的脉象；气血也指病位，无论外感杂病，都须分辨在气、在血，如弦细为阴血已伤，濡软为气分不足。这种诊脉八纲和病机结合紧密，无论对学习或应用，都十分有益。

2. 提出浮、中、按、沉四部诊法

先父论诊脉，每以浮、中、按、沉四部为是。其法源于扁鹊《八十一难经》的以菽权轻重法，而又有所不同。《难经》的菽法权轻重，是根据诊脉时用力大小的不同而分为五个层次，分别与肺、皮毛、心血脉、脾肌肉、肝筋、肾骨相联系。先父认为分为浮、中、按、沉四部最切实际。持脉轻手即得为浮部，主表病、卫分病、皮毛之疾；稍用力为中部，主半表半里偏于表者、温病中的气分证、杂病中的肌肉部位之疾；再加用力按之为按部，主半表半里偏于里者、营分证、血脉之病；重按为沉部，主里病、血分证、筋骨之病。可见，诊脉分浮、中、按、沉，正与温病中的卫、气、营、血及伤寒中的六经辨证相呼应，杂病也不例外，由浅入深，步步深入。一般来说，浮、中、按、沉四部各自具有相应的诊断意义，但浮、中部反映的往往是现象，而按、沉部所反映的才是疾病的本质。故先父生前常常教诲：凡诊脉，一定要分清浮中取之如何，按沉取之如何；如不相同，甚或相反，必加小心，合参脉证，再作定夺，切勿为假象所迷惑。如浮中濡软，重按弦滑而数，定是湿阻于外，痰热内郁，切不可因濡软之脉而纯用补气之法。

3. 强调诊察兼脉，分清主次

先父常说，临床常见的脉象虽然只有二十几种，但具体到某一个病所反映出来的脉象那就复杂多了，这是因为脉象是内在疾病的反映，而任何一种疾病都是受很多因素影响而形成的，内在的脏腑虚实、气血盈亏、七情六欲、气滞血瘀、痰饮食滞，外来的风寒暑湿燥火、非时之气、不速之邪，皆是致病之源，而反映到脉象上则滑脉为痰，数则热象，迟紧为寒，濡缓主湿，虽然皆有一定之规，但数邪相搏，兼而为病，反映在脉象上就复杂难辨。临床上常常是一病而现数脉，甚至六七种脉象相兼出现，若不细心体认，漏掉一个，就不能准确地把握其整个病机。先父鉴于临床诊脉辨脉之难，而于《脉学》手稿中，重点阐述相兼脉象，共列举相兼脉象八百余条，条分缕析，各出病机、治法，尤其侧重轻取重按不同的主病意义，俾临床遇到不致迷误，其用心良苦之至也。

二、善治温热、疫疹，主张宣透达邪

20 世纪初叶，北京地区温疫流行甚烈，经先父治愈者不计其数，因而先父在治疗温热病方面积累了丰富的经验，有其独到的见解。他认为：凡温热病，莫不由内热久郁，复感温邪，内外合邪，故为高热，甚则神昏。虽然高热如炙，切不可因之而专进寒凉，因寒则涩而不流，温则消而去之。过用寒凉，每致冰伏其邪，增重其郁，愈使热邪难出，而有逼邪入营血之虞。凡初起高热，邪在卫分者，必用疏卫之法，辛凉清宣，宣阳疏解，宣调肺气，以开腠理，使三焦通畅，营卫调和，自然微汗出而愈。若邪热里传，半在卫且半入气者，当以疏卫为主，略加清气之品，仍使邪由卫分宣散而出。苦热全入气分，始可放手清气，但也须少加疏卫之品，以使邪有外出之机。邪热入营，当用透热转气之法，切勿纯用凉营清热之品，当视其兼邪之所在，食滞者消其食，痰结者化其痰，瘀阻者行其瘀，湿郁者化其湿，必使体内分毫无滞，气机畅达，则营热自可透出气分而解，此入营透热转气之法。既血分证治，亦当仿此。故先父经常以此敦诲门生弟子，邪在卫，必当清疏，表气闭遏，当先治表，热在气分始可清之，食滞蕴热，当以消导，湿阻气机，必须芳化；若纯属阴虚热生，始可以清滋为主，到营治营是其本法，但一定要先懂透热转气之理，入血再从血分治疗，次序井然，不可妄越。

民国初年至 30 年代初，京都痧疹猖獗，即猩红热，又名温疹、烂喉痧疹。每日来诊邀诊者数十人之多。先父莫不精心为之诊治而效甚佳。其时医界已知疫痧乃燥热之疫，辛温非其所宜，因而专用大剂甘寒清热之法，或纯用甘润增液，甚至有以攻泄而致误者。先父治法迥异一般，凡治疫痧，每先宣清疏解，次则清气凉营为主，少佐宣透之品以清热透邪，终以甘润滋养而收全功。他认为：治疹乃热邪于内，营热自内达外，故发则高热神昏，面色紫暗，皮肤痧疹为丹，咽喉红肿溃痛，舌红起刺，状如杨梅，一派热极郁伏之象，此时若单用宣发之品则热必增重，若纯用寒凉清泄则热邪郁而不开，也难以将伏热引导外出。故必须清宣并举，用僵蚕、蝉衣、浙贝母、苦杏仁，宣疏开其肺气，配合连翘、银花、竹叶，清热以透邪热外出，气分热盛加入石膏、知母，营分热炽当用生地、赤芍、玄参之属，或用鲜芦根、鲜石斛之甘寒清热生津之品，皆可随证加入。若是神志不清，秽浊蒙蔽，必用芳香逐秽，以开其闭，热闭心窍则用安宫牛黄。热伏血分，致温疹内闭不出者，必参以咸寒甘寒，破结化瘀以透疹，甘寒清滋以养阴。温疹后期，热势已衰，营阴大伤，必甘凉滋润，以善其后，恐其死灰复燃，或阴竭不复而遗后患。

观先父治温疹之法，妙在清泄之中佐以宣透，使邪热有外达之机，庶不致内郁为患。此仍属治营须透热转气之变法，以温疫乃营分伏热故也。温疹之治，尚且需参以宣透，况一般温病化热，更忌纯用寒凉。先父尝谓：火热当清，火郁当发。热郁于内，不得泄越，是故高热不退，若专用寒凉直折，必热郁更甚，其热更高，故当宣发疏解，此乃火郁发之之意。五十年来，吾遵先父治法以治温病高热，每收良效，愈觉"宣透"二字实乃温病治疗之关键，此是先父生前所谆谆教诲者也。

三、杂证重攻邪，治饮尤擅长

先父行医生涯，前半在清宫供职，后半出宫行医，前后医疗风格，大不相同。

先父的医术在宫中并不能完全发挥出来。因为在宫中所诊帝王后妃及王公大臣，平日生活奢侈，养尊处优，所患不过伤风感冒、伤食积热，甚则无病呻吟，以求调补而已。观先父宫中医案，立论平正，立法周全，组方轻灵严密，多是疏风清热，疏肝解郁，健脾开胃，宣肺化痰，乍看似属平淡，然方方煞费苦心，此皆宫中环境使然，不得已而为之也。至宣统出宫，先父悬壶京师，每日患者盈门，疑难重症甚多，先父方乃犹鱼得水，尽展其技，一反宫中平妥之风，而用重剂、峻剂取效者多矣。

先父之治杂病，推崇宛丘张子和，认为病由邪生，治当攻邪已病，邪不去则病不愈而正不复，邪去正复。子和攻邪，率用汗、吐、下三法，先父则认为：凡化痰逐饮，活瘀散结，行气开郁，消食磨积，皆在攻邪之列。尤其擅长治疗痰饮证，凡顽痰固结，变生诸证，多以王隐君礞石滚痰丸治之。若水饮停蓄，悬饮胁疼，大腹水肿，脉证俱实者，常以控涎丹、十枣汤逐之。他认为：治饮之法有二，一则宗仲景"病痰饮者，当以温药和之"之旨，以苓桂术甘汤温化水饮，使阳气布则水饮不生，发汗利小便使水湿排除，此常法，人皆知之，痰饮初起或轻者则效；二则，果若水饮泛溢，充塞肌肤之间、空腔之内，非攻逐无以祛其饮，当用控涎丹、十枣汤之峻药攻逐。况水饮久蓄，多与热合，而成热饮，饮属有形，热乃无形，无形之热每与有形之饮搏结互阻而成热饮。热饮者，面色多是黑浊，形体多属瘦削，脉象弦数而按之有力，舌红苔黄腻，此虽为饮邪，却不可泥"当以温药和之"而投苓桂术甘，必以攻逐水饮为先，兼以泄热和肝。先父尝自制控涎丹，遇有热饮，免费施送，所愈患者甚多。

先父重视攻邪，也不忽视扶正。在治疗病家本虚标实或邪盛不虚之病时，往往采取攻补交替，或先攻后补，或先补后攻，邪实而正不虚甚者，两攻一补，正太虚而邪又实者三补一攻，要在组方配伍恰当，使补而不热，攻不伤正，君、臣、佐、使，各司其职，才能收到好的效果。反对那种集攻补于一方，似乎面面俱到，实则互相掣肘，难取预期效果。

四、重视立法组方

先父久在宫中任职，临证立案以立法严谨见长，此乃太医院之遗风也。观宫中医案，理法方药，丝丝入扣。先父临床立案，在四诊清、辨证确的基础上尤重立法，其法明确严密，与病机恰合，与处方呼应，可以说以法统方，其方虽未命名，或用古方加减，或自出机杼，皆与病机相符。故其效可期，也在必然之中。凡案，一病一法一方，一脉相承，读之令人豁然开朗。先父经验丰富，凡病皆有成法可依。若治疗风温上受，邪在肺卫，症见发热汗出、微恶风寒、咳逆咽疼、头痛口微渴、舌尖红脉浮数者，用辛凉清宣苦甘泄热法，方用：

薄荷 3g（后下）　连翘 10g　银花 10g　淡豆豉 12g　竹叶 3g　苦桔梗 6g 生甘草 3g　鲜芦根 20g

此乃银翘散加减方，用治上焦风热初起最为切当。方与法合，其义自见。

又如，治疗暑热炽盛，内逼营血，身热夜甚，口干不渴，烦躁谵语，两目上视，项强肢搐，舌绛无苔，脉弦细小数，用育阴清营，凉肝息风方法。方用：

鲜生地 30g　沙参 20g　麦冬 10g　玄参 30g　连翘心 15g　银花 15g　嫩钩藤 15g（后下）　竹叶卷心 3g　丹皮 10g　羚羊角 0.3g（冲）（或羚羊角粉 1g 先煎兑入）

此为热伤营血，肝阴大亏，热动肝风之象。故立法育阴清营，凉肝息风，以增液、清宫、羚角钩藤三方加减组合成方，切中病机，恰合立法，分毫不爽也。

总之，先父博采众家，学验俱丰，师古而不泥古，在脉学、温病、杂病等多方面有独到见解。他认为：学习中医必须打好基础，从《内经》《难经》《伤寒》《金匮》《温病条辨》等经典著作学起，不仅要求熟读背诵，而且要能结合临床深刻体会。多临床，多实践，锻炼望、闻、问、切的功夫，重视继承前辈经验，老师指一点，自己悟一片，举一反三，触类旁通，勤学苦练，精思熟虑，方能更上一层楼。先父的这些教导，我时刻铭记在心，身体力行。此书之以为诸同道共勉。

清代太医院考

为了考掌故之学，典章文物，繁征博引，勒为成书，并参考太医院志，凡属与太医院相关者均录之以备查考。

一、职掌

清代太医院一依明朝体制，不分满汉，职掌皆同，其宗室一律任用。清初，太医院仿明朝在临床方面共分十一科：大方脉、小方脉、伤寒科、妇人科、疮疡科、针灸科、眼科、口齿科、咽喉科、正骨科、痘疹科。嘉庆二年，把痘疹科并入小方脉，咽喉科与口齿科合并，共为九科制。后来又将正骨科划归上驷院，太医院不管正骨人员。

道光二年奉旨"以针刺火灸究非奉君之所宜，太医院针灸一科著永远停止"，从此以后针灸只能在民间施用，奉君则不可。

二、太医院官职与学位

太医院官职，有院使（即正院长）1 名，院判（即副院长）2 名（分左院判和右院判）。下有御医 20 人左右，负责宫中上层官员医疗事宜。再下有吏目 20 余人，负责一般人员医事。再下有医士 20 人，恩粮生 20~30 人，肄业生 5~10 人。

凡初进太医院之医生，仍取太医官保结。由首领官查明，粗知医书，通晓京语者，加结呈堂，面为考试，合格者准其入院，听候肄业，挨名传其到院肄业者曰肄业生。三年期满，经礼部考试取中者曰医士，不取者仍照常肄业，以待再考。

顺治九年始，凡肄业一年以上，且季考三次一等者，遇有粮生缺出，籤掣申明礼部充补。雍正八年，改粮生为恩粮生，从此凡遇医士缺出，由院籤掣申礼部充补，不再考取。

光绪三十四年奏准别立新医学馆，四年毕业后，分最优等学生、优等学生和中等学生三级。

三、太医院官品级

清初各官品级满汉有异，康熙九年改归划一。太医院院使为正五品，院判为正六品，御医为正八品，吏目从九品。

雍正七年奉旨御医定为正七品，六品冠带，并准其服用貂皮，挂数珠。宣统元年十二月钦奉谕旨，太医院院使定为四品，院判改为五品，御医改为六品，吏目改为七品或八品，医士为九品。

此外，医术高明，侍奉有功者，常蒙皇上殊恩，加衔加俸，不受此限。如康熙十七年十二月二十五日奉上谕，皇太子出痘痊愈后，医官甄国鼎因侍奉调理小心勤慎，备受奖赏。顺治年间，蒙赏内府珍物者甚众。康熙、雍正年间，以得赐御笔屏联为最荣。乾隆时医官吴谦历升列卿，擢任部堂。嘉庆、道光以后，由院使院判特加卿、贰卿衔者尤多。同治年间，院判李德立曾以三品京堂候补。光绪年间，院使庄守和以花翎二品并蒙予御书匾额。癸亥八月，院使赵文魁奉旨赏给花翎头品顶戴，总管太医院，兼管御药房、御药库事务。

四、太医院办公情况

太医院为朝廷执事官，本无公务可言，然升迁、除授、考满、京察、告假、丁忧各项事务，以及关支俸银俸米、月银月米、津贴公费、奏销药价、祭祀三皇、各项考试等，均与各部院衙门文牍往来，参与办理。

太医院院使、院判、御医等皆分组按时请脉，御药房以烹制御药为主。凡属太医院御医请脉后开方，具本奏明同内臣监视。每一剂药备二服，合为一服，候熟分贮二器，御医先尝，内臣再尝，另一器进御。御药房、御药库药物由太医院出价采买，年终由各省药材折色中报销。根据各地生产之道地药材，按时奉上，由专人管理。

五、京外大臣保医

雍正元年上谕良医须得老成而经历多者，果有精通医理，疗疾有效者，著京外大臣保奏准其子弟一人随同来京，著大学士九卿议奏。遵旨议定令九卿各部院堂官暨直省将军、督抚、都统、副都统、提督、总兵各举灼知之年老医生，不拘有职无职，统由该地方官派员护送来京，由礼部太医院面为考试，即行引见入直供事。有职者加予封典，优给俸禄，无职者留院授职。此外，仍可带着其随行子弟。

六、考试制度

定制太医院肄业生由太医院堂官每年分四季考试，从《内经》《难经》《脉经》《本草经》及各科重要方书中出题作论，分别等第，申明礼部注册，每隔三年由礼部堂官来院考试，取中者曰医士，不取者仍照常肄业，以待再考。

同治五年改设医学馆，并将四季考改为二季考，于仲春仲秋时考之。无论医士、恩粮生、肄业生，统由堂官（即院使）面试，出题多本《医宗金鉴》《伤寒论》《金匮要略》，有时也考《内经》《难经》。

每到寅申年，太医院院使、院判，会同礼部堂官，除御医毋庸考试外，所有吏目以下各员生均一律会考，凡备卷、受卷均由收掌官批阅，由教习评定等第，由太医院堂官封送礼部复勘。到院拆封，咨行吏礼部注册。遇有应升缺出，咨行吏部查核，由院奏咨补用。凡考取一二等者，如无处分事故，按名挨次拟补；三等照旧供职，暂停升转；四等者罚停会考一次；不列等者革职留院效力，下届仍准入考。这是同治五年礼部会同太医院奏定的章程。

考试规章如下：

（1）考试出题务须明白显亮，不得割裂经文。批语亦宜从简质。

（2）试卷务照定式置众，不得长短不齐。卷面上印太医院字样，中填某班。即医士、医生各名目下粘浮签。接缝用教习厅印，卷面用堂印。考前由收掌官分正大光明四字填簿，照号填卷，折叠弥封，再用教习厅印。浮签楷书姓名，旁填坐号，仍钤教习厅印，半在卷半在签，用印毕将号簿固封。首领厅于需用卷外不得多备一卷。

（3）考试日，各员生黎明齐集，听候点名，照号入座。临点不到者扣除。

（4）入座后由稽察官逐号详查，其有籤坐不符者立即扶出。

（5）题纸也按正大光明分号粘悬明白，大书，使诸生一览无遗。不准离座抄题。

（6）出题后，限时由稽察官挨号盖戳。其尚未得句者，印盖卷面不录。

（7）统限日落交卷，不准继烛。

（8）交卷自行揭去浮籤。

（9）题目字句不得错落，腾真不得行草，涂抹不得至百字，不得越幅、曳白、油墨污染。

（10）教习阅卷只用句圈句点，不许浓圈密点，收掌均分呈堂批定。

七、请脉仪式

明代太医院，非擢任御医，如一般医士、吏目等，不得侍值内廷。清制则不然，凡属太医院官职，不分满汉，一律任用。如顺治初年供俸值宿于乾清宫东之御药房者。东药房（在紫禁城左腋）领班以御医为主，吏目、医士分班轮流值日，西药房（在紫禁城右腋）以院使、院判为领班，御医、御吏分别轮值。

宫廷中诊病，如给皇上、皇后、西太后（慈禧）等看病，皆谓之"请脉"。先父经常给皇上、皇后、西太后、端康皇贵妃请脉，为上层官员看病。

请脉与一般看病不同，提前二时通知，按时请脉。先向皇上、贵人请安，再两膝平跪，两手垂直，低首请脉（即诊脉），诊毕起立，倒行退出，回值班房开方录底，再送御药房配制。先取二付，同时煎成，分二份共四杯，御医先尝一杯，内官再尝一杯，然后进御（皇上、贵人等）。在清中叶时废除此例。

八、太医院衙署

太医院衙署原建于明永乐年间，与各部均建于前门内东南角。据《太医院志》记载，在阙东钦天监之南，西向路东，门有照壁，朱色，立额黑漆"太医院"三字，随门左右，环以群房，为门役住所。衙内左为土地祠，北向，右为听差处，南向。听差处东北隅有井一、元二、门三。左右旁门二，随门环以群房，北者为肖槽祠，南者为科房，有甬路直接二门。过宜门平台，台右置铁云牌。大堂五间，堂内恭悬圣祖仁皇帝御赐院判黄运诗，房内地板为乾隆时所特赐。大堂之左有南厅三间，西向，为御医办公之所。大厅之右有北厅三间，西向，为吏目办公之所。堂壁悬有纸屏八幅，每幅绘马八匹，共六十四匹马，为当时吏目陶起麟所绘。南廊房为医士厅、恩粮厅、效力厅，皆北向。北廊房为首领厅、教习厅，皆南向。北厅之北为藏书处。承接大堂之过厅为二堂，二堂后有三堂五间。

太医院堂官（院使）办公之所，名为纯庙，有御书匾额曰"诚慎堂"，堂前种竹数百竿。南有厨房、茶房各一，北有庙公所。诚慎堂之南为板库三堂，堂后西向栅门内即"先医庙址"，北有垂花门三，曰"咸济门"，是先医庙正门。门之南为焚帛炉，东有打牲亭，亭后东北有井，北有正殿，立额曰"景惠殿"，殿内圣祖御书"永济群生"，殿前松柏高耸，皆数百年之物也。焚帛炉之后有药王庙，北向，殿宇三间，亦北向。药王庙供碧霞元君暨各圣母像，殿中立古铜人，即所谓之铜神者，再东为生药库，库中有库神堂、土地殿。道光以后，药库作废。光绪二十六年（庚子）八国联军打到北京，太医院全部划归俄国使馆，内部损毁。光绪二十七年临时在北池子大街大悲观音院办公。后又转至地安门东皇城根兵仗局东又建新署。

圣驾时驻三海，太医院于西苑门南建房一所，仅五六间，称外值房，医务人员值班住宿。

圆明园为皇上离宫，驻跸时，医官随侍入园。园之东南有太医院御赐公所，计东西二所，西为三皇殿；东为大堂，计房八十余间，大堂内有当时院使李德宣题匾曰"春台尺五"。

避暑山庄为皇上行宫，早年皇上巡幸，医官随扈，由太医院筹款在行宫左近置民房数间办公。

九、先医庙和药王庙

先医庙神位次序仍以明代世宗之钦定者。景惠殿之中奉太昊伏羲氏，中之左炎帝神农氏，中之右黄帝轩辕氏，神牌之后仍有铸铜敷金之三皇像。以上皆南向。东庑有僦贷季、岐伯、伯高、鬼臾区、俞跗、少师、桐君、雷公、马师皇、伊尹、扁鹊、淳于意、张机。西庑有华佗、王叔和、皇甫谧、葛洪、巢元方、孙思邈、韦慈藏、王冰、钱乙、朱肱、李杲、刘完素、张元素、朱彦修。乾隆年间特命儒臣会同礼部更定先医庙昭穆次序，奏定以僦贷季、天师岐伯、伯高、少师、太乙雷公、伊尹、华佗、巢元方、皇甫谧、仓公淳于意、药王韦慈藏、钱乙、刘完素、李杲十四人从祀于东庑，以鬼臾区、俞跗、少俞、桐君、马师皇、神应王扁鹊、张机、王叔和、抱朴子葛洪、真人孙思邈、启玄子王冰、朱肱、张元素、朱彦修十四人从祀于西庑。

太医院所奉之药王，是工笔三皇画像，色彩鲜艳，长约45cm，宽30cm，左右配以十大名医画像。东西药房、圆明园公所药房、颐和园公所药房、避暑山庄公所药房皆与此相同。乾清宫御药房、宁寿宫寿药房、寿康宫寿药房、寿安宫寿药房，每值朔望（初一、十五），医官皆焚香行礼。

十、铜神

太医院署，药王庙香案前立有范铜人，周身之穴位毕具，并注以楷字，分寸皆有，是针灸之模范、医学之仪型。铸于明代正统年间，一直供考试之用。光绪二十六年，八国联军侵占北京时，其为俄军所获。先医庙之铜铸三皇像，亦为俄军所得，和议后经御医陈守忠交涉，始将神像由俄之驻华营迎回，铜人则被俄军据为奇物，不肯交出。